Die erstaunliche Geschichte einer psychiatrischen Klinik

SCHLÖSSLI

Die erstaunliche Geschichte einer psychiatrischen Klinik

Hans Rudolf und Elisabeth Bosshard-Hinderer

Th. Gut Verlag

In dankenswerter Weise haben die Zürcher Kantonalbank und die PricewaterhouseCoopers AG die Herausgabe des Buches unterstützt.

© Copyright 2008 by Th. Gut Verlag, 8712 Stäfa
Autoren: Hans Rudolf und Elisabeth Bosshard-Hinderer
Satz und Druck: Zürichsee Druckereien AG, 8712 Stäfa
Layout Umschlag: Hans Rudolf Bosshard
Layout Inhalt: Matthias Hunziker, ZSD
ISBN 978-3-85717-189-5

Inhaltsverzeichnis

7 Vorwort

11 Der Anfang
Ein gottesfürchtiger Bauernknecht entrinnt der Hölle des Deutsch-Französischen Krieges, verlässt die württembergische Heimat und findet seine Lebensaufgabe in einem Bauerndorf am Pfannenstiel – Gottlieb Hinderer erhält das obrigkeitliche Plazet

27 Wohn- und Arbeitsgemeinschaft
Die erwachende Seelenheilkunde – Vornehme, bescheidene und gottgefällige Pflegeanstalten – Es war eng in der Pflegeanstalt Schlössli – Der kummervolle Witwer heiratet wieder und kämpft gegen äussere Drangsal und innere Not – Oetwil mag den Fremdling nicht einbürgern – Die Witwe zieht eine neunköpfige Kinderschar gross und hält das Schlössli über Wasser

51 Wachsen
Klein und bescheiden – Albert und Elsa Hinderer-Bollier übernehmen das Schlössli – Von der seelsorgerlichen Pflege zur ärztlichen Heilbehandlung – Häuser und Schulden wachsen

79 Der Staat hilft und bekommt Hilfe
Segenbringende Geldanlagen – Der Kanton als Bank – Verträge über die Aufnahme von Burghölzlipatienten – Das Gespenst der dritten kantonalen Heil- und Pflegeanstalt – Feilschen um Verträge und Taxen – Neid, Missgunst und eine gute Wende

99 Auf alle Zeiten gemeinnützig
Albert Hinderer verschenkt das Schlössli dem «Gemeinnützigen Verein für christliche Liebestätigkeit in der Pflege von Nerven- und Gemütskranken» – Der Prediger wird zum Verwalter und ein Studienhaus der «Christlichen Wissenschaft» zur Privatstation Seeblick – Gewitterwolken – Albert Hinderer kauft das «Bergheim» – Sturm – Der Eklat – Der langsame Niedergang des Anstaltsvereins

125 Zwischen Gotteslohn und VPOD
Courant normal – Das erste Dienstreglement – Die «Interpellation Nägeli» oder «die Freiheit christlicher Liebestätigkeit»

139 Übergänge
Befreiungsschläge – Der «Goldenberg» ist Goldes wert – Max Hinderers schwere Verpflichtung – Albert Hinderers Kräfte schwinden – Elsa Hinderer-Bollier überlebt ihren Gatten um 26 Jahre

157 Herkulische Aufgaben
Max Hinderer übernimmt die alleinige Verantwortung – Wachsäle werden zu ruhigen Krankenstationen – Die Ausbildung in psychiatrischer Krankenpflege und die Schule «Südhalde» – Wandel – Das Wollen muss dem Vollbringen vorauseilen – Der Bruch

193 Zeiten des Umbruchs
Das schwere Erbe – Alles muss anders werden – Der Kapitän geht von Bord

213 Nach hundert Jahren
Wieder ein Neubeginn – Die Planung feiert Urständ – Neue Rechtsform und neue Verträge – Ein flüchtiger Blick in die Zukunft

223 Anhang

Vorwort

Die Schlössli-Gruppe ist heute landesweit eine der bedeutendsten privaten Unternehmungen der Psychiatrie. Kliniken in den zürcherischen Gemeinden Oetwil am See und Uetikon am See, Ambulatorien und Tageskliniken in Wetzikon, Uster und Männedorf sind auf die Behandlung und Betreuung psychisch kranker Menschen spezialisiert. Für die psychiatrische Versorgung im Zürcher Oberland und am Rechten Seeufer ist die Schlössli-Gruppe vom Kanton Zürich in die Pflicht genommen. Hunderte Menschen finden Hilfe und Betreuung, hunderte finden Arbeit.

Begonnen hat alles im Frühjahr 1889, als Gottlieb Hinderer, ein Bauernknecht aus dem Württembergischen, und seine erste Ehefrau Maria Renfer ein paar Seelenkranke in ihre Familiengemeinschaft im Bauerngütchen zum «Schlossacker» in Oetwil am See aufnahmen. Seither hat sich das Unternehmen über fünf Generationen entwickelt. Aus der ärmlich frommen Familiengemeinschaft entstand in den Zwanzigerjahren des letzten Jahrhunderts die «Nervenheilanstalt Schlössli», sie wandelte sich zur «Privaten Psychiatrischen Klinik Schlössli», wuchs über Oetwil hinaus, diversifizierte und firmiert heute als «Hinderer Holding AG».

Dieses Buch erzählt die Geschichte des Schlössli. Eine erstaunliche, bisweilen wunderliche und merkwürdige Geschichte von gottesgläubiger Zuversicht, von sonderbaren Abwegen, von zähem Durchhalten, geschicktem Planen und geglücktem Verwirklichen. Auch eine Geschichte herber Rückschläge und bitterer Kümmernis. Übers Ganze eine Erfolgsgeschichte, die sichtbar macht, dass der Gesellschaft und dem Staatswohl dient, was privatem Pioniergeist und wacher Voraussicht entspringt.

Die Idee zu diesem Buch entstand vor bald 20 Jahren. Zum 100-Jahr-Jubiläum, das 1989 gefeiert wurde, sichtete Elisabeth Bosshard-Hinderer sehr viel Bild- und Textmaterial aus vergangenen Zeiten. Nur ein winziger Teil gelangte in eine schmale Jubiläumsbroschüre und in eine Fotoausstellung. Es blieb vorerst beim Plan, die Betriebsgeschichte später einmal niederzuschreiben. Den Berufsalltag hinter uns und verabschiedet aus der aktiven Mitarbeit im Betrieb, haben wir Zeit für den Rückblick gefunden und die Geschichte des Schlössli seit seinen Anfängen aufgearbeitet. Es ist eine Geschichte, an der Elisabeth Bosshard-Hinderer seit ihrer Kindheit teilhatte, und die für Hans Rudolf Bosshard-Hinderer während mehr als 20 Jahren zur zweiten Welt neben seinem Beruf als Naturwissenschafter geworden ist. Wir sind keine Historiker. Unsere Rückschau und die Gewichtung der Ereignisse geschehen aus einer persönlichen Sicht. Wir berichten auch über Entwicklungen und Geschehnisse in den jüngsten dreissig Jahren, an denen wir selbst teilgenommen, ja die wir mitgestaltet haben. Wer in dieser Zeit ein Stück Weg mit uns gegangen ist, möge uns die subjektive Darstellung nachsehen.

Zur Geschichte des Schlössli sind viele Dokumente erhalten geblieben. Aus den Anfängen vor allem Kontrollberichte des Bezirksarztes, der im Auftrag der damaligen Sanitätsdirektion des Kantons Zürich die privaten Heilanstalten zu beaufsichtigen hatte, dann auch ein paar Tagebucheinträge, kurze Jahresberichte, etwas Korrespondenz und Kaufverträge. Spärlich sind die Quellen aus dem Jahrzehnt 1920 bis 1930. Danach aber sind Protokolle, Geschäftsberichte, Verträge, Jahresberichte und wichtige Korrespondenz fast lückenlos vorhanden, dazu auch viele private Erinnerungsstücke. Und über die Jahre haben wir von Elsa Hinderer (1891–1980), Dr. Max Hinderer (1919–1968), Daisy Hässig-Hinderer, Verwandten und Freunden manches erfahren, das uns die Schlössligeschichte sehr lebendig werden liess.

Den ehemaligen Mitarbeitern und Mitarbeiterinnen Oberschwester Vroni Roost, Oberärztin Gisela Leyting und den Chefärzten Edgar Heim und Gerhard Schmidt danken wir herzlich für die wohlwollend kritische und hilfreiche Durchsicht des Manuskripts. Bei der Auswahl der Illustrationen konnten wir auf einen reichen Fundus zurückgreifen, den seinerzeit Heidi Mettler für die Fotoausstellung zum Hundertjahrjubiläum 1989 aufgearbeitet hat. Mit Fleiss und Elan sichtete und digitalisierte Ernst Widmer Dokumente aus unseren Archiven und dem Staatsarchiv, wofür wir auch ihm sehr danken. Ein ganz besonderer Dank geht an Marc Apothéloz für gute Gespräche und die einfühlsame Gestaltung des Kurzfilms.

Oetwil am See, Mai 2008
Hans Rudolf und Elisabeth Bosshard-Hinderer

Abbildungen und Zitate

Falls nicht anders vermerkt, stammen die Abbildungen aus dem Archiv der Klinik Schlössli, aus privaten Beständen der Familie Hinderer und von Daisy Hässig-Hinderer.

Alle wörtlichen Textzitate sind kursiv gesetzt. Viele stammen aus nicht öffentlich zugänglichen Dokumenten, weshalb wir die Quelle nur dann anfügen, wenn es der Zusammenhang erfordert. Die übrigen Quellen sind soweit als möglich und sinnvoll erwähnt.

Abkürzungen:

Ber. Bez. Az. Berichte des Bezirksarztes über die Pfleganstalt Schlössli; Mikrofilme und Abschriften aus dem Staatsarchiv Zürich.

Mittl. Arb. «Mitteilungen aus der Arbeit»; es sind die Vorläufer der späteren Jahresberichte, sie erschienen von 1931 bis 1963 ein- bis zweimal jährlich und gingen an Freunde, Gönner und Angehörige der Patienten.

JB Jahresberichte ab 1964.

GV Prot. Protokolle der Generalversammlungen des Anstaltsvereins von 1931 bis 1955.

V Prot. Protokolle des Vorstands und der Betriebskommission des Anstaltsvereins von 1931 bis 1955.

PMT Edgar Heim: «Praxis der Milieutherapie», Springer-Verlag, Berlin 1985.

Ackerknecht Erwin A. Ackerknecht: «Kurze Geschichte der Psychiatrie», 2. Aufl., Ferdinand Enke Verlag, Stuttgart 1967.

Shorter Edward Shorter: «Geschichte der Psychiatrie», Alexander Fest Verlag, Berlin 1999; deutsche Übersetzung der Amerikanischen Originalausgabe: «A History of Psychiatry. From the Era of the Asylum to Prozac», Wiley, New York 1997.

Oetwil am See um 1910.

Der Anfang

Ein gottesfürchtiger Bauernknecht entrinnt der Hölle des Deutsch-Französischen Krieges, verlässt die württembergische Heimat und findet seine Lebensaufgabe in einem Bauerndorf am Pfannenstiel.

Vor einer Woche hatten sie geheiratet und am 17. April 1889 nahmen sie ihren ersten Patienten auf. Wer waren der 47-jährige Fremdling aus dem Württembergischen und seine 14 Jahre jüngere Schweizer Ehefrau, die frisch vermählt ins Gütlein Schlössli im Tausendseelendorf Oetwil einzogen? *Heute erhielten wir unseren ersten Patienten, eine liebe Seele aus Erlenbach. O, wie fühlen wir uns glücklich, an armen Kranken dienen zu dürfen. Der Herr hat Grosses an uns getan, des sind wir fröhlich.* So steht es im Tagebuch.[1] In Männedorf lernten sie sich kennen, Maria Renfer aus Biel und Gottlieb Hinderer von Unterschlechtbach im Württembergischen. Gottlieb arbeitete als Gärtner und Maria pflegte Kranke im Hause des gottesstarken Samuel Zeller, der mit seinen Glaubensgefährten in der Gebetsheilanstalt Elim nicht nur eifrig betete und die Bibel las, sondern auch kranke Menschen mit Gottes Geist zu heilen versuchte. Was ihm dann später von der Obrigkeit verwehrt worden ist.

In diesem frommen Umfeld muss der Wunsch des Paares gereift sein, selber ein Heim zu gründen. Bis zum Jahresende umsorgten sie neun Seelenkranke in ihrer Hausgemeinschaft. Bald waren die kargen Zimmer des kleinen Anwesens bewohnt. Zwei Knaben wurden dem Paar geboren, Gottlieb 1890 und Traugott 1891. Doch schon ein Jahr später lag die Lebensgefährtin im Sarg: *Heute Morgen 2¾ Uhr ist unsere teure Mutter an den Folgen einer Frühgeburt heimgegangen. O Herr steh ihr und uns in Gnaden bei*, wehklagte Gottlieb Hinderer am 6. September 1892. Es war nicht das erste Leid, die erste Not, die den Fünfzigjährigen traf. Schauen wir zurück.

Gottlieb Hinderer wurde als sechstes Kind des Johannes Hinderer und der Anna Eichmann am 8. September 1842 in Unterschlechtbach im schönen Wieslauftal nordöstlich von Stuttgart geboren. Ein prosperierendes Land im Flickenteppich deutscher Staaten des 19. Jahrhunderts war das Königreich Württemberg, eine *gekrönte Schweiz* (Golo Mann). Es liess sich wohl leben unter der Herrschaft des gutmütigen Monarchen Wilhelm I. Er hielt sich kein allzu teures Heer, erliess eine liberale Verfassung, frön-

[1] Die zitierten Tagebucheinträge des Gottlieb Hinderer entstammen der von Pfarrer G. Paulus Kägi am 5.10.1908 in der Kirche Oetwil am See gehaltenen Leichenrede.

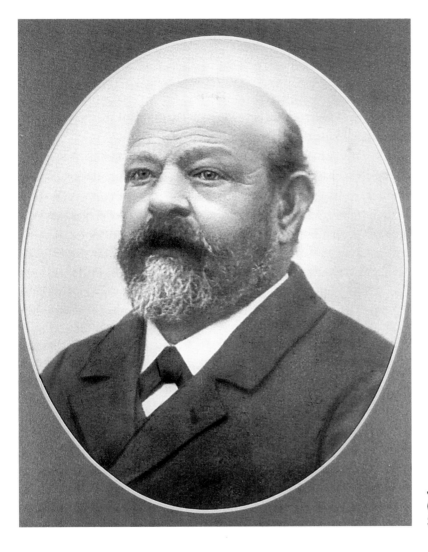

Johann *Gottlieb* Hinderer
(1842–1908). Gründer des
Schlössli.

te dem Weinbau, züchtete Araberpferde und förderte die Künste.
Was die Geschichtsbücher verallgemeinern, gilt nicht für den Einzelnen. In bitterer Armut wuchs Gottlieb Hinderer auf. Oft fehlte es am täglichen Brot in der armseligen Küferfamilie. Gottliebs
Schulbildung war dürftig und kurz. Mit dreizehn kam er ins All-
gäu, nach Leutkirch als Hirtenknabe, und hatte endlich genug zu
essen. Herzliche Predigten eines alten Priesters beeindruckten den
Knaben. Legten sie die Wurzeln zur lebenslangen Frömmigkeit?

Zum Konfirmandenunterricht kehrte er zurück in die Heimat, erlernte die Leinenweberei. Sie gefiel ihm nicht, und auch
nicht das väterliche Küferhandwerk, noch die Arbeiten in einer
Brauerei. Erneut zog er südwärts. Martini 1861 trat er ein als

Knechtlein in die Anstalt Augustenhilfe in Ebingen bei Albstatt. An der Arbeit in Feld und Stall fand er Gefallen, und wohl auch am pietistischen Hauskreis. Im Winter durfte er mithelfen, die Jüngsten schreiben und rechnen zu lehren, und konnte dabei seine eigenen Schulkenntnisse festigen. Später arbeitete er als Knecht und Gärtner in der Olga-Heilanstalt in Stuttgart, einem religiösen Haus der Krankenpflege.

Er kam zum Militär und wurde Dragoner. Aus der «Kontingentsliste» des Oberamts Welzheim geht hervor, dass Gottlieb Hinderer am 16. April 1863 in das dritte Reiterregiment der Württembergischen Armee eingezogen und 1869 entlassen wurde. Sechs lange Jahre war er Soldat, doch bald nach der Entlassung wurde er wieder unter die Fahnen gerufen. Im Sommer 1870 brach der Deutsch-Französische Krieg aus, den die berühmte Emser Depesche heraufbeschworen und Napoleon III. losgetreten hatte. Die Württemberger gehörten zur Dritten Armee unter dem Befehl des preussischen Kronprinzen Friedrich Wilhelm. Fast eine halbe Million stark brach die preussische Heermacht in Elsass-Lothringen ein und eroberte in wenigen Tagen zurück, was der Sonnenkönig Louis XIV. knapp zweihundert Jahre zuvor annektiert hatte. *Furchtbar sah das aus. Viele Tote lagen herum und in Wörth waren alle Häuser voll Verwundete*, schrieb Gottlieb Hinderer nach einer der ersten siegreichen Schlachten. Zu Beginn des Septembers kapitulierte Napoleon III., doch der Feldzug zog sich in den Winter hin. Paris wurde eingenommen und im Spiegelsaal von Versailles der preussische König Wilhelm I. zum Kaiser gekrönt und das Deutsche Kaiserreich proklamiert. Das Reich, das nach der wilhelminischen Hybris knapp fünfzig Jahre später im Ersten Weltkrieg untergehen wird.

Ob Gottlieb Hinderer die politischen Ränkespiele hüben und drüben mitbekommen hat, die zum Untergang des letzten Napoleon führten? Ob er sich der historischen Bedeutung des Krieges bewusst war, als er das Bombardement von Paris und die Übergabe der Stadt an die Preussen miterlebte? Wohl kaum. Er litt doppelt: unter den Qualen des Krieges, der Kälte, dem Hunger, der Todesfurcht, aber auch unter der Verrohung, der Barbarei, dem grausamen, ruchlosen Töten.

Ich muss bei Allem denken, dass der Herr nicht nach unserem Tun vergelte. …Anstatt Rache und Zorn gibt er uns immer wie-

der Sieg in Allem. O Gott Vater, lass deine Hand ab von uns, die so schwer drückt, und lass uns dein liebes Angesicht wieder sehen. Vergib uns unsere Sünden um Jesu willen.

Aufschlussreiche Sätze über das Fühlen und Denken des Soldaten Gottlieb Hinderer. Um Vergebung bat er, der nicht glauben mochte, dass dieser Krieg Gottes Wille sei. Aber dann all die Siege? *Anstatt Rache und Zorn gibt er uns immer wieder Sieg in Allem.* Hin und her gerissen war er zwischen dem, was geschah, und dem, was doch im Grunde nicht hätte geschehen dürfen. War es Gottes Wille und Fügung, dass die deutsche Macht den französischen Erzfeind besiegte? Glaubte auch Gottlieb Hinderer wie tausende seiner Kameraden an die Gerechtigkeit des deutschen Kriegführens, und war auch er überzeugt von der göttlichen Vorsehung, die zum deutschen Sieg führte? Die folgenden Äusserungen des Kronprinzen Friedrich, Gottliebs oberstem Heerführer, spiegeln den Zeitgeist:

Es gab nie einen Kampf mit grösserem idealen Inhalt als diesen letzten … vielleicht nie schlug die Nemesis so erschütternd die Schuldigen zu Boden … vielleicht nie erschien das Walten göttlicher Vorsehung in Zuteilung von Lohn und Strafen so menschlich gerecht und verständlich als diesmal.[2]

Das Zerrbild der strafenden Gerechtigkeit, die den Schuldigen zu Boden schlägt, mag heute befremden, doch damals waren die protestantisch-religiösen Kreise von der siegreichen Glorie des Deutschen Kaiserreichs besonders angetan. Es war Pastor Friedrich von Bodelschwingh, wortgewaltiger Feldprediger im Krieg von 1870/71, Gründer vieler frommer Werke, glaubensstarkes Vorbild tausender Protestanten bis in unsere Zeit, der das Gedenken an die Schlacht von Sedan zum Deutschen Nationalfeiertag vorschlug. Fortan feierte man jeden 2. September den «Sedantag» zur Erinnerung an den blutigen Sieg über die Franzosen.

Wenden wir uns wieder den trostlosen Kriegstagen des Gottlieb Hinderer zu. Auf der Wache war er beinahe erfroren in jenem bitterkalten Februar 1871. Es waren die Tage, als die geschlagene Franzosenarmee des Generals Bourbaki die eisigen Jurahöhen überschritt. Aber *auf Wache kommt heute die Botschaft,*

[2] Kronprinz Friedrich war der spätere Kaiser Friedrich III., der 1888 nach nur 99 Tagen im Amt verstarb. Zitat aus: Gordon A. Craig: «Deutsche Geschichte 1866–1945», C.H. Beck, München 1996, S. 43.

dass es Frieden ist. Gottlieb Hinderer wurde in die Heimat entlassen und kehrte am 13. März nach Stuttgart zurück. *Wer kann die Freude beschreiben, nun endlich nach acht schweren, kummervollen Monaten die liebe Heimat sehen zu dürfen und so gesund und glücklich!* Medaillen für treue Dienste trug er nach Hause und hütete das Neue Testament wie ein Heiligtum, das er auf dem Feldzug nach Frankreich mit sich geführt.

Ob er in der Stuttgarter Olga-Heilanstalt die nächsten Jahre verbrachte, ob erneut in der «Augustenhilfe» in Ebingen, wir wissen es nicht. Die Spuren verlieren sich bis 1876, als er erstmals in die Schweiz nach Männedorf kam, als Gärtner in die Zellersche Anstalt. Zwischen den frommen Häusern in Ebingen, Stuttgart und Männedorf gab es wohl Kontakte, die Gottlieb den Weg in die Schweiz ebneten. Er blieb einige Jahre in Männedorf, arbeitete dann wieder in der Stuttgarter Olga-Heilanstalt und kehrte am 14. Jänner 1888 *mit einem Herzen voll Elend und Jammer* an den Zürichsee zurück. Hier wird er für den Rest seines Lebens bleiben. Es ging ihm schlecht. Es mangelte ihm an innerem Halt. Er fand ihn in Samuel Zellers Anstalt. Und dort lernte der nun schon 46-Jährige auch seine künftige Ehegefährtin, die 32-jährige Maria Renfer kennen. Nun ging alles schnell. Schon im November kaufte er das Gut «zum Schlössli» in der Nachbargemeinde Oetwil. (Der Ursprung des Namens «zum Schlössli» und der Flurbezeichnung «Schlossacker» ist unbekannt. Ein Hinweis auf einen Besitz der Landgrafen von Grüningen ist denkbar, aber nicht gesichert.) Der Kaufbrief wurde am 10. Januar 1889 im Notariat Männedorf unterzeichnet. *Heute bin ich nach Oetwil übergesiedelt*, schrieb Gottlieb Hinderer am 15. Januar ins Tagebuch, *Herr ziehe Du mit mir ein und mache aus dieser Heimstätte ein Haus des Friedens und der Liebe.* Bald wurde Hochzeit gefeiert und am eingangs erwähnten 17. April zog der erste Patient ins Haus. Das Schlössli war gegründet. – In Wien hatte Sigmund Freud eben seine Praxis eröffnet, und Carl Gustav Jung ging noch zur Schule.

Klein fing alles an. Gottlieb Hinderer kaufte von Schreiner Kaspar Kunz *ein doppeltes Wohnhaus, eine Werkstatt mit Keller, eine Scheune und Schopf, Garten, Baumgarten und Wiesen.* Zusammen etwa vier Jucharten Land, was 1,4 Hektaren sind. Ein bescheidenes Anwesen. Der Kaufpreis betrug Fr. 18000, wovon Gottlieb Hinderer Fr. 5458.33 in bar bezahlte und für den Rest

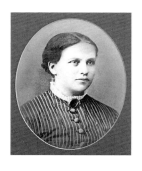

Anna *Maria* Hinderer-Renfer (1856–1892), erste Ehefrau des Gottlieb Hinderer. Sie starb 1892 an einer Frühgeburt.

viele kleinere und grössere Schuldverpflichtungen einging; z. B. einen Schuldbrief über 200 Gulden oder Fr. 466.67 aus dem Jahre 1769 vom Gläubiger Heinrich Meier aus Stäfa, eine Schuldverschreibung von Fr. 991.67 zugunsten der Jungfrau Anna Hess zu Goldbach, ein Brief über Fr. 583.33 datiert Martini 1815 des Präsidenten Hess usw. Auch wird im Kaufbrief daran erinnert, dass *zwei Kopf und ein Mässli Kernen der Kirche Ufenau* zu entrichten sind, ein Grundzins, der aber *schon längst bezahlt, jedoch noch nicht gelöscht* sei. Dem Kloster Einsiedeln war der fromme Protestant nicht mehr tributpflichtig.

Gottlieb Hinderer erhält das obrigkeitliche Plazet

Selbstverständlich liess es die Zürcher Obrigkeit nicht zu, dass jemand Kranke ohne Bewilligung gegen Entgelt pflegte. So stellte Gottlieb Hinderer am 20. April ein Gesuch an die damalige Sanitätsdirektion des Kantons Zürich, die alsdann den Bezirksarzt Dr. Brunner aus Küsnacht beauftragte nachzusehen, was es mit dieser *Pflegeanstalt zum Schlössli* auf sich habe. Am Donnerstag, dem 16. Mai, fuhr Dr. Brunner mit Ross und Wagen bei den Hinderers vor. Schon fünf Tage später ging sein ausführlicher Bericht an die Behörde. Wir geben ihn auszugsweise wieder, denn er zeigt auf, wie bescheiden die lange Geschichte des Schlössli begonnen hat.

An die Tit. Sanitätsdirection des Cantons Zürich
Das Schlößli liegt ein paar Minuten von der nächsten Häusergruppe entfernt im Dorf Oetweil auf einem erhöhten Platz. Dicht an dem als Pflegeanstalt benutzten Hause stehen nur zwei Gebäude, die zum Schlößli gehörig sind, eine Schreinerwerkstätte und die Scheune. Beim Haus liegt ein grosser Gemüsegarten, daran stösst Wiesland, das mit sehr hohen Obstbäumen bepflanzt ist und ebenfalls zum Schlößli gehört. Der ganze Complex beträgt circa 4 Jucharten.
Das nun als Pflegeanstalt eingerichtete Haus war früher als Privathaus benutzt und als solches erbaut worden; der letzte Besitzer hatte eine Möbelhandlung darin untergebracht. Das Haus ist in den unteren Stockwerken massiv, im obersten bestehen die Mauern aus Riegelwänden. Es hat drei Stockwerke und ist ¾ unterkellert, einzig Küche und Hausgang sind nicht unterkellert.

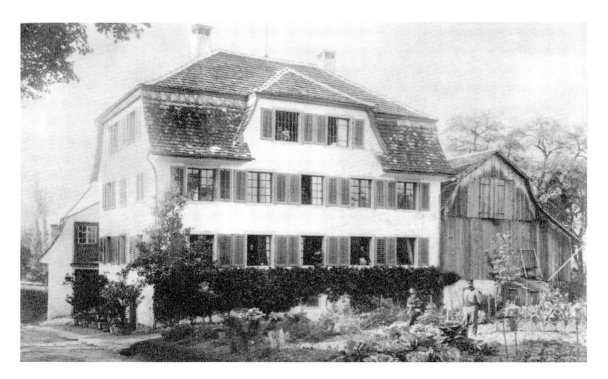

Das Alte Schlössli mit Scheune und Schreinerwerkstätte (ganz links im Bild), wie es Gottlieb Hinderer im Januar 1889 von Schreinermeister Kunz gekauft hat.

Der Untergrund ist trocken, es soll sich niemals Wasser im Keller angesammelt haben.

Das Trinkwasser ist von guter Qualität, ziemlich reichlich. Es entstammt einem Sodbrunnen, der nahe beim Hause steht. Der Besitzer des Schlößli beabsichtigt übrigens, eine in seinen Wiesen befindliche Quelle zu fassen und in seinem Haus eine Wasserversorgung einzurichten.

Es befinden sich am Hause auf dessen Nordseite zwei Senkgruben, eine für das Küchenwasser, die zweite ist die Senkgrube für den Abtrittinhalt. Beide Senkgruben liegen nicht ausserhalb der Umfassungsmauer des Hauses, sondern erstrecken sich insbesondere der Jauchetrog sehr weit innerhalb desselben, so daß ausserhalb der Mauer nur das Schöpfloch liegt. Die Senkgruben sind mit Brettern bedeckt. Der Jauchetrog liegt unter einem Raum, den der Besitzer als Waschküche einzurichten gedenkt. Die auf der Nordseite gelegenen Abtritte, deren sich je einer auf jedem Stockwerk befindet, sind reinlich, ohne Spülvorrichtung. Es ist am Abfallrohr ein über das Dach reichendes Dunstrohr angebracht. Es macht sich nirgends im Haus Abtrittgeruch bemerkbar. Der Sodbrunnen steht 15 Schritt vom Jauchetrog entfernt. Der Besitzer beabsichtigt, für den Jauchetrog unter der Waschküche eine Decke aus Cement herstellen zu lassen, sowie dafür zu sorgen, dass die Wände der Tröge stets wasserdicht sind.

Im ersten Stock finden sich die Küche, das gemeinschaftliche Wohn- und Speisezimmer und zwei Zimmer zum Privatgebrauch für den Besitzer und Frau. Die Küche ist hell, geräumig und reinlich. Es ist keine Speisekammer vorhanden.

Im zweiten und dritten Stock liegen je fünf Zimmer für Kranke, resp. Pfleglinge. Sie sehen nach Westen, Süden und Osten und sind in der Mehrzahl nur für eine Person berechnet. Es werden in dem Hause 10 bis höchstens 12 Personen aufgenommen werden. Die Zimmer sind hell, mit wenigen Ausnahmen ziemlich geräumig, im dritten Stock mit vergitterten Fenstern versehen. Die Zimmer im dritten Stock sind übrigens noch nicht zum Bezug fertig erstellt. Besondere Ventilationseinrichtungen sind nicht vorhanden. Einige Zimmer sind heizbar; der Besitzer beabsichtigt sie in der Mehrzahl heizbar zu machen. Die Heizung geschieht, soweit sie bis jetzt eingerichtet ist, innerhalb der Zimmer, mit Holz, Torf und Coaks. Die Wände der Zimmer sind teils getäfelt und angestrichen, teils tapeziert, teils angestrichen. Die Fussböden sind zum Teil angestrichen. Die Bettstellen sind hölzern angestrichen, mit Federn- und Obermatratzen, Decken etc. Das Bettzeug rein. In jedem Zimmer ist, oder wird ein Waschtisch oder etwas dergleichen aufgestellt, nach Bedürfnis auch ein Nachtstuhl. In allen Zimmern, überhaupt im ganzen Hause soweit die Räume schon bewohnt sind, herrscht Reinlichkeit, überall gute Luft. Besondere Räume für das Wartpersonal sind vorläufig nicht vorhanden, ebenso wenig eine Victualienkammer (Vorratsraum für Lebensmittel) und eine Wäsche- oder Kleiderkammer. Die schmutzige Wäsche wird auf dem Estrich aufbewahrt; die reine sowie die Kleider in Schränken in verschiedenen Zimmern. Dagegen wird der Besitzer, wie schon bemerkt, auf der Ostseite des Hauses, in einem ebenerdigen Raum eine Waschküche einrichten. Es ist keine Leichenkammer vorhanden und auch kein Badezimmer. Indes beabsichtigt der Besitzer, in der herzustellenden Waschküche eine Badeeinrichtung zu treffen. Ebenso gedenkt er, einen Raum einzurichten, in welchem ein Kranker isoliert werden kann. Ein besonderer Raum für Unreinliche existiert nicht.[3]

[3] Ber. Bez. Az. 21.5.1889

Das von Bezirksarzt Brunner ausführlich beschriebene Gebäude, von den Nachfahren und den älteren Mitarbeitern noch immer liebevoll «Altes Schlössli» genannt, ist der östliche Teil des heutigen Wohnheims Linde. Am Ort der erwähnten Schreinerwerkstätte befindet sich jetzt der zur Schlösslistrasse parallel stehende Westteil des Wohnheims. Die einstige Scheune grenzte unmittelbar an die Nordseite des Hauses, zum heutigen Busbahnhof von Oetwil hin ausgerichtet. Der grosse Gemüsegarten lag auf der Ostseite gegen das heutige Verwaltungsgebäude der Klinik. Die Wiese mit den hohen Obstbäumen schloss sich an auf dem Land, wo nun Verwaltungsgebäude und Haus A stehen.

Bei Dr. Brunners erstem Besuch befanden sich vier Kranke im Schlössli: *Ein Mann mit Altersblödsinn, eine Frau mit hallucinatorischer Verrücktheit, eine Frau mit Melancholie, eine Jungfrau mit Hysterie.* Zur Zufriedenheit des obrigkeitlichen Kontrollers lagen Arztzeugnisse mit Diagnosen und Einwilligungen der Angehörigen oder Vormünder vor, auch waren *die Kranken … nach der Natur ihres Leidens zweckmässig untergebracht, ihre Betten und Wäsche rein.* Verpflegung und Pensionspreis wurden so geschildert:

> *Die Verpflegung der Kranken besteht aus Kaffee, Milch, Butter und Brot am Morgen; Most oder Äpfel, Brot oder Tee um Neun; Suppe, ein Fleisch, zwei Gemüse und Wein zum Mittag; Kaffee und Milch oder Wein abends; Suppe, ein Fleisch, ein Gemüse nachts. Der Pensionspreis inkl. Zimmer beträgt bei den bis jetzt Aufgenommenen 8, 12 und 18 frs. per Woche.*

Eine ärztliche Behandlung geschah auf Kosten der Patienten und nur auf ausdrücklichen Wunsch der Angehörigen oder Vormünder. Bei Bedarf wurde der Arzt aus der Nachbargemeinde Egg gerufen. Noch bis zur Mitte des 20. Jahrhunderts hatte Oetwil keinen eigenen Hausarzt. Auch sollte es über vierzig Jahre dauern bis zum ersten eigenen Arzt im Schlössli.

Vom Bezirksarzt war auch zu beurteilen, ob das Ehepaar Hinderer die Fähigkeit zur Führung des Heims besitze.

> *Gottlieb Hinderer, dessen Fleiss, Treue, sittliches Betragen und Geschicklichkeit als Hausdiener, Hausknecht, Gärtner, mehrfach bezeugt wird, scheint auch zeitweise als Krankenwärter verwendet worden zu sein. Man dürfte indes kaum fehlgehen,*

wenn man annimmt, er erfreue sich keiner gründlichen Schulung in der Krankenpflege. Im übrigen scheint er, wie mir aus seinen Vorschlägen zu baulichen Verbesserungen seiner Anstalt hervorgeht, ein praktischer, vernünftiger Mann zu sein, so dass er als Leiter oder Verwalter einer kleinen Pflegeanstalt zur Not zu genügen vermag.

Die Frau Hinderer hat im Jahre 1880/81 einen 5 monatlichen Krankenwärterinnenkurs in Lausanne durchgemacht und sich befriedigende Befähigung und Kenntnisse angeeignet. (‹Elle a fait preuve d'une applitude et de connaissances satisfaisantes.›) Dann war sie während sieben Jahren in der Zeller'schen Gebetsheilanstalt als Wärterin bei geisteskranken Frauen tätig und hat sich die volle Zufriedenheit des Leiters in jeder Hinsicht erworben. Es ist anzunehmen, dass die Frau Hinderer mit der Krankenpflege überhaupt einigermassen vertraut sei, und speziell mit Geisteskranken wird umzugehen wissen.

Die Empfehlung des Dr. Brunner an die Obrigkeit zeigte wenig Begeisterung für das neue Pflegeheim. Sein Bericht endete leidlich missmutig. Versagt werden konnte die Bewilligung nicht, dazu gab es kaum stichhaltige Gründe. So musste es denn wohl sein, dass man dem zugewanderten Württemberger eine Chance gab:

Es dürfte aus all dem Gesagten zur Genüge hervorgehen, dass dem Gottlieb Hinderer die Bewilligung zur Leitung und Verwaltung einer Pflegeanstalt kaum wird versagt werden können um so weniger, falls die oben genannten Veränderungen und Verbesserungen in der Einrichtung wirklich ausgeführt werden. Eine Überwachung durch öftere Besuche seitens des Bezirksarztes dürfte wohl am Platze sein.

Und wirklich erhielten die Eheleute Hinderer, sechs Wochen nach der Aufnahme des ersten Patienten, die Erlaubnis zum Betrieb ihrer neuen Anstalt. Hier der Amtsbeschluss Nr. 253 der Zürcher Sanitätsdirektion vom 28. Mai 1889:

Mit Zuschrift vom 20. April ds. Js. suchen die Eheleute Gottlieb Hinderer und Maria Hinderer geb. Renfer in Oetweil a/See darum nach, in ihrem Besitzthum zum Schlößli daselbst eine Pfle-

geanstalt für chronisch Kranke, Pflegebedürftige, Gemütskranke und Alkoholiker errichten resp. betreiben zu dürfen. Nachdem die Gesuchsteller veranlasst wurden, Zeugnisse darüber vorzulegen, dass sie die nöthige Befähigung zum Betrieb einer solchen Anstalt besitzen, wurde Herr Bezirksarzt Brunner nach Eingang dieser Zeugnisse beauftragt, eine Inspektion dieser Anstalt vorzunehmen und Bericht und Antrag zu hinterbringen, ob dem Gesuche der Genannten zu entsprechen sei.

Mit Zuschrift vom 21. Mai legt Herr Bezirksarzt Dr. Brunner einen ausführlichen Bericht über die von ihm unter'm 16. Mai vorgenommenen Inspektion vor, in welchem er zu dem Schlusse kommt, daß, da die Anstalt im Allgemeinen ordentlich eingerichtet und reinlich gehalten sei und der Besitzer überdies erkläre, noch eine Reihe Verbesserungen vorbringen zu wollen, dem Gesuche entsprochen werden könne, sofern sich Herr Hinderer verpflichte, mit thunlicher Beförderung folgende dringliche Veränderungen sowie Verbesserungen in baulicher Beziehung vornehmen zu wollen:

1.) Eindeckung des Jauchetrogs unter der Waschküche mit Cement und wasserdichte Verstellung beider Tröge

2.) Erstellung einer Badeeinrichtung, welche eventuell in der Waschküche untergebracht werden kann

3.) Einrichtung einer Speisekammer

4.) Bessere Versorgung der schmutzigen Wäsche

5.) Erstellung der Wasserversorgung im Hause

6.) Erstellung eines Isolierzimmers für Tobsüchtige, welches folgendermaßen beschaffen sein soll: das Isolierzimmer muß so erwärmt werden können, daß die Feuerung für den Kranken unzugänglich ist. Nachtlampen müssen so angebracht werden, daß der Kranke sie unter keinen Umständen erreichen kann, also z. B. über der Türe hinter einem Gitter. Türen- und Fensterschlösser sollen so beschaffen sein, daß sie dem Kranken keine Waffe und kein Mittel zu Selbstmordversuchen geben. Die Fenster müßen durch Gitter gesichert werden können

7.) Erstellung eines eigenen Raumes mit künstlicher Ventilationseinrichtung für unreinliche und sich entblößende Kranke

8.) Abschluß des Gartens durch eine Hecke oder eine Mauer behufs Verhinderung der Möglichkeit von Entweichungen.

Der Betrieb einer Pflegeanstalt für chronisch Kranke, Pflegebedürftige, Gemütskranke und Alkoholiker in ihrem Besitzthum

zum Schlößli in Oetweil a/See wird den Eheleuten Hinderer
gestattet, unter der Bedingung, daß die obengenannten bauli-
chen Umänderungen und Verbesserungen mit möglichster Beför-
derung ausgeführt werden. Herr Bezirksarzt Dr. Brunner wird
eingeladen, darüber zu wachen, daß diesen Vorschriften richtig
nachgekommen werde und im Nichtbeachtungsfalle anhier zu
berichten.

Dr. Brunner kam fortan oft ins Schlössli, den Gang der Dinge zu
prüfen. Nach vier Monaten berichtete er, dass:

Herr Hinderer ein Aufnahmebuch (Krankenverzeichnis) führt,
mit folgenden Rubriken: laufende Nro, Name, Geburtsjahr,
Heimatort, Familienstand, Eintrittsdatum, Bemerkungen (Art
der Krankheit).
Die Grube für das Küchenabwasser mit hydraul. Kalk wasser-
dicht gemacht, mit Cement überdeckt und mit eisernem Deckel
versehen worden ist.
Der in der Waschküche liegende Jauchetrog mit Cement einge-
deckt und überwölbt worden ist.
In der Waschküche nunmehr eine bequeme blecherne Badewan-
ne mit Abfluss in den Trog aufgestellt ist.
Der Estrich jetzt durch eine Treppenverschalung gänzlich von
den übrigen Stockwerken abgeschlossen ist.
Das oberste Stockwerk jetzt auch zur Aufnahme von Kranken
fertig hergerichtet ist.
Die Wände in den Corridoren und Zimmern jetzt überall be-
malt oder tapeziert, die Fussböden in verschiedenen Räumen
angestrichen sind.

In den meisten Berichten wurden auch die Kranken beschrieben, so liest man zum Beispiel:

Bei dem Besuch im Schlößli waren anwesend in der Anstalt: ein
Mann mit Hirnerweichung; eine gemütskranke, melancholische
Frau, eine Frau mit hallucinatorischer Verrücktheit, ein geistes-
schwacher mit Flechten behafteter Mann, eine melancholische
Frauensperson, eine Frauensperson mit Melancholia agitata, eine
Frau mit Melancholia anxia, eine geisteskranke Frau, eine Frau-
ensperson mit partieller Verrücktheit, eine Frau mit Melancholie.

Bereits nach einem Jahr war das Schlössli eine «Private Irrenanstalt», so die behördliche Bezeichnung, und nicht mehr nur eine «Pflegeanstalt». Das folgt auch aus der ersten Patientenstatistik in Dr. Brunners Bericht zum Jahr 1889, worin er für die neue Anstalt ein paar halbwegs lobende Worte fand:

> *Es haben vom 17. April bis Ende Dezember 1889 im ganzen 19 Personen, 5 männl. und 15 weibl. Geschl. Aufnahme i. d. Anstalt gefunden. Ihrer Nationalität nach 17 Schweizerbürger und 2 Württemberger. Hiervon sind 11 Personen innert des ob. benannten Zeitraumes wieder ausgetreten. Die meisten Pfleglinge waren Geistes- oder Gemütskranke. Einige waren Alkoholiker, einige körperlich leidend oder erholungsbedürftig. Eine Überfüllung der Anstalt ist nie eingetreten. Die Weiber wurden mit weibl. Handarbeiten, nähen, stricken, Nachhülfe in der Küche etc. bestmöglich zerstreut und beschäftigt, die Männer arbeiten im Garten, zerkleinern Holz und dergl. mehr. Herr und Frau Hinderer verkehrten mit ihren Pfleglingen in freundlich ernstem Ton.*

Das Schlössli ist also zu einer Wohn- und Arbeitsgemeinschaft geworden. Dieser für die damalige Zeit typischen privaten Irrenpflege und ihrer Umsetzung im Schlössli wollen wir uns jetzt zuwenden.

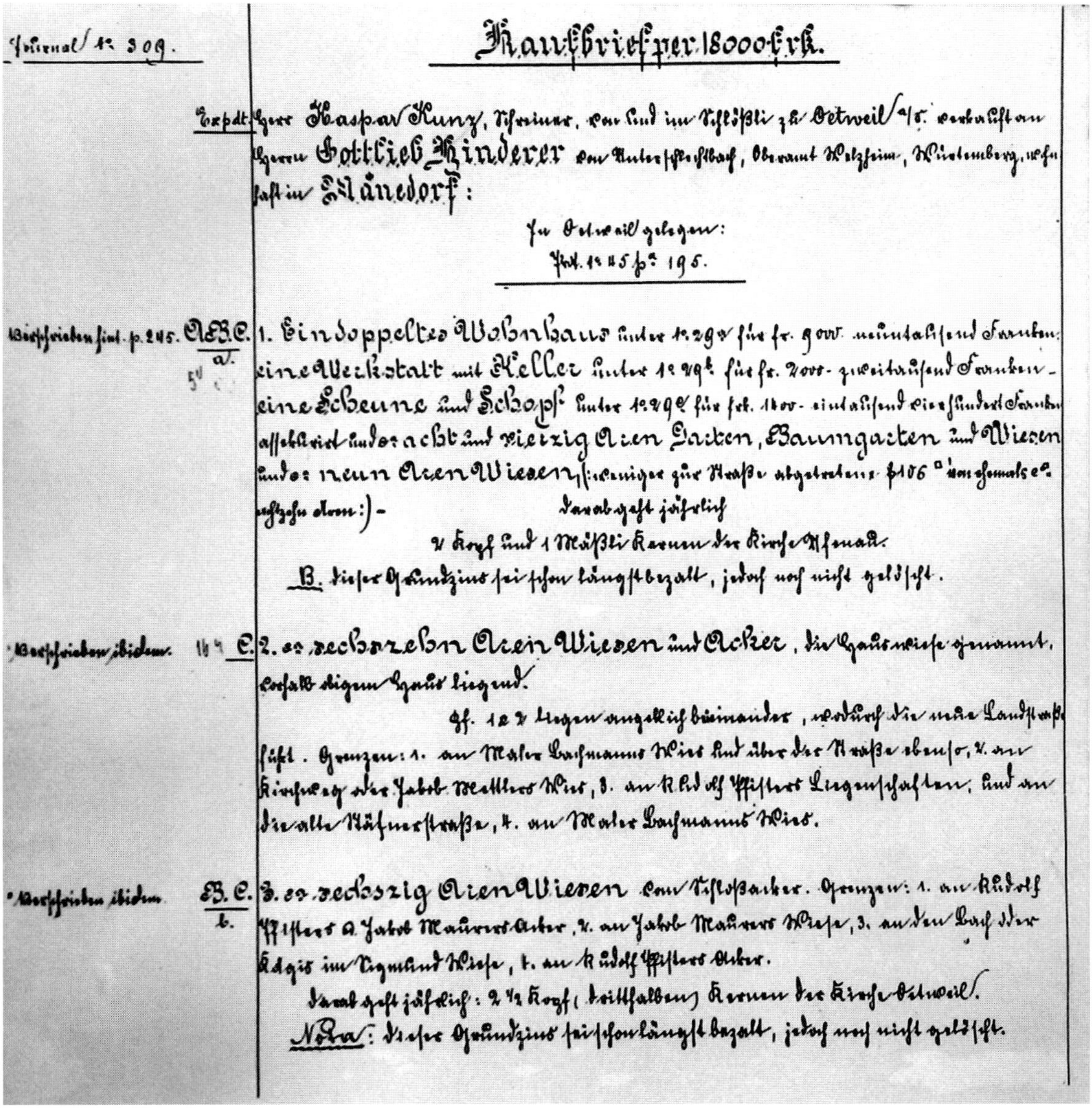

Journal Nr. 309.

Kaufbrief per 18000 frk.

Expdt. Herr Kaspar Kunz, Schreiner, von und im Schlößli zu Oetweil a/S. verkauft an Herrn Gottlieb Hinderer von Unterschlechtbach, Oberamt Welzheim, Würtemberg, wohnhaft in Männedorf:

Zu Oetweil gelegen:
Prot. Nr. 5 p. 195.

Beschrieben [illegible] p. 245. A.B.C. a/ 1. Ein doppeltes Wohnhaus unter Nr. 29a für fr. 9000 neuntausend Franken; eine Werkstatt mit Keller unter Nr. 29b für fr. 2000 zweitausend Franken; eine Scheune und Schopf unter Nr. 29c für frk. 1100 eintausend einhundert Franken; [illegible] acht und vierzig Aren Garten, Baumgarten und Wiesen und [illegible] neun Aren Wiesen ([illegible]) – [illegible]

B. Dieser Grundzins sei schon längst bezahlt, jedoch noch nicht gelöscht.

Beschrieben ibidem. C. 2. [illegible] sechszehn Aren Wiesen und Acker, die [illegible] genannt, [illegible]

[illegible]

Beschrieben ibidem. B.C. b. 3. [illegible] sechszig Aren Wiesen [illegible]

[illegible]

Nota: Dieser Grundzins sei schon längst bezahlt, jedoch noch nicht gelöscht.

Erste Seite des «Kaufbrief per 18000 frk.» zwischen Gottlieb Hinderer und Kaspar Kunz, datiert vom 10. Januar 1889.

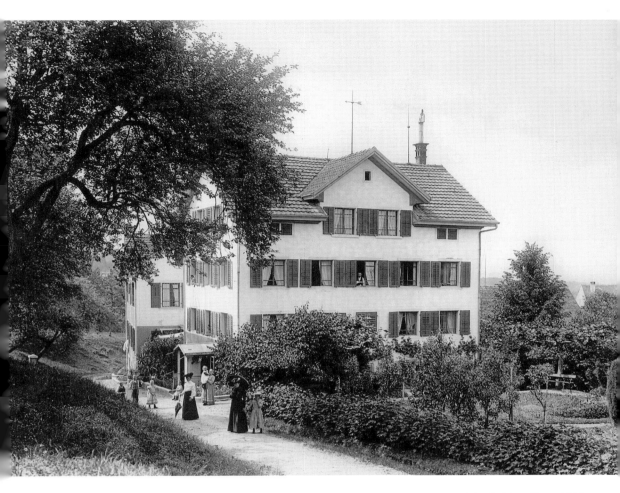

Das Alte Schlössli um 1905
(Fotografie Schweizerische
Landesbibliothek).

Wohn- und Arbeitsgemeinschaft

Die erwachende Seelenheilkunde

Naturwissenschaft und Technik hiessen die neuen Leitsterne im ausgehenden 19. Jahrhundert. Der Glaube an die Zukunft war ungebrochen. Der Eiffelturm, Symbol des Aufbruchs in eine neue Zeit, krönte im Gründungsjahr des Schlössli die Pariser Weltausstellung. Auch die «Irrenheilkunde» erfüllte der frische Geist der Wissenschaft. Werfen wir einen kurzen Blick auf die Psychiatrie im Umfeld des jungen Schlössli. Die Betreuung Geisteskranker wurde in der Mitte des 19. Jahrhunderts erstmals als eine besondere Aufgabe wahrgenommen und die Psychiatrie zur medizinischen Spezialdisziplin. Seelenkranke und Geisteskranke – die Unterscheidung war unscharf – wollte man nicht mehr nur verwahren, sondern pflegen und heilen. Einer der Väter dieses Gedankens war Wilhelm Griesinger (1817–1868), kurze Zeit Professor für Innere Medizin an der Zürcher Universität und selbst ernannter Psychiater. Da es noch keine medizinischen Fachexamen gab, nannten sich Ärzte, die Kranke in einer Irrenanstalt behandelten, Psychiater. Griesinger beschrieb das Irresein als Krankheit des Gehirns, als *Symptomkomplex verschiedener anomaler Gehirnzustände*, die sich mit medizinischen und naturwissenschaftlichen Methoden erforschen und erklären lassen.[4] Im Kanton Zürich wurden damals zwei Heilanstalten gefordert, eine zur *Unterbringung plötzlich auftretender, besserungsfähiger Fälle sowie von Begutachtungsfällen und eine Pflegeanstalt für Chronischkranke, d. h. für lang andauernde Fälle.*[5] Es wurde im 19. Jahrhundert also grundsätzlich unterschieden zwischen Kranken, die nach der Behandlung wieder gebessert oder gar geheilt entlassen werden können, und nicht heilbaren Kranken, die lange, oft lebenslang zu versorgen sind. Die Unterscheidung geht auf Johann Christian Reil (1759–1813) zurück, der auch den Begriff «Psychiatrie» geschaffen haben soll. Reil war Stadtphysikus in Halle und Leibarzt Goethes. Die Meinungen, ob Heilbare und Unheilbare in der gleichen oder in verschiedenen Anstalten unterzubringen sind, waren geteilt. In Zürich entschied man sich für zwei gesonderte Anstalten: das neu erbaute, stadtnahe Burghölzli (1870) für die besserungsfähigen Fälle und die Pflegeanstalt im abgelegenen Kloster Rheinau (1867) für die Unheilbaren. Andere Kantone behandelten die Kranken gemeinsam in einer «Heil- und Pflegeanstalt».

Erstmals wurden auch Irrenstatistiken geführt, und zwar auf Initiative des 1864 gegründeten Vereins schweizerischer Irren-

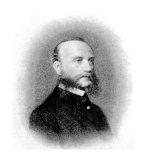

Wilhelm Griesinger (1817–1868). Deutscher Psychiater und Internist, einer der Begründer der naturwissenschaftlich fundierten Psychiatrie. (Bild: v. Engelhardt & Hartmann (Hrsg.) Klassiker der Medizin, 2. Band, C.H. Beck, München 1991).

[4] Ackerknecht S. 63.
[5] Manfred Bleuler, Referat an kantonsrätlicher Kommissionssitzung am 21.7.1950.

ärzte. Gegen die Jahrhundertwende stellte man angeblich eine beunruhigende Zunahme der Irren fest und schloss auf eine *zunehmende erbliche Belastung* der Bevölkerung. Es war die Zeit, als einflussreiche Irrenärzte, der neuen genetischen Sichtweise der biologischen Wissenschaften nacheifernd, behaupteten, schwere Geisteskrankheiten seien erblich und würden sich von Generation zu Generation verstärken, d. h. zu einer progressiven Degeneration führen. Die Degenerationshypothese entstand in Frankreich, ihr eigentlicher Schöpfer war Benedict Augustin Morel (1803–1873).[6] In Zürich waren Auguste Forel (1848–1931) und Eugen Bleuler (1857–1939) dieser *Zeitgeistverirrung* verfallen.[7] Die Psychiatrie begab sich auf gefährliches Terrain, und als sich die Politiker der Ideen der Eugenik, dieser *vulgarisierten, moralisch verwahrlosten Naturwissenschaft* (Rüdiger Safranski) bemächtigten, waren die Folgen katastrophal.

Zwischen 1839 und 1900 entstanden in der Schweiz über 30, zumeist staatliche Irrenanstalten, teils als Neubauten, teils in ehemaligen Klöstern.[8] Letztere waren wie geschaffen für den neuen Zweck: grosse Schlafsäle, karge Einzelzellen, übersichtliche Gänge, Refektorium, Küche, Waschküche, Werkstätten, alles war vorhanden. Auch das «Bete und Arbeite» galt weiterhin, zumindest fürs Wartpersonal. Und schliesslich lagen die meisten Klöster fernab der Städte und grossen Ortschaften, was der damaligen Lehrmeinung entgegenkam, psychisch Kranke seien an stillen Orten und in der Natur unterzubringen. Viele Beispiele sind bekannt, etwa die 1847 eröffnete sanktgallische Klinik St. Pirminsberg im einstigen Kloster Pfäfers, die Luzerner Klinik

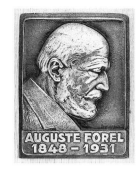

Auguste Forel (1848–1931). Psychiater, Sozialreformer und Insektenforscher, von 1879 bis 1898 Direktor des Burghölzli. (Bild: IOGT International)

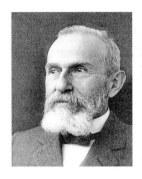

Eugen Bleuler (1857–1939). Einflussreicher Psychiater und Wegbereiter der Psychoanalyse ausserhalb Wiens, von 1898 bis 1927 Direktor des Burghölzli. (Bild: C. Scharfetter, Eugen Bleuler, vdf, Zürich 2007)

[6] Ackerknecht, S. 54.
[7] Auguste Henri Forel war Psychiater und Pionier der Hypnosebehandlung, Sozialreformer, Insektenforscher und 1879–1898 Direktor des Burghölzli. Eugen Bleuler, 1886–1898 Direktor der «Rheinau» und 1898–1927 des Burghölzli, war einer der einflussreichsten Psychiater der Schweiz und ein Wegbereiter der Psychoanalyse ausserhalb Wiens; er prägte den Begriff «Schizophrenie». Zur Rolle Bleulers als «Psychohygieniker», siehe Christian Scharfetter: «Eugen Bleuler», vdf Hochschulverlag, Zürich 2006, S. 51 ff.
[8] Unvollständige Liste der Klinikgründungen von 1839 bis 1920: Münsterlingen TG (1839), Sanatorium Wyss, Münchenbuchsee BE (1845), St. Pirminsberg SG (1847), Préfargier NE (1848), Waldau BE (1855), Sanatorium Bellevue, Kreuzlingen TG (1857), La Métairie Nyon VD (1859), Rosegg SO (1860), Sanatorium Kilchberg ZH (1867), Rheinau (alt) ZH (1867), Burghölzli ZH (1870), Königsfelden AG (1872), St. Urban LU (1873), Cery Lausanne VD (1873), Marsens FR (1875), Friedmatt BS (1886), Anstalt für Epileptische ZH (1886), Hasenbühl Liestal BL (1888), Schlössli Oetwil a. S. ZH (1889), Breitenau SH (1891), Waldhaus Chur GR (1892), Wil SG (1892), Münsingen BE (1895), Perreux NE (1897), Littenheid TG (1897), Mendrisio TI (1898), Bellelay BE (1899), Bel-Air GE (1900), Malévoz VS (1901), Rheinau (neu) ZH (1901), Herisau AR (1908), Franziskusheim ZG (1909), Hohenegg Meilen ZH (1912), Meiringen BE (1918), Beverin GR (1919).

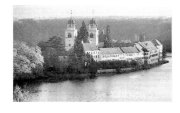

Im Kloster Rheinau wurde 1867 eine Pflegeanstalt für «Unheilbare» eingerichtet.

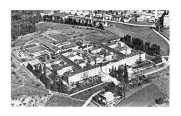

Die 1870 erbaute Anstalt Burghölzli in Zürich in einer Aufnahme aus den Fünfzigerjahren. (Flugaufnahme COMET)

St. Urban, seit 1873 im gleichnamigen Kloster untergebracht, oder seit 1867 die zürcherische Anstalt im ehemaligen Kloster Rheinau.

In den neu erbauten Anstalten konnten die Behandlungsansätze der aufblühenden Psychiatrie besonders gut verwirklicht werden, in Zürich in der Heilanstalt Burghölzli. Der imposante, etwas dräuende Zweiflügelbau – Männer und Frauen streng getrennt – wurde 1870 eingeweiht. Wilhelm Griesinger, auch er wie Gottlieb Hinderer ein Württemberger Exilant, tat mit bei der Planung des Burghölzli, das als wegweisende Irrenanstalt für ganz Europa galt. Mit lobenden Worten pries der erste Direktor, Professor Bernhard von Gudden, im Jahresbericht von 1871 die soziale Fürsorge des Kantons Zürich, die *beispielhaft das Irrenproblem gegenüber allen Kulturländern* gelöst habe. Bald verschaffte Eugen Bleuler mit bahnbrechenden Behandlungsmethoden, klugen Klassifikationen der Geisteskrankheiten, Vorlesungen und Lehrbüchern dem Burghölzli Ansehen und Geltung weit über die Schweiz hinaus.

Vornehme, bescheidene und gottgefällige Pflegeanstalten

Neben den grossen staatlichen Häusern mit ihren vielen hundert Betten bemühten sich auch private Institutionen um das Wohl der Geistes- und Nervenkranken. Darunter berühmte Häuser wie das «Bellevue Sanatorium» in Kreuzlingen, 1857 von Ludwig Binswanger dem Älteren gegründet. Dort waren die Patienten keine tobsüchtigen Irren. Das Bellevue nannte sich *Privatanstalt für heilfähige Kranke und Pfleglinge aus den besseren Ständen der Schweiz und des Auslandes.*[9] Man pflegte eine Auslese «interessanter» Patienten für die Erprobung neuer Therapiemethoden und bevorzugte eine zahlungsfähige internationale Klientel. Die mildernd verhüllende Bezeichnung Sanatorium benutzten auch andere Anstalten, so die heutige Klinik in Kilchberg (ZH), 1867 als «Pflegeanstalt Mönchhof-Kilchberg» gegründet und seit 1905 als «Sanatorium Kilchberg» ärztlich geleitet. Beschönigende Begriffe aus dem ausgehenden 19. Jahrhundert sind auch «Nervenheilanstalt» und «Nervenkrankheit». Was die Ärzte «biologische Psychiatrie» nannten, hiess bei den Patienten «Nerven». Es war beruhigender, an einer Erkrankung der Nerven zu leiden, als geistesgestört zu sein, denn Nervenkrankheiten empfand man

[9] Heinz Faulstich «Zwischen Staatsanstalt und Lokalversorgung», UVK Verlagsgesellschaft mbH, Konstanz 2007, S. 82.

nicht als Stigmatisierung. Auch viele Psychiater verpassten gerne das Feigenblatt «nervenkrank»; es bot ihnen die Möglichkeit, *den Irrenhäusern zu entfliehen und lukrative Privatpraxen für das gehobene Bürgertum einzurichten, und die Patienten bekamen die Chance, der Schmach des Irreseins und dem Ruch von Erbkrankheit und Degeneration zu entgehen.*[10] Die Psychoanalyse – die *psychoanalytische Versuchung* (Elias Cannetti) – entsprang der 1886 eröffneten Privatpraxis des Dr. Sigmund Freud. Er war Dozent für Neuropathologie an der Universität Wien, also Spezialist für Krankheiten der Nerven.

Und schliesslich entstand im 19. Jahrhundert die grosse Gruppe von psychiatrischen Institutionen, zu denen das Schlössli gehörte, die kleinen, bescheidenen, familiären Heime und Pflegeanstalten ohne direkte ärztliche Leitung. Landauf, landab gab es sie gegen Ende des Jahrhunderts in grosser Zahl. Sie beherbergten vorab Menschen aus bescheidenen Verhältnissen, Randfiguren der Gesellschaft: Geisteskranke, psychisch Behinderte, Demente, Schwachsinnige, Alkoholkranke. Christliche Nächstenliebe, Glaube und Gebet kennzeichneten diese Familienbetriebe. Fast alle standen dem Pietismus nahe, einer im 17. Jahrhundert einsetzenden Bewegung innerhalb des Protestantismus, welche die geistliche Erneuerung der Kirche in einem an der Bibel orientierten, praktischen Christentum suchte, besonderen Wert auf regelmässiges Bibelstudium legte und die individuelle Bekehrung anstrebte. Im 19. und frühen 20. Jahrhundert grenzten sich die pietistischen Kreise der Schweiz vom liberal-sozialen Flügel der reformierten Landeskirche ab. Gemeinsam war den kleinen, pietistischen Anstalten, dass sie die Heilung in der christlichen Familiengemeinschaft und nicht in der akademischen Psychiatrie suchten. Ein Arzt wurde meist nur bei körperlichen Krankheiten beigezogen. Eher gehörte ein Prediger zum Hauspersonal als ein Psychiater. Im Schlössli hatte Albert Hinderer, Gottlieb Hinderers dritter Sohn und späterer Nachfolger, erst 1931 *nach reiflicher Überlegung und trotz schwerer Bedenken* einen «Anstaltsarzt» eingestellt. Für die Psychiatrie-Ärzte waren diese kleinen und kleinsten Anstalten wie auch die aufkommende Familienpflege eine gewisse Provokation. Sie stellten die Notwendigkeit einer medizinischen Behandlung in der Klinik in Frage.[11] Nicht-ärztliche Behandlung und Betreuung und gar Heilung durch Gebet widersprachen der neuen Über-

[10] Shorter, S. 175.
[11] Marietta Meier «Zur Dichotomie von Alltags- und Fachwissen» in: Traverse, Zeitschrift für Geschichte, 2003/1, Chronos Verlag, Zürich, S. 79–91.

zeugung, dass *es vom ärztlichen Standpunkt aus die Störungen in den körperlichen Grundlagen unseres Seelenlebens sind, auf die wir unsere Heilbestrebungen zu richten haben.* Das schrieb der deutsche Psychiater Emil Kraepelin (1856–1926) um die Jahrhundertwende im Vorwort zu seinem Lehrbuch.[12]

Allein im Bezirk Meilen zählte man um die Jahrhundertwende über ein halbes Dutzend Familienheime für Seelenkranke, in Küsnacht, Erlenbach, Egg, Uetikon, Männedorf, Oetwil. Der Regierungsrat sah sich genötigt, die Kontrolle und Überwachung der vielen privaten Häuser mit der *Verordnung betreffend die private Verpflegung von Irren* zu regeln.[13] Nach damaligem Sprachgebrauch meinte Verpflegung alle Bedürfnisse und nicht nur die Verköstigung. Es wurde gefordert, die Behandlung der Geisteskranken einem diplomierten Arzt zu übertragen. Im Schlössli war ein externer Arzt von allem Anfang an beigezogen worden, also schon bevor es die Verordnung verlangte. Nicht so bei Gottlieb Hinderers Mentor Samuel Zeller in Männedorf, der sich weigerte, seine Patienten ärztlich betreuen zu lassen, worauf seine Gebetsanstalt keine psychisch Kranken mehr aufnehmen durfte. Möglicherweise hatte deshalb Zeller die Gründung des Schlössli in nicht ganz uneigennütziger Weise unterstützt. Viel später notierte nämlich Albert Hinderer: *Zu der Zeit, als Herr Samuel Zeller in Männedorf schwerere Nervenkranke ohne Arzt nicht mehr haben durfte, haben meine Eltern mit seinem Einverständnis dieses Haus erbaut.*[14]

Die Verordnung bestimmte auch, wer zur Führung einer privaten Irrenanstalt berechtigt war, gab Regeln über Aufnahme, Behandlung und Entlassung, machte bauliche Vorgaben und ordnete die amtliche Beaufsichtigung an. Freiwillig in eine Anstalt eintretende Personen mussten ihren Willen schriftlich erklären. Veranlassten Familienangehörige oder Behörden den Eintritt, so waren ärztliche Zeugnisse mit Diagnosen wie auch schriftliche Erklärungen der gesetzlichen Vertreter erforderlich und *innerhalb von zwei Tagen nach der Aufnahme dem Bezirksarzt einzusenden.* Dieser musste jede eingetretene Person spätestens nach zehn Tagen *auf ihren Geisteszustand* hin untersuchen. Interessant auch, dass schon damals unfreiwillig aufgenommene Personen ein Gesuch um Entlassung stellen konnten, über welches allerdings keine gerichtliche, sondern eine regierungsrätliche Kommission entschied. Zwangsmass-

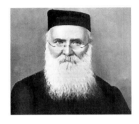

Samuel Zeller (1834–1912). Prediger und Leiter der später nach ihm benannten «Zeller'schen Anstalt», heute «Bibelheim Männedorf». (Bild: www.bibelheim.ch)

[12] Emil Kraepelin «Einführung in die Psychiatrische Klinik», 2. Aufl., Heidelberg 1905, S. 1.
[13] Verordnung vom 19.6.1899; Staatsarchiv Zürich, SS 30.1, Nr. 1.
[14] Mittl. Arb. Juli 1932.

nahmen wie Isolierung, Zwangsjacke (Maillot) und Deckelbad durften nur in Notfällen angewendet werden, und es wurde gefordert, dass *Insassen, gegen welche Zwangsmittel notwendig werden … soweit Platz vorhanden in staatliche Anstalten* überbracht werden. Auch die baulichen Vorschriften waren recht detailliert. Der Luftraum pro Bett hatte mindestens 20 m³ zu betragen und die Zimmerhöhe 2,5 m, was erstaunlichen 16 m² Grundfläche für ein Doppelzimmer entsprach, beinahe heutiger Standard. Ganz wichtig auch die Vorschrift, dass *die innere Einteilung die vollständige Trennung der Geschlechter vorsehen* muss.

Die behördlichen Vorschriften und Auflagen waren also schon zu Ende des 19. Jahrhunderts umfangreich und gründlich. In den Rapporten und Visitationsberichten der Bezirksärzte wurde denn auch immer wieder auf Mängel, Unzulänglichkeiten und Versäumnisse im Schlössli hingewiesen. Die mangelhafte Trennung der Geschlechter und die Versorgung mit Trinkwasser aus dem Sodbrunnen vor dem Hause gaben sogar Anlass zu einer Rüge der Sanitätsdirektion. Diese ermahnte mit Beschluss Nr. 453 vom 14. August 1891 den Gottlieb Hinderer, den Übelständen in seiner Anstalt beförderlich abzuhelfen:

Durch Verfügung vom 28. Mai 1889 wurde dem Herrn Gottlieb Hinderer der Betrieb einer Pflegeanstalt für chronisch Kranke, Pflegebedürftige, Gemütskranke und Alkoholiker in seinem Hause zum Schlößli in Oetweil a/See gestattet, unter der Bedingung, daß einige näher bezeichnete bauliche Veränderungen und Verbesserungen mit Beförderung ausgeführt werden. Als immer noch vorhandene, schwerwiegende Mißstände bezeichnet der Bezirksarzt in seinem Jahresbericht pro 1890 neuerdings die mangelhafte Trennung der Geschlechter und die zu knappe Versorgung mit Trinkwasser.

Die Direktion des Sanitätswesens verfügt: Herr Gottlieb Hinderer zum Schlößli in Oetweil am See wird eingeladen, mit thunlichster Beförderung für Abhülfe der gerügten Übelstände besorgt zu sein. Herr Bezirksarzt Dr. Brunner in Küsnacht wird ersucht, fragliche Anstalt bis auf weiteres in bisheriger Weise zu inspizieren, über die Beachtung der bisherigen Verfügungen zu wachen und im Nichtbeachtungsfall Bericht zu erstatten.

Ob man es danach mit der Geschlechtertrennung ernster nahm, ist uns nicht bekannt. Hingegen floss erst 1896 Wasser aus eigener Quelle ins Haus. Sieben Jahre lang blieb der Sodbrunnen die einzige Wasserquelle für die vielköpfige Patienten- und Familiengemeinschaft.

Es war eng in der Pflegeanstalt Schlössli

Bis zu zwölf Patienten, das Ehepaar Hinderer mit den beiden Söhnchen, ein Knecht und eine Wärterin lebten im «Alten Schlössli». 1891 wurde erstmals vergrössert. Die dem Hause westwärts anliegende Schreinerwerkstätte des vormaligen Besitzers wurde abgebrochen und ein unterkellerter Backsteinbau errichtet. Es ist der heutige Westteil des Wohnheims Linde. Im Parterre lagen ein Speisesaal und zwei Patientenzimmer, im ersten Stock vier Patientenzimmer und ein *Aufenthaltszimmer für Kranke während des Tages und Schlafzimmer für die Wärterin* des Nachts. Es konnten also mindestens sechs weitere Kranke im neuen Haus aufgenommen werden, das man *Speisesaalgebäude* nannte. In den folgenden Jahresberichten werden denn auch meistens zwischen fünfzehn und zwanzig Patienten erwähnt, für die es fast nur Einzelzimmer gab. Nicht etwa, weil sich das Schlössli schon damals hätte als Privatklinik profilieren wollen, nein, nur wegen der kleinen Zimmer. Diejenigen im Bau über der einstigen Schreinerwerkstatt massen knapp 10 m^2 und im Haupthaus kaum mehr.

Eng war es im Schlössli bei Tag und Nacht. Es gab kein Nachhausegehen nach Arbeitsschluss. Von Arbeitsschluss konnte gar nicht die Rede sein, wenn vier Personen – eine zweite Wärterin wurde 1891 eingestellt und auch der Knecht half bei der Krankenbetreuung mit – fünfzehn und mehr, teils verwirrte, teils unruhige Patienten rund um die Uhr zu betreuen hatten. Betreuen hiess ja auch kochen, waschen, putzen, im Garten arbeiten, ein paar Ziegen halten, heuen, ernten, Holz zurüsten. Hingebung, Aufopferung, Selbstlosigkeit, eine grosse Liebe zum kranken Mitmenschen brauchte es – noch nicht Professionalisierung, Kernkompetenz und wie sie alle heissen, unsere vielsinnigen Fachbegriffe.

Wenn immer möglich halfen die Patienten mit. Was man später Arbeitstherapie nannte, wurde im Schlössli schon damals

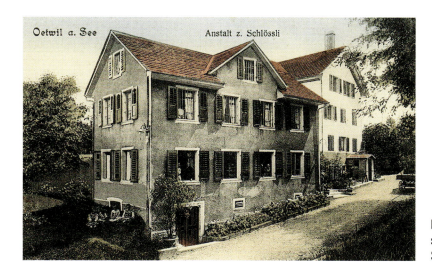

Das 1892 erstellte «Speisesaalgebäude» des Alten Schlössli.

gelebt. Der Bezirksarzt lobte denn auch, dass die Patienten beschäftigt und mit ihrem Schicksal zufrieden seien. Kurzum, es war eine Wohn- und Arbeitsgemeinschaft, wie wir sie uns heute schwerlich vorstellen können. Auch scheint die Gemeinschaft zu Heilerfolgen geführt zu haben. Immer wieder nennen die Jahresberichte *geheilt entlassene* oder *gebessert entlassene* Patienten. Da für Eintritt und Entlassung ärztliche Zeugnisse gefordert wurden, müssen es einigermassen objektiv nachweisbare Genesungen gewesen sein. Die Beobachtung passt zu Eugen Bleulers Beurteilung der Familienpflege von psychisch Kranken, wonach das familiäre Umfeld die psychische Konstitution der Patienten günstig beeinflusse, so dass sie ruhiger, vernünftiger und sozial angepasster würden.

Allerdings kam es auch zu Situationen, bei denen Gottlieb und Maria Hinderer an ihre Grenzen stiessen und der Bezirksarzt einschreiten musste, so im Falle der Jungfrau W. Gemäss ärztlichem Zeugnis litt sie an *Schwächezuständen des Geisteslebens mit öfters auftretenden Aufregungszuständen:*

Die Person ist hochgradig abgemagert, gänzlich blödsinnig und in höchstem Grade unreinlich; sie setzt Stuhl und Urin überallhin ab und schmiert damit. Ausserdem hat sie die Gewohnheit, sich die Kleider vom Leib in Stücke zu reissen. Nachts liegt die Kranke in einem kleinen, nach Norden gelegenen Zimmer mit 1½ Fenstern im Bett auf einem Strohsack, am Tag dagegen wird sie in den nahe beim Haus gelegenen Holzschopf getragen, wo eine Treppe hoch ein Lattenverschlag für sie hergerichtet ist. Derselbe misst ca. 1½ Meter im Geviert, ist ungefähr mannshoch und hat reichlich Luft und Licht durch ein gegen den Hof sehendes Tor. Dort liegt die Kranke in ihren Kleidern auf dem Dielenboden, die Kleider nach ihrer Gewohnheit bis über die Hüfte in die Höhe geschlagen und an ihren Genitalien etc. manipulierend. … Die widrige Scene kann bei geöffnetem Tor vom Hof aus, in dem die übrigen Pfleglinge sich aufhalten, sowie auch von Leuten, die das Haus betreten wollen, gesehen werden; ist aber das Tor des Lattenverschlags geschlossen, so liegt die Kranke im Dunkel. Derartige Vorkommnisse fordern in hohem Grade die Teilnahme und Kritik des Publikums heraus.[15]

Weshalb wurde eine so schwer kranke Frau im Schlössli aufgenommen? Sie hatte eine lange Krankenkarriere hinter sich, war von Anstalt zu Anstalt weitergegeben worden und nun im Schlössli gelandet. Wer weiss, wie mühselig es auch heute ist, schwierige Kranke gut unterzubringen, wundert sich nicht, dass Jungfrau W. in das noch wenig bekannte Schlössli abgeschoben wurde. Und Gottlieb Hinderer war wohl um jeden Patienten froh. Es erstaunt aber, dass sich der Bezirksarzt nicht ausdrücklich und sofort für einen besser geeigneten Platz, z. B. in der «Rheinau», eingesetzt hat. Er bat zwar die Sanitätsdirektion zu verfügen, was mit der Patientin zu geschehen habe, machte aber gleichzeitig Vorschläge, wie Jungfrau W. im Schlössli *besser zu halten* sei:

Der Boden (im Bretterverschlag) sollte mit einer Matratze von Stroh, Seegras od. Holzwolle etc. belegt sein, deren Inhalt recht fleissig zu erneuern wäre. Endlich wäre die Unreinlichkeit durch allabendliche Klistiere und öfteres Aufnehmen der Kranken, das Zerreissen der Kleider durch Tragen eines starken Anzugs aus einem *Stück mit geeigneten Verschlüssen, die von der Kranken nicht geöffnet werden können, zu bekämpfen.*

Diesen Forderungen kam Gottlieb Hinderer nach, so dass der Bezirksarzt drei Wochen später rapportieren konnte:

Es ergab sich in Betreff der Verpflegung und Wartung der Jungfrau W., dass das Tor des Lattenverschlages, das ins Freie sieht, nun so eingerichtet ist, dass die Patientin von aussen nicht mehr

[15] Ber. Bez. Az. 30.6.1890

gesehen werden kann, dass Licht und Luft indes reichlich Zutritt haben. Der Boden des Lattenverschlages ist mit Strohmatratzen belegt, deren Inhalt fleissig erneuert wird. Die Kranke ist mit einem starken Anzug versehen, bestehend aus Hosen, die vorne geschlossen (das heisst vernäht sind), so dass die Kranke nicht so leicht nach den Genitalien greifen kann – und ein paar Weiberröcken. Die Fussbekleidung ist an einem Stück mit den Hosen und kann ebenso wenig wie die Hosen von der Patientin ausgezogen oder zerrissen werden.

Der kummervolle Witwer heiratet wieder und kämpft gegen äussere Drangsal und innere Not

Das Schlössli stand im dritten Jahr. Die zwei Knäblein Gottlieb und Traugott waren zweieinhalb- und eineinhalbjährig und Maria erneut schwanger. Da geschah es im September 1892: Mutter und Kind starben bei der Frühgeburt. Gottlieb blieb zurück mit zwei Kleinkindern, zwei Wärterinnen, einem Knecht und einem guten Dutzend Kranken. Eine wahrhaft erdrückende Lage, auch wenn sie Gottlieb als unergründlichen Willen und Ratschluss Gottes, den er im Tagebuch um gnädigen Beistand bat, begriff. Wir haben Gottliebs Hilfeschrei ganz am Anfang dieses Buches zitiert.

Aus dem schweren Jahr, das folgte, ist uns nichts bekannt. Am 19. September 1893 heiratete Gottlieb Hinderer wieder. Was vermag die erst 25-jährige Friederike Kaufmann aus dem württembergischen Ebingen dazu gebracht haben, ihr Land zu verlassen und den 51-jährigen Witwer mit Kindern und einem Heim für Seelenkranke zu ehelichen? Eine Liebesheirat war es wohl kaum. Möglich, dass Gottlieb Hinderer einen Hilferuf in seine alte und verehrte Anstalt Augustenhilfe in Ebingen sandte, in der er einst seine erste erfüllende Arbeit gefunden hatte. Vielleicht wurde Friederike Kaufmann die Pflicht, Gottes Pflicht, auferlegt, den hilflosen, alternden Witwer in eine ungewisse Zukunft zu begleiten. Was auch immer die Beweggründe gewesen sein mögen, Friederike Kaufmann tat ihre Pflicht mit bewundernswürdiger Gewissenhaftigkeit und Treue, aber auch mit guten Kenntnissen in der Krankenpflege, die sie aus Ebingen mitbrachte. Sieben Kinder hat sie geboren, zwei Knaben und fünf Mädchen, das letzte 1905, drei Jahre vor Gottliebs Tod. Sie sollte

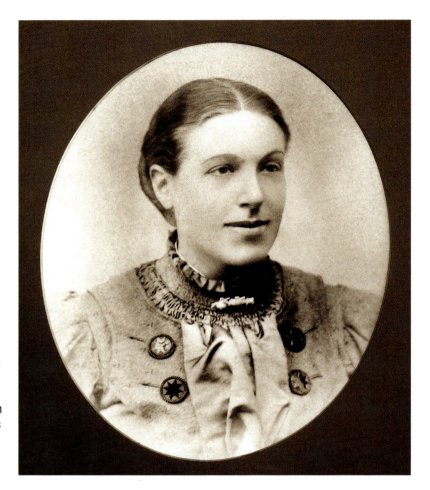

Friederike Hinderer-Kaufmann (1868–1953). Gottlieb Hinderers zweite Ehefrau kam 1893 aus dem deutschen Ebingen, wo sie sich in Krankenpflege ausgebildet hatte, nach Oetwil. Nach dem frühen Tod Gottlieb Hinderers führte sie das Schlössli von 1908 bis 1921 und zog neun Kinder gross.

Gottlieb um 45 Jahre überleben und mit einer neunköpfigen Kinderschar den Betrieb viele Jahre alleine durchtragen.

Schon 1895 folgte erneut ein böses Jahr. Am 16. Oktober legte ein Pflegling Feuer in der dicht bei den Wohnhäusern gelegenen Scheune. Sie brannte bis auf den Grund nieder. Das Haupthaus wurde von Feuer und Wasser derart beschädigt, dass es nicht mehr bewohnbar war. Die Patienten wurden gerettet und vorübergehend in der Zeller'schen Anstalt in Männedorf, im Pfarrhaus in Oetwil und in einigen andern Häusern im Dorf untergebracht. Die Familie Hinderer mit acht Patienten, Wärterinnen und Knecht lebte zusammengepfercht im Speisesaalgebäude mit den sechs Zimmerchen. Ende Jahr war das Haupthaus wieder in Stand gestellt. Der Dachstock wurde neu aufgebaut und erhielt seine heutige Form, wie die Fotografie aus dem Jahr 1905 am Anfang dieses Kapitels zeigt.

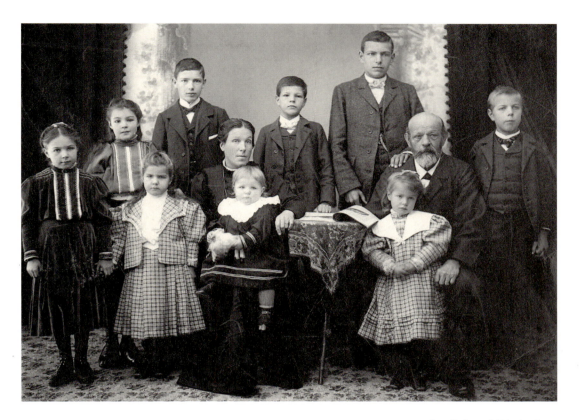

Für Gottlieb Hinderer war 1895 auch persönlich ein Jahr der Krise. Der Bezirksarzt schrieb:

Über die Lebensführung des Hinderer ist aus der letzten Zeit nichts Ungünstiges bekannt geworden. Dabei soll nicht verschwiegen werden, dass er zu Anfang des Sommers dieses Jahres öfters schwer betrunken gewesen und sich brutal benommen hat, nicht gegenüber seinen Pfleglingen, sondern gegenüber seiner Frau. Hinderer ist seither einem Abstinenzverein beigetreten und soll in den letzten Monaten stets nüchtern gewesen sein.

Gottlieb und Friederike Hinderer-Kaufmann mit ihren neun Kindern, Aufnahme von 1906. Von links: Frieda, Maria, Lina, Traugott (aus erster Ehe), Mutter Friederike mit Paula, Albert, Gottlieb (aus erster Ehe), Vater Gottlieb mit Hanna, Paul.

Wir wissen nicht, wie er sich in seinen verbleibenden dreizehn Lebensjahren hielt. In der Leichenrede hiess es dann: *Es ging durch Straucheln und Fallen, es ging aber auch durch Busse und Bereuen.* So nehmen wir an, dass er viel zu kämpfen hatte. Er war ein alterndes, ernstes Familienoberhaupt, streng und fordernd gegen Frau, Kinder und Hauspersonal. Zucht, Ordnung und gestrenge Frömmigkeit setzte er durch. Fromme Feste, Kirchenlieder und Gebete: ja. Weltliche Vergnügen: nein. Dem lustigen

Treiben am Kirchweihtag, der zürcherischen «Chilbi», konnten die Kinder nur heimlich und verstohlen durch eine Dachluke zusehen.

Aus den Jahren nach 1895 ist wenig dokumentiert. Zwar musste Gottlieb Hinderer einen jährlichen Bericht an die Behörden einreichen, doch hielt er sich spartanisch kurz. Auf einer knappen Seite fasste er jeweils das Wichtigste zusammen. Hier als Beispiel der Bericht für das Jahr 1902, in dem sogar Anrede und Gruss fehlen:

Jahresbericht der Pflegeanstalt zum Schlössli, Oetwil am See
Die Anstalt trat ein in das Jahr 1902 mit 20 Pfleglingen, 9 Männl. 11 Weiblichen. Ausgetreten sind im Laufe des Jahres 6 Männl. 6 Weibliche u. 1 Männl. gestorben. Neu eingetreten sind 2 Männl. u. 8 Weibliche, somit beträgt die Zahl der Pfleglinge am 31. Dezember 1902 noch 17. Von den Ausgetretenen sind 3 als geheilt, einige in staatliche Anstalten u. einige in Privatpflegen untergebracht worden. Im Betrieb der Anstalt hat sich im Laufe des Jahres nichts Besonderes zugetragen; als dass ärztliche Betreuung an Stelle des Herrn Dr. Hubler Herrn Dr. Schröder in Egg übergeben wurde.
Oetwil a/S den 7. Januar 1903   *G. Hinderer*

Einzig für das Jahr 1900 bemühte er sich, mehr als nur das Allernötigste zu berichten. Es ist das einzige Schriftstück aus Gottlieb Hinderers Hand, darin er etwas Weniges über das Leben im Schlössli mitteilt. Er wollte den Zweck der Anstalt ausweiten und nennt Altersschwache oder sonst versorgungsbedürftige Personen, die er zusätzlich zu den Gemütskranken aufnehme, nur drei Pfleglinge bezeichnet er als gemütskrank. Auch erfahren wir erstmals, welche Stütze dem Betrieb die Landwirtschaft gewesen ist. Auch sie hatte klein begonnen, mit ein paar Ziegen im ersten Jahr. Nach dem Brand war dann Platz für ein halbes Dutzend Kühe in der neuen Scheune, die am Ort gebaut wurde, wo das Haus C der heutigen Klinik steht. Auch etwas Weideland wurde zugekauft. Aber erst viel später ist der Landwirtschaftsbetrieb stark gewachsen und führte zeitweise ein konfliktträchtiges Eigenleben, wovon noch zu erzählen sein wird. Hier Gottlieb Hinderers Bericht für das Jahr 1900:

*An die Tit. Kantonale Direktion des Gesundheitswesens
des Cantons Zürich in Zürich.
Jahresbericht der Pflegeanstalt zum Schlössli 1900.
Oetweil a/ See*

*Die Anstalt trat ein in das Jahr 1900 mit 18 Pfleglingen, 10
Weiblichen u. 8 Männlichen. Im Laufe des Jahres sind abge-
gangen durch Tod eine 70 jährige Frau an Altersschwäche; ein
Jüngling von 35 Jahren in Folge von Epilepsie. Zwei verließen
die Anstalt als geheilt; ein Jüngling mußte wegen zu unruhigem
u. unanständigem Benehmen entlaßen werden u. kam in die Irrenanstalt Basel. Eine Frau aus Amerika wurde nach 2¼ jähri-
gem Aufenthalt in unserer Anstalt auf Wunsch ihrer Verwandten
in ihrem Heimatland Württemberg versorgt. Eingetreten sind im
Laufe des Jahres 10 Pfleglinge, 7 Weibliche u. 3 Männliche; so
daß der Stand der Patienten am 31. Dezember 19 beträgt.
Unsere Anstalt hat nicht nur den Zweck Gemütskranke, sondern
auch Altersschwache, oder sonst versorgungsbedürftige Personen
aufzunehmen; so sei bemerkt, daß unter den 19 Patienten sich
befinden: 4 Altersschwache, 1 Blinder, 1 Lungenleidender (Pen-
sionär), 2 Idioten u. 1 idiotisch veranlagtes Mädchen. Alle diese
Pfleglinge sind harmlos u. bedürfen neben der Pflege keiner besonderen Aufsicht, haben freien Ein- u. Ausgang. Im Ganzen haben
wir nur 3 Pfleglinge, die als gemütskrank bezeichnet u. der Überwachung bedürfen. Die Arbeit und Pflege der weiblichen Pflege-
befohlenen wird besorgt durch die Hausmutter u. zwei Wärterinnen; die männlichen durch den Hausvater u. einen Knecht, der
im Notfall auch Wärterdienste versieht. Bei jeder ausserordentlichen Angelegenheit wird der Arzt zu Rate gezogen.*

*Besondere Ereignisse haben sich im Anstaltsjahr nicht zugetra-
gen; vor Unglücksfällen z. Beispiel (Selbstmord) u. s. w. sind
wir Gott sei Dank bewahrt geblieben. Dagegen ist eine Wärterin, die schon früher unter Schwermut litt, plötzlich wieder
in ihre Krankheit verfallen; die sich bis zur Tobsucht steigerte;
auf Anordnung des Arztes durften wir die Kranke nicht hier
behalten u. da sie in der staatlichen Anstalt Burghölzli nicht
Aufnahme fand, wurde sie in die Anstalt Hedinger* (gemeint ist
die Pflegeanstalt Mönchhof in Kilchberg ZH, heute Sanatorium Kilchberg) *und später auf Wunsch ihrer Verwandten in
die Irrenanstalt Waldau verbracht.*

Erste Seite von Gottlieb Hinderers Bericht über das Jahr 1900 an die *Tit. Kantonale Direktion des Gesundheitswesens.*

Bei der im Frühling hier herrschenden Epidemie der Masern ist auch unser Haus nicht verschont geblieben; sämtliche sechs Kinder wurden davon befallen; doch durch ärztliche sofortige verordnete Isolierung der Kranken und gute Pflege wurde eine Weiterverbreitung auf die Patienten verhindert.

Der Ertrag unserer Landwirtschaft hat auch hier, wie allerorts reichen Segen an Obst gebracht; was unseren Pfleglingen gekocht oder in Natura immer ein grosses Labsal ist; auch setzt uns unsere Landwirtschaft in die angenehme Lage unseren Pfleglingen mehr Milch liefern zu können; was für das Gedeihen derselben von grossem Werte ist.

Hochachtungsvollst   G. Hinderer

Die Arbeitsteilung war klar: Gottlieb Hinderer war zusammen mit einem Knecht für die Männer und die Landwirtschaft verantwortlich, Friederike Hinderer und zwei Wärterinnen für die Frauen, die Hausarbeit und die Kinderbetreuung. Dass Menschliches und allzu Menschliches nicht ausbleiben konnte, davon zeugt ein bezirksärztlicher Kontrollbericht von 1895:

Über die Behandlung der Pfleglinge kann ich mich nicht rückhaltlos günstig aussprechen. Eine alte an Verrücktheit leidende Frau klagte mir einst, sie sei an einem Sonntag nachts vom Knecht des Hinderer in ihrem Zimmer zu Boden geworfen und geschlagen worden, während die Wärterin hievon nichts wissen wollte und behauptete, der Knecht habe die Frau wegen des Lärms nur zurechtgewiesen. Derartige Denunziationen seitens Geisteskranker sind stets mit Vorsicht aufzunehmen. Es zeigten sich bei einem früheren Besuche einmal an den Vorderarmen einer Frau fleckenförmige Blutunterlaufungen, die ich geneigt war, auf eine Misshandlung zurückzuführen, die Wärterin stellte eine solche des Bestimmtesten in Abrede und behauptete, diese Blutunterlaufungen seien durch blosses anfassen der Kranken, wenn man sie mit Gewalt habe auf ihr Zimmer zurückbringen müssen, entstanden. Eine Frau, die entwichen und nahe beim Obstgarten wieder eingefangen worden war, soll an den Haaren gerissen und auch sonst grob behandelt worden sein. Ein Knecht soll einen Knaben in seinen Tobsuchtsanfällen öfter geschlagen haben, der Knecht ist seither entlassen worden.

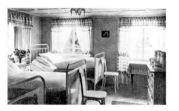

Schlafzimmer im Alten Schlössli.

Oetwil mag den Fremdling nicht einbürgern

Schon fünfzehn Jahre wohnten nun die schwäbelnden Gottlieb und Friederike Hinderer in ihrer bescheidenen Anstalt auf der kleinen Anhöhe über dem Dorf. Hier wollten sie bleiben. Sie stellten ein Gesuch um Einbürgerung. Es wurde abgelehnt. Offensichtlich waren die Oetwiler nicht begeistert von der Irrenanstalt im Dorf. Ein finanziell erfolgreiches Unternehmen war sie nicht. Wohl befürchtete man auch, die kinderreiche Familie könnte der Gemeinde zur Last fallen, und man misstraute dem zugewanderten Anstaltsvorsteher. Es scheint, die Oetwiler misstrauten Fremdlingen ganz allgemein. Einige Jahre später fand

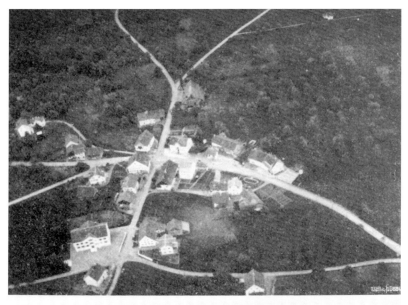

Luftbild von Oetwil aus dem Jahr 1910. Das Alte Schlössli befindet sich am linken Bildrand, in der Bildmitte die Sternenkreuzung, vorne das 1889 erbaute Schulhaus. Auffällig die vielen Obstbäume rund ums Dorf.

ot. Burri.　　Auf dem Ballon St. Gotthard: Ueber Oetwil.

nämlich auch ein anderer Unternehmensgründer keine Gnade vor der Oetwiler Bürgerschaft und musste vorerst Italiener bleiben. Heute sind die Klinik Schlössli und die Gadola Bauunternehmungen zwei grosse Arbeitgeber im Dorf.

Doch Gottlieb Hinderer wollte Schweizer werden. Er fand eine andere Bauerngemeinde, die ihn einzubürgern bereit war: Stallikon im Säuliamt. Damals ging es bei Einbürgerungen vorab ums Geld. Wer bezahlte, wurde eingebürgert, selbst wenn er nicht im Ort wohnte. So vermerkte das Protokoll der Stalliker Bürgerversammlung vom *Sonntag, 28. April 1907 nachmittags 2 Uhr in der Kirche, dass nach obgewalteter Diskussion ins Bürgerrecht der Gemeinde Stallikon aufgenommen werden: Joh. Gottlieb Hinderer, Anstaltsvorsteher von Unterschlechtbach, Württemberg, geb. 8. September 1842, in Oetwil am See – samt Ehefrau Friederike und neun minderjährigen Kindern; gegen eine Entrichtung einer Einkaufsgebühr von Fr. 850.00.*

Gottlieb Hinderer war zur Zeit seiner Einbürgerung schon ernsthaft krank: *Herzbeutelentzündung, Ischias, Arterienverkalkung, Lungenkatarrh, Magenkrebs zehrten an ihm.* Er starb 66-jährig am 2. Oktober 1908. Arg hatte das Schicksal sein Leben gebeutelt. Armselige Jugendjahre, kolossale Entbehrungen und fürchterliche Kriegserlebnisse, der frühe Tod seiner ersten

Frau, das Ringen um Fortbestand und Anerkennung seines kleinen Unternehmens, *Feuersbrunst und Not*, das waren die äusseren Schrecknisse. Dann die inneren Kämpfe gegen sein gelegentliches Trinken, gegen sein bisweilen hartes, ja jähzorniges Wesen, gegen sein *Straucheln und Fallen*. Aber dann auch viel Gedeihen und Wachsen dank guter Ideen, praktischem Blick, grosser Gewissenhaftigkeit, zähem Willen. Für Gottlieb Hinderer war es *Gnade, Gnade, lauter Gnade*. Uns bleiben Achtung und Bewunderung für diesen grossen Kämpfer und eifrigen Gottsucher.

Die Witwe zieht eine neunköpfige Kinderschar gross und hält das Schlössli über Wasser

Friederike Hinderer war nun mit neun minderjährigen Kindern allein auf sich gestellt. Der älteste Sohn aus der ersten Ehe Gottliebs war achtzehn, ihr jüngstes Töchterchen drei, dazu zwanzig Patienten und Hausgesinde. Friederike wird dreizehn Jahre lang, bis zum September 1921, der Anstalt vorstehen. Aus diesen langen Jahren sind nur ein paar nüchtern kurze Jahresberichte und bezirksärztliche Rapporte vorhanden. Die Zahl der ein- und ausgetretenen Kranken wird erwähnt, und der Bericht schliesst jeweils mit der Bemerkung, es sei nichts Besonderes vorgefallen. Hie und da eine halbwegs lobende Bemerkung in den Kontrollberichten. Zum Beispiel: *Die Reinlichkeit lässt nicht zu wünschen übrig. Die Behandlung der Kranken scheint im Allgemeinen zweckentsprechend zu sein.* Dann aber auch: *Frau Hinderer erhält Weisung, künftig keinerlei Diagnosen ins Patientenbuch einzutragen, sondern den Hausarzt zu ersuchen, dies zu tun.* Da hatte sich doch Friederike erdreistet, die Diagnose kurzerhand selbst der Krankengeschichte beizufügen!

Einzig aus dem auf Gottliebs Tod folgenden Jahr 1909 ist ein etwas ausführlicherer Bericht eines Dr. Franz Ricklin erhalten. Er war Oberarzt an der kantonalen psychiatrischen Pflegeanstalt Rheinau und als *Irreninspector* Vorsteher des neuen Inspektorats für die nicht-staatlichen Irrenanstalten. Im Bericht erfahren wir, dass das Schlössli *eine im ganzen geschlossene Anstalt* war und dort mehr *schwierigere Fälle als in anderen kleinen Anstalten* behandelt wurden. Frau Hinderer wird attestiert, dass sie in der Krankenbehandlung jetzt erfahren sei, sie habe allerdings eine grosse

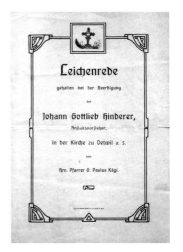

Aufgabe zu bewältigen. Was für ein Understatement! Hier die Ausführungen von Dr. Ricklin *an die hohe Direction des kantonalen Gesundheitswesens*:

Anstalt <u>Hinderer</u> Oetwil
Die Besitzerin ist Witwe, hat im ganzen neun Kinder; macht den Eindruck einer rechten, in der Krankenbehandlung jetzt erfahrenen Frau, die allerdings eine grosse Aufgabe zu bewältigen hat.
Ich war jetzt zum zweiten Mal dort, das erstemal im August. Seither sind die zwei schwierigsten Patienten in öffentl. Anstalten abgegeben worden, was sehr gut ist; man darf solchen kleinen Privatanstalten keine grössern Aufgaben zumuten u. zutrauen, als sie leisten können. Ich habe aber den Eindruck, dass guter Wille vorhanden ist. Man wird dafür sorgen müssen, dass das Patienten «material» noch eher leichter wird. Oetwil ist eine im ganzen geschlossene Anstalt, daher findet man mehr schwierigere Fälle als in den andern kleinen Anstalten.
Der Hausarzt kommt hier öfter vorbei als in Uetikon (gemeint ist die Anstalt Walker, welche Albert Hinderer 1941 kaufte und die seither als «Bergheim» zur Schlössli-Gruppe gehört) *wöchentlich zweimal, wenn besondere Behandlung nötig ist, täglich. Sowohl Arzt als Besitzerin scheinen für Controlle und Rat dankbar zu sein und eine öftere Inspection zu begrüssen und zu wünschen.*
Bei Besetzung mit etwas leichteren Fällen könnten mit der Zeit kalte Douche und Zelle verschwinden; ich will nicht behaupten, weder dass diese Mittel missbraucht werden noch dass sie überhaupt ganz unbrauchbar seien. Wir sind zwar in den letzten Jahren immer ohne die ‹Douche› im Sinne eines Zwangs- od. gar Disciplinierungsmittels ausgekommen. Sowieso sollten aber alle besonderen Zwangsmittel aus Anstalten, in denen nicht ein Arzt selber wohnt, ausgeschaltet werden, ganz abgesehen von der Zwangsjacke, die am besten vernichtet würde. Wo je aus Not die Benützung einer Zwangsjacke vom Arzt angeordnet werden muss, sollte das die strikte Indication zur sofortigen Anmeldung in eine der Staatsanstalten sein. Ich glaube, dass man in Oetwil bereitwillig allmälig allen diesen Anforderungen entsprechen wird.
Die Zelle ist leider auch halb in den Boden eingebaut, klein; immerhin sieht man in einen Blumengarten, was das Lokal

freundlicher macht als es sonst wäre. Dass Gitter vorhanden sind, ist bei der jetzigen Bevölkerung eher ein Vor- statt Nachteil.

Hier schrieb erstmals ein psychiatrischer Facharzt über das Schlössli. Dr. Ricklin war der neuen Lehre des Sigmund Freud zugetan und machte sich stark für eine bessere Beaufsichtigung aller Geisteskranken im Kanton, nicht nur derjenigen in den staatlichen Anstalten.[16] Auf seine Initiative erfolgte die Schaffung eines *Irreninspectorats*. Der neuen Einrichtung standen neben aufrichtiger Fürsorge um die Geisteskranken in den kleinen Heimen und neben fachlicher Weitsicht auch Standesinteressen zu Gevatter. Wie schon eingangs in diesem Kapitel erwähnt, waren nämlich die privaten Irrenanstalten nicht nur eine Entlastung für die staatlichen Häuser, sondern auch eine gewisse Bedrohung der ärztlichen Kompetenz, was man zwischen den Zeilen des oben zitierten, handgeschriebenen Berichts des Dr. Ricklin lesen kann. Er ist in schnörkellosen lateinischen Buchstaben verfasst und nicht in der damals üblichen Sütterlinschrift.

Hier nochmals ein Ausschnitt aus Ricklins Bericht, worin jetzt auch erstmals von Patienten gesprochen wird und nicht mehr von Pfleglingen und Insassen.

Aufnahmefähigkeit: 27 Patienten. Gegenwärtiger Bestand: 23 Pat. davon 5 Männer.
Kostgeld: 1.30 bis 3 u. 4 frs.
Personal: Frau Hinderer, deren Mutter, 2 Wärterinnen, eine Köchin, ein Dienstmädchen u. ein Knecht, meines Erachtens genügend.
Unreine Patienten gegenwärtig 3, einer davon beständig. Epileptiker 1, Unruhig 1. Die Zelle wird <u>momentan</u> nur nachts dauernd benutzt v. e. Patientin, die selbst dort zu schlafen wünscht.
Dauerbäder keine. Alle paar Wochen ein Badtag. Bei dem jetzigen Betrieb kann der Anstalt die Aufnahme einer beschränkten Zahl von Unreinen ohne Schwierigkeit zugemutet werden. Eine Patientin braucht gegenwärtig eine Nachtwache.
Kürzlich kam ein Brandfall im Hause vor, e. Köchin stiess e. Petrollampe um u. verbrannte sich schwer; der beginnende Brand konnte dank der guten Löscheinrichtung rasch bewältigt werden. Beschäftigte Pat. mehr als die Hälfte, ein gutes Zeichen.

[16] Shorter S. 244.

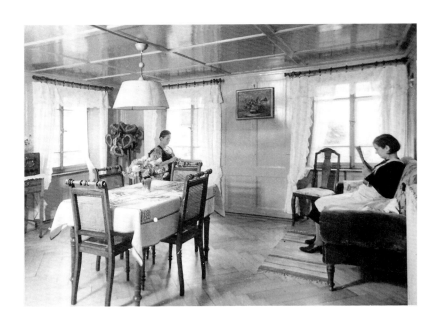

Stube im Alten Schlössli.

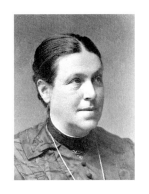

Witwe Friederike Hinderer.

Wir erfahren, dass Friederikes Mutter nun ebenfalls im Schlössli wohnte und arbeitete. Sie war wohl nach Gottliebs Tod aus Deutschland angereist. Somit sorgten sechs Frauen und ein Mann für 23 Patienten, Haus, Hof und eine grosse Kinderschar. Dr. Ricklins Bemerkung, das Personal sei *meines Erachtens genügend*, müsste wohl heute lauten «skandalös ungenügend». Ohne Zweifel waren die Ansprüche an die Pflege der Kranken viel bescheidener und zudem auch die medikamentösen und therapeutischen Möglichkeiten sehr beschränkt. In der zweiten Hälfte des 19. Jahrhunderts kamen die ersten pharmazeutischen Produkte zur Behandlung von Erregungszuständen auf den Markt, z. B. das Chloralhydrat und die Barbiturate. Es waren im Wesentlichen Schlafmittel mit narkotisierender Wirkung, die der Ruhigstellung der Patienten dienten. Eine therapeutische Wirksamkeit hatten sie nicht. Umso mehr brauchte es einen beispiellosen Arbeitseinsatz und grosses Pflichtbewusstsein, um die Gewaltaufgabe der «Irrenpflege» mit bescheidensten Mitteln und dürftigsten Möglichkeiten zu meistern. Grenzenlos war die Hingabe und tief die Liebe für die kranken Mitmenschen. Und wo war das Lob, die Entschädigung für den Einsatz? Woher kamen aufmunternde Worte? Sind das Fragen, die unseren heutigen Massstäben entspringen und die man damals noch gar nicht gestellt hat? War es der Glaube an eine gottgegebene Aufgabe und Verpflichtung, oder der schiere Wille durchzukommen?

Nachdem ihr ältester Sohn Albert das Schlössli ab 1921 führte, übernahm Friederike Hinderer in Grüningen das kleine Wohn- und Pflegeheim Gerbe für psychisch Kranke – heute das Heim Sonnhalde und Stammhaus der Di Gallo-Gruppe – und führte es zusammen mit ihrer jüngsten Tochter Paula und deren Mann Oskar Senn bis in die Vierzigerjahre des vergangenen Jahrhunderts. Die letzten Lebensjahre verbrachte sie in einem Altersheim in Aarau, umsorgt von ihrer dritten Tochter, der Diakonisse Lina Hinderer. Friederike Hinderer starb Ende Dezember 1953 hoch betagt im «Bergheim», das ihr Sohn Albert 1941 erworben hatte. Sie war eine beeindruckende Persönlichkeit. Wer sie kannte, erinnert sich an ihr ausdrucksstarkes Gesicht, ihre würdevolle Gestalt, ihre Ruhe und Überlegenheit.

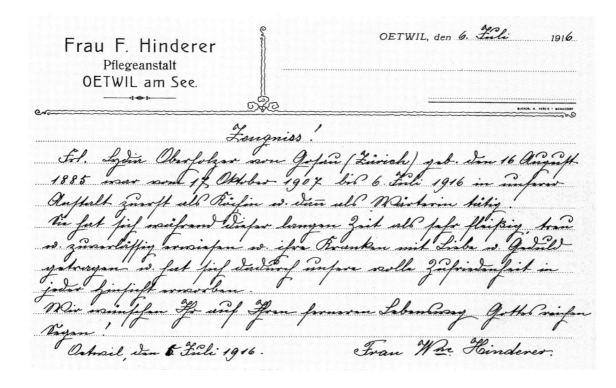

Zeugniss!
Frl. Lydia Oberholzer von Gossau (Zürich) geb. den 16. August 1885 war vom 17. Oktober 1907 bis 6. Juli 1916 in unserer Anstalt zuerst als Köchin und dann als Wärterin tätig. Sie hat sich während dieser langen Zeit als sehr fleissig, treu und zuverlässig erwiesen und ihre Kranken mit Liebe und Geduld getragen und hat sich dadurch unsere volle Zufriedenheit in jeder Hinsicht erworben.
Wir wünschen Ihr auf Ihrem ferneren Lebensweg Gottes reichen Segen!
Oetwil, den 6. Juli 1916   Frau Wwe. Hinderer

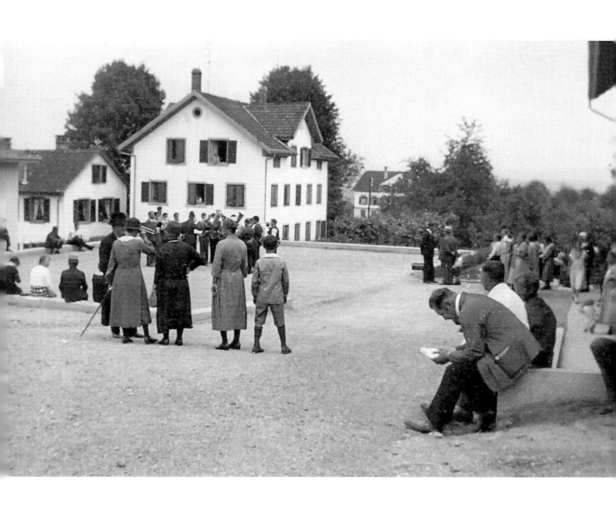

Wachsen

Klein und bescheiden

Drei Jahrzehnte lang blieb das Schlössli eine kleine Anstalt; fünfzehn bis zwanzig Patienten meldeten die kurzen Jahresberichte des Gottlieb Hinderer und seiner Witwe Friederike. Die einzige Vergrösserung stammte schon aus dem zweiten Jahr nach der Gründung, ein kleiner Neubau an Stelle der nutzlosen Schreinerwerkstatt, die 1889 mit dem Kauf übernommen worden war. Das Haupthaus, der kleine Neubau mit Speisesaal, eine Scheune und ein Schopf, mehr nicht.

Dass das Schlössli so lange klein blieb, ist bemerkenswert, da doch andere private Anstalten im Kanton Zürich stetig wuchsen. Zum Beispiel zählte die im selben Jahr wie das Schlössli eröffnete Anstalt Jucker in Hinteregg[17] 1910 bereits 40 Betten. 180 Patienten betreute das Sanatorium Kilchberg zur gleichen Zeit und über 100 Patientinnen waren es 1916 in der Anstalt Hohenegg, nur vier Jahre nach deren Gründung. Auch unterstützte der Staat Zürich viele private Institutionen des Gesundheitswesens und gewährte ihnen Kredite. Ein Regierungsratsprotokoll vom 28. Januar 1909 nennt 28 private Institutionen, darunter auch private Irrenanstalten, die eine staatliche Unterstützung von 50 cts pro Patient und Tag erhalten. Die *Anstalt Hinderer*, wie sie damals in amtlichen Dokumenten hiess, war nicht dabei. Auch aus den kommenden Jahren haben wir keinen Hinweis auf finanzielle Hilfe des Staates.

War Gottlieb Hinderer kein tüchtiger Unternehmer? Fehlten ihm die Mittel? Verfügte der zugewanderte Deutsche über kein «Netzwerk»? Alles mag zutreffen. Sicher war das Geld knapp. Die Pflegegelder von zwei bis drei Franken pro Tag deckten gerade mal die laufenden Kosten. Die Mehrzahl der Patienten waren sogenannte Selbstzahler, für die Angehörige aufkamen. Das Schlössli besass keine Ambiance für gehobene Ansprüche, es war kein Privatsanatorium. Einige mittellose Patienten wurden von Gemeinden ins Schlössli überwiesen, wenn in den staatlichen Anstalten der Platz fehlte. Schon 1892 war dazu im Bericht des Bezirksarztes zu lesen: *Der Umstand, dass sich stets Kranke und Gebrechliche im Schlössli finden, die von ihren Gemeinden dort untergebracht worden sind, beweist, dass der Staat von sich aus das vorhandene Bedürfnis nach zweckmässiger Unterbringung armer Kranker noch nicht zu decken vermag.* Doch die Gemeinden bevorzugten die dank Subventionen billigeren staatlichen Anstal-

[17] Die spätere Anstalt Halama, nach 1975 Aussenstation Obere Halde des Burghölzli und derzeit Unterkunft für Asylbewerber.

ten. In seinem Jahresbericht von 1909 über die privaten Irrenanstalten notierte Dr. Ricklin zu den Anstalten Jucker in Hinteregg und Hinderer in Oetwil: *Die von Armenpflegen Versorgten sind in diesen Anstalten in Abnahme begriffen, weil die Armenpflegen hier eben den ganzen Betrag zahlen müssen, in den staatlichen Anstalten dagegen einen kleineren Betrag.* Es war ein Teufelskreis: Gute Selbstzahler fehlten, die Gemeinden zögerten, kranke «Armengenössige» zu überweisen, und die staatlichen Anstalten waren knauserig, wenn sie aus Bettenmangel Patienten im Schlössli platzieren mussten. Dazu nochmals Dr. Ricklin: *Mit den angegebenen Kostgeldern ist es natürlich nicht möglich, grössere Gewinne zu erzielen; es bedarf jedenfalls grosser Umsicht, um mit diesen Mitteln den Ansprüchen, welche von den Behörden an Einrichtungen und Betrieb gestellt werden, zu genügen und dabei keine Defizite zu erleben.*

Nach dem Tode Gottlieb Hinderers konnte seine Witwe erst recht nicht an einen Ausbau der Anstalt denken. Die ganze Last des grossen Haushalts und die Betreuung der Kranken und der Kinder lagen auf ihren Schultern. Etwas Freiraum gewann sie, als ein Kind nach dem andern selbständig wurde und seinen eigenen Weg ging. Schliesslich blieben noch ihr ältester Sohn Albert und die jüngeren Mädchen im Hause.

Albert und Elsa Hinderer-Bollier übernehmen das Schlössli

Der 1894 geborene Albert Hinderer war ein empfindsamer, feinfühliger Junge. Seine Jugendzeit kann nicht als glücklich bezeichnet werden. Hart und streng war die erziehende Hand des alternden Vaters, der für die Spiele und Spässe seiner Kinder wenig Sinn aufbrachte. Früh empfing Albert bleibende Eindrücke von seiner Mutter und deren einfühlsamen Art im Umgang mit den Kranken, und so entwickelte und vertiefte er seine Liebe zu den Patienten. Als Kind schon habe man ihn oft alleine bei einem Patienten angetroffen, dem er Tröster und Helfer zu sein versuchte. Früh auch erwachte seine Liebe zu den Tieren, mit denen er gut umzugehen wusste. Die Landwirtschaft wurde zu seiner lebenslangen Passion. Nach der Sekundarschule in Männedorf folgte das damals übliche Welschlandjahr. Er arbeitete bei einem Weinbauern im Waadtland und verbrachte ein Jahr im

Landwirtschaftsbetrieb der Zeller'schen Anstalt in Männedorf. Dort prägten ihn, wie schon seinen Vater, Christusglaube und fromme Lebensgestaltung. Siebzehnjährig kehrte er 1911 nach Oetwil zurück. Seine Laufbahn war nun vorgezeichnet. Mutter Friederike, der er zeitlebens eng verbunden blieb, wünschte sich ihn zum Fortführer des Werks. – Alberts Stiefbrüder Gottlieb und Traugott, die Söhne aus Gottlieb Hinderers erster Ehe mit Maria Renfer, waren inzwischen ausgezogen. Gottlieb versuchte sich als Strickwarenfabrikant, Traugott führte ein kleines Fahrradgeschäft in Zürich. Alberts jüngerer Bruder Paul wurde Lehrer. – 1916 verheiratete sich Albert Hinderer mit Elsa Bollier, der jüngsten Tochter des Oetwiler Dorfschullehrers Julius Bollier und dessen Frau Ida Stauber, die 1891 an Elsas Geburt verstorben war. Im ersten Ehejahr teilte das junge Paar den gemeinsamen Haushalt mit Mutter Friederike, den jüngeren Schwestern und den Patienten. Auseinandersetzungen waren unvermeidlich. Das Paar verliess das Schlössli im Herbst 1917 und betrieb in der Nähe von Ottikon ein kleines Bauerngut, kehrte aber wenig später nach Oetwil zurück. 1917 kam Töchterchen Elsa zur Welt, 1919 Sohn Max.

Schwierig waren die Jahre des Ersten Weltkriegs, angespannt die wirtschaftliche Lage, gross die Teuerung und das Geld knapp. Während des eintönigen Grenzwachdienstes fehlten zuhause nicht nur die Arbeitskräfte, sondern auch der Lohn, denn es gab noch keinen Erwerbsersatz. Viele Familien kamen in harte Notlagen. Auch die kleine Anstalt Schlössli war bedrängt. Die Patienten stammten oft aus unbegüterten Familien, die sich das Kostgeld für ihre kranken Angehörigen nicht mehr leisten konnten.[18] Auch Sohn Alberts Mithilfe im Schlössli fehlte, als er seinen langen Militärdienst als Kavallerist zu leisten hatte. Gegen Kriegsende herrschten hohe Arbeitslosigkeit, verbreitete Armut und gesellschaftliche Spannungen, die im November 1918 zum Generalstreik führten.

1921 wagten Albert und Elsa Hinderer den Schritt in die gemeinsame Führung des Betriebs und übernahmen das Schlössli von Mutter Friederike Hinderer. Die Besitzverhältnisse zu regeln war nicht ganz einfach, denn acht Geschwister hatten zusammen mit Mutter Friederike Besitzanteil am Schlössli. Man fand die Lösung darin, dass eine neue Firma mit Albert als Teilhaber das Schlössli betreiben sollte. Zusammen mit Jakob Waser-Gaberell,

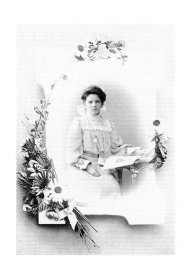

Die 17-jährige Elsa Bollier.

[18] Bis 1965 waren psychische Erkrankungen von den meisten Krankenkassen ausgeschlossen.

einem Kaufmann aus dem Dorfe, wurde die Kollektivgesellschaft Hinderer & Waser gegründet, die am 21. September 1921 das Schlössli mit Aktiven und vor allem Passiven von Friederike Hinderer und ihren Kindern zum Preis von Fr. 90 000.– erwarb.

Was hoffnungsvoll begann, hatte kurzen Bestand. Schon nach drei Monaten stieg Jakob Waser aus der Firma aus. Er fand keinen Gefallen am Unternehmen, vor allem nicht an der Landwirtschaft, wofür er weder Sinn noch Eignung zeigte. Nach nicht einmal drei Monaten meldete das Grundbuch:

Laut Eintrag im Handelsregister des Kantons Zürich vom 3. November 1921 ist die Kollektivgesellschaft Hinderer & Waser, Pflegeanstalt zum Schlössli in Oetwil am See … infolge Ausscheidens des Gesellschafters Jakob Waser-Gaberell aufgelöst und im Handelsregister gelöscht worden. Aktiven und Passiven der genannten Gesellschaft sind vom Gesellschafter Albert Hinderer auf dessen alleinige Rechnung übernommen worden. Die bisher auf den Namen der Kollektivgesellschaft Hinderer & Waser im Grundprotokoll … eingetragenen Liegenschaften sind demzufolge ins alleinige Eigentum des Albert Hinderer-Bollier, geb. 1894 von Stallikon, Landwirt, wohnhaft im Schlössli Oetwil a/S übergegangen, unter Übernahme sämtlicher grundversicherter Passiven, von welchem Eigentümer- und Schuldnerwechsel an den citierten Protokollstellen lediglich Vormerk zu nehmen ist.

Dieses Dokument bezeugt einen erstaunlichen Vorgang. Jakob Waser schied sang- und klanglos aus. Zumindest aufgrund der notariellen Festlegung wurde Albert Hinderer, ohne einen Franken an Waser zu bezahlen, zum alleinigen Besitzer des Schlössli. Darauf hin deutet der Passus, vom Eigentümer- und Schuldnerwechsel sei *lediglich Vormerk zu nehmen*. Doch vieles bleibt unklar um die dreimonatige Episode Hinderer & Waser.

Albert und Elsa Hinderer-Bollier waren nun Hauseltern und Besitzer des Schlössli. Albert Hinderer betrachtete die Weiterführung der elterlichen Anstalt als eine göttliche Berufung. *Gott, dem mein Leben geweiht ist, hatte seinen Plan*, sagte er einmal. Auch das eigenartige Zwischenspiel mit Jakob Waser-Gaberell war ihm eine Fügung Gottes: *ER sandte einen Mittelsmann, der die Anstalt kaufen musste, um sie hernach in meine Hände zu legen.*

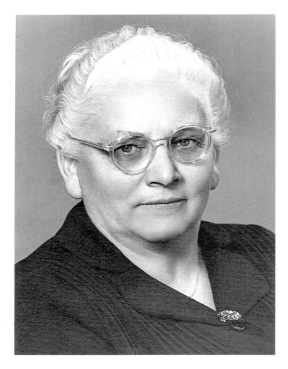 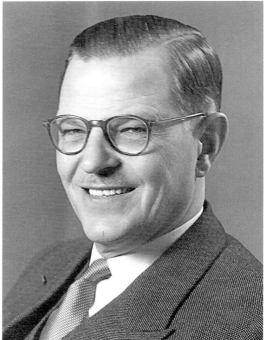

Elsa Hinderer-Bollier (1891–1980). Albert Hinderer-Bollier (1894–1954).

Wir sind nicht sicher, ob sich auch seine Frau Elsa von Anfang an vorbehaltlos der schweren Aufgabe zu stellen vermochte.
Später, da war sie die Seele des Hauses und leistete Immenses für
Patienten, Personal und Hauswirtschaft. Doch 1921 lastete ein
unfassbares Ereignis so schwer auf ihrem Herzen, dass wir nicht
glauben können, sie habe sich der neuen Aufgabe ohne Zögern
gestellt. Ein Patient hatte in umnachtetem Zustand ihr dreijäh-
riges Elseli mit einem Beil erschlagen. Diese Wahnsinnstat, dieses entsetzliche Opfer geschah am 12. August 1920. Leid und
Schmerz der Mutter müssen unvorstellbar gewesen sein.

Auf eine andere Art unfassbar war des Vaters Haltung zu dem
schrecklichen Ereignis. Viele Jahre später beschrieb er den Tod
des Töchterchens als zwar schweres Erlebnis, dessen *gesegnete Bedeutung* er jedoch später im Glauben erfassen durfte. Wörtlich:
*Gott hatte uns zwei Kinder geschenkt, von denen uns unser Töchter-
chen im Jahre 1920 auf tragische Weise wieder genommen wurde.
Durch Gottes Gnade hat dieses schwere Erleben und der Schmerz
der Trennung uns den Kranken nicht entfremdet, sondern im
Gegenteil uns für immer zu ihrem Dienst verpflichtet.*

(Sperrdruck im Original).[19] Die Tötung des Töchterchens durch einen Patienten als Gottes Fingerzeig, sich fortan immer dem Dienst an Geisteskranken zu stellen – ein schwieriger Gedanke.

Von der seelsorgerlichen Pflege zur ärztlichen Heilbehandlung

Unter derart belastenden Umständen begann die zweite Hinderer-Generation ihre Aufgabe. In den folgenden 10 Jahren entwickelte sich der Betrieb zur Nervenheilanstalt mit über 100 Patienten. Die Betreuung wurde anspruchsvoller. Aus den Wärterinnen und Wärtern wurden ausgebildete Schwestern und Pfleger. 1922 erliess die Schweizerische Gesellschaft für Psychiatrie Richtlinien zur Ausbildung des Pflegepersonals in Nervenheilanstalten. Das Schlössli wurde im gleichen Jahr als Ausbildungsstätte anerkannt, und bereits drei Jahre später beendeten die ersten im Schlössli ausgebildeten Psychiatrieschwestern und -pfleger ihre Ausbildung. Auch schon zuvor hatte es im Schlössli vereinzelt ausgebildetes Krankenpersonal gegeben. Friederike Hinderer erlernte die Krankenpflege in Ebingen. Maria Hinderer, Gottliebs erste Frau, hatte sich in Lausanne ausgebildet, vermutlich in der 1859 gegründeten Pflegeschule La Source, und erwarb sich Erfahrung in der Zeller'schen Anstalt, wo sie sieben Jahre lang Kranke pflegte. Wie in allen andern Irrenanstalten tat aber bis etwa 1920 Laienpersonal im Schlössli Dienst, Wärterinnen und Wärter. Ein *Reglement für das Wartpersonal der Pflegeanstalt Wülflingen* von 1890 beschrieb die Anforderungen so: *Die Wärter sollen von gesunder, kräftiger Konstitution sein, gutes Seh- und Gehörvermögen besitzen und lesen und schreiben, sowie auch richtig rechnen können, soweit das im gewöhnlichen Verkehr notwendig ist.* Wärterinnen kamen im Reglement nicht vor. Bei den Löhnen waren sie erwähnt, mit niedrigeren als Wärter.

Das Besondere im Schlössli war das familiäre Umfeld, das gemeinschaftliche Zusammenleben der Patienten mit dem Personal und der Familie Hinderer. Zu Gottlieb und Friederike Hinderers Zeiten mag die Wohn- und Arbeitsgemeinschaft noch typisch gewesen sein für viele Kleinbetriebe, die sich psychisch Kranker annahmen. Doch auch als der Betrieb kräftig wuchs, vermochten Albert und Elsa Hinderer den intimen Charakter zu bewahren und den Familiengeist aufrecht zu erhalten. Albert Hinderer sagte es so:

In einem wunderbaren Garten, wo alle Blumen heimlich sind dem lieben kleinen Himmelskind, wo Schmetterlinge in allen Farben ein und ausgehen als stille Boten, wo so viel Licht ist und kein Schatten, wo Töne schönster Harmonien zusammenwachsen als ein Ganzes. Da wandelt unser Kindchen daheim in seinem Garten.

Aus einem Text der Oetwiler Kunstmalerin Helen Dahm zum Tode von Elseli Hinderer.

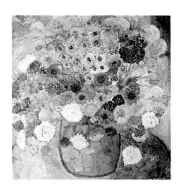

Helen Dahm: Blumenstrauss (Privatbesitz).

[19] Aus Albert Hinderers Ansprache zum 50-Jahr-Jubiläum des Schlössli, 25.2.1940.

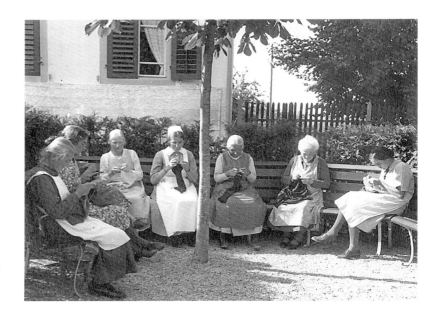

Der familiäre Charakter des Schlössli blieb erhalten, auch als die Patientenzahl zwischen 1921 und 1930 von zwanzig auf über hundert anwuchs.

Es ist der Anstaltsleitung möglich, 140 Kranke aufzunehmen, die alle als Glieder einer Familie betrachtet und von den Hauseltern, denen ein Stab dienefreudiger Schwestern zur Seite steht, fürsorgend gepflegt werden. Die Anstalt wird in entschieden christlichem Sinn und Geist geleitet. Das Ziel ist: Nerven-, Gemüts- und Geisteskranken eine Stätte der Ruhe und des Friedens zu bieten, sie zu schützen vor schädlichen Einflüssen und wo es möglich ist, ihnen wieder zu einer kraftvollen Lebensbejahung und gesunden Einstellung zu sich und der Umwelt zu verhelfen.[20]

Und über die Auswahl der Patienten und die Art der Krankheiten und deren Behandlung las man zur selben Zeit:

Das Schlössli will vor allem dem weniger begüterten Mittelstande dienen. Es werden alle einigermassen ruhigen Formen von Psychosen und Neurosen beiderlei Geschlechts aufgenommen, ferner in den Nerven überarbeitete oder sonst geschwächte Erholungs- und Pflegebedürftige, endlich auch Süchtige für Entziehungskuren. Neben ärztlicher individualisierender, seelischer und körperlicher Behandlung wird grosses Gewicht auf eine dem jeweiligen Zustande angepasste Beschäftigungstherapie gelegt. (Nebst grossem Landwirtschaftsbetrieb und Gartenbau verschiedene andere Arbeitsmöglichkeiten: Korbflechten, Teppichweben etc.) Die natürlichen Heilfaktoren Licht, Luft

[20] Mittl. Arb. Januar 1931.

58

und Wasser können durch unsere neuen Einrichtungen gut ausgenützt werden. Wir haben insgesamt 15 Wannenbäder mit Kalt- und Warmwasseranlage für alle gewünschten Bäder: Fichtennadel, Heublume, Sole, Eukalyptus etc. Als neueste Einrichtung Gelegenheit zu indischen Schaum-Schwitzbädern. In gut gepflegten Gartenanlagen können Liegekuren gemacht werden. In nächster Nähe locken ausgedehnte Tannenwälder zu ausgedehnten Spaziergängen. Ein Sonnen- und Lichtbad steht ebenfalls zur Verfügung. Im ganzen wird darauf gesehen, dass alles Steife, Schematische und Anstaltsmässige möglichst vermieden und der ursprüngliche, familiäre Charakter des Schlössli erhalten bleibt, wozu die gemeinsamen Gesänge, Andachten, geselliges Zusammensein, Musik, Spielen, Turnen, Reiten und anderes mehr beitragen.[21]

Man wollte eine therapeutische Gemeinschaft schaffen, in der jeder Kranke trotz seines Leidens eine lebensnahe Funktion ausüben und sich im Haus, im Garten oder in der Landwirtschaft nützlich machen konnte, soweit es Gesundheitszustand und körperliche Kräfte zuliessen. Interessant sind auch die Parallelen zu heutigen «weichen» Formen der Behandlung. Etwa die Sonnen- und Luftbäder, wofür eigens Terrassen auf dem Dach des neuen «Wachhauses» eingerichtet wurden, getrennt für

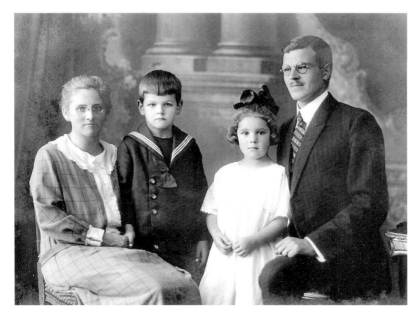

Elsa und Albert Hinderer-Bollier mit Sohn Max und Pflegetochter Daisy.

[21] Mittl. Arb. Juli 1932.

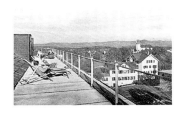

Sonnenbad auf dem Dach des «Wachhauses».

Männer und Frauen und ohne Sichtkontakt. Auch das indische Schaum-Schwitzbad und die andern Bäder erinnern an heutige alternative Behandlungsformen und Wellness-Angebote.

Der christliche Geist, den die Anstalt von Beginn weg atmete, führte zu Kontakten mit Diakonissen-Mutterhäusern. Die ersten Diakonissen kamen 1924 aus dem schlesischen Michowitz ins Schlössli, die meisten ab 1927 aus dem Diakonissen-Mutterhaus St. Chrischona in Basel und später aus den Diakonissenhäusern Siloah in Gümligen bei Bern und Liebenzell im Schwarzwald. Bis 1979 arbeiteten Diakonissen im Schlössli. Die Vermittlung von Gottes Wort, die täglichen Andachten und Gebete waren nicht nur ein fester Bestandteil des Tagesablaufs, sondern auch Teil der Krankenbehandlung: Die Frohe Botschaft war therapeutisches Konzept. Albert Hinderer und sein Pflegepersonal – 1931 zählte man 13 Diakonissen, 8 freie Schwestern, 2 Pfleger und 20 Hilfspersonen – waren überzeugt, dass im lebendigen Christusglauben eine tatsächliche Heilkraft liegt. Entsprechend diesem Credo hatten die Mitarbeitenden gläubig zu sein, was zu einer selektiven Auslese des Personals führte. Kritisierend könnte man heute sagen, es habe ein Druck zur bibelfrommen und christusgläubigen Haltung bestanden. In den Worten Albert Hinderers:

Gleich von Anfang an legte ich viel Wert auf gleichgesinnte Helfer und Helferinnen. Es wurde mir bald klar, dass die Hauptsache nicht Gold und Silber sind, sondern vor allen Dingen Menschen mit einem brennenden Herzen, die in Tat und Wahrheit zu lieben verstehen; Menschen mit Opfermut und freudiger Hingabe. … Der treue, opferbereite, betende und glaubende Dienst aller Mitarbeiter, die lebendige, frohe Glaubens- und Arbeitsgemeinschaft muss die Grundlage des Dienstes an unsern Kranken sein, damit steht oder fällt das Schlössli.[22]

Diese Haltung erzeugte ein Gefälle in der Wertschätzung des Personals: *Es ist einfach ein grosser Unterschied zwischen einer Diakonisse, die aus innerer Bereitschaft und aus einem lebendigen Glauben in den Dienst getreten ist, und einer Pflegerin, die des Verdienstes wegen arbeitet.[23]* Die Diakonissen erhielten nur ein Taschengeld; ihr Gehalt ging ans Mutterhaus, das für die lebenslange Versorgung auf-

[22] Albert Hinderer, Ansprache zum 50-Jahr-Jubiläum, 25.2.1941.
[23] GV Prot. 28.8.1936

kam. Die freien Schwestern aber mussten ihren Lebensunterhalt selber bestreiten und auch für die alten Tage vorsorgen. Als dann vor dem Zweiten Weltkrieg und während des Krieges keine deutschen Diakonissen mehr rekrutiert werden konnten, arbeiteten immer mehr freie Schwestern im Schlössli, die sich z. T. in Berufsverbänden organisierten, eine skeptisch beurteilte Entwicklung: *Wir werden nun wohl das Eindringen des organisierten Pflegepersonals mit all seinen Begleiterscheinungen zu spüren bekommen und werden uns zu wappnen haben, dass die alte, wertvolle Grundlage unserer Anstalt bestehen bleibt.* Tatsächlich kam es um 1941/42 zu einer heftigen Auseinandersetzung mit der Vereinigung des Personals öffentlicher Dienste (VPOD), von der später berichtet werden wird.

Trotz aller Frömmigkeit kamen weltfremde Religiosität und Sektierertum nicht auf, denn man war sich bewusst, dass die christliche Arbeits- und Wohngemeinschaft alleine der zeitgemässen Behandlung psychisch Kranker nicht zu genügen vermochte. Die Entwicklung der ärztlichen Psychiatrie machte nicht Halt vor dem Schlössli. In den Zwanzigerjahren wurden fallweise die ersten Psychiater zur Krankenbehandlung beigezogen. Das Ehepaar Hinderer, stets offen für Neues, setzte sich

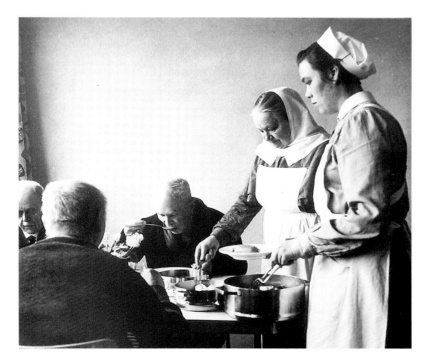

Seit 1924 arbeiteten Diakonissen im Schlössli. Die ersten kamen aus dem schlesischen Michowitz, später die meisten aus den Diakonissenhäusern St. Chrischona (Basel), Siloah (Bern) und Liebenzell (D).

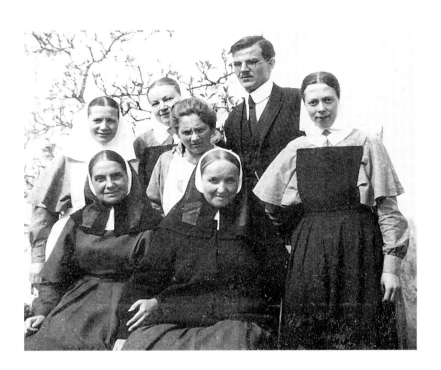

Michowitzer Diakonissen mit den Hauseltern Elsa und Albert Hinderer (1924).

auch selbst mit der damals modernen klinischen Psychiatrie auseinander und besuchte Vorlesungen im Burghölzli. Im kleinen Kreis wurden Probleme der psychiatrischen Behandlung mit befreundeten Psychiatern besprochen. Zu ihnen gehörte Dr. Jakob Kläsi, Oberarzt bei Eugen Bleuler am Burghölzli und später Direktor der Berner Klinik Waldau, Begründer der Schlaftherapie und Professor für Psychiatrie an der Berner Universität. Schliesslich entschloss sich Albert Hinderer, *einen Anstaltsarzt anzustellen, der im gleichen Sinn und Geist sich bereit findet, mit uns weiter zu arbeiten.*

Der Arzt, der sich bereit fand, *auf dem Boden des Glaubens und der Liebe zu dienen,* war Dr. med. Werner Scheidegger, ein im Burghölzli ausgebildeter Psychiater, der Kliniken in England, Schottland, Holland, Schweden und Deutschland besucht hatte, zusammen mit dem jungen Manfred Bleuler in die USA gereist war und dort an psychiatrischen Spitälern in Baltimore und New York gearbeitet hatte. Weshalb kam der weit gereiste Fachmann ins Schlössli? Nach dem Aufenthalt am New Yorker «Manhattan State Hospital» mit 7500 Patienten zog es ihn zurück zu den *geradezu köstlichen Vorzügen einer kleinen, privaten und gütig familiär sowie natürlich-herzlich geführten Anstalt.* Ein herzlicher Empfang wurde ihm am Sonntag, dem 15. Februar

1931, bereitet. Albert Hinderer und der seit kurzem angestellte Prediger Eugen Reichart sprachen Segensworte, Regierungsrat Adolf Streuli und andere Notabeln überbrachten Grussbotschaften und Glückwünsche. Der Schwestern- und Patientenchor und die *stets musikfrohe Hausmutter Elsa Hinderer-Bollier samt tüchtigen Mitmusikern erfreuten die Gesellschaft mit erbaulichen und heitern Klängen.*

In seiner Ansprache versicherte Dr. Scheidegger der Festgemeinde, *durch den Eintritt des Arztes solle am so ansprechenden und heimeligen Charakter des Schlössli nichts geändert werden,* und er verwies auf den lebendigen Christengeist, der ihn zum Schritt nach Oetwil bewogen habe. Religion war ihm ein *im Menschenwesen verankerter, mit dem Leben verwurzelter, unausrottbarer Drang, sich mit dem Unendlichen, mit dem All, mit Gott in Beziehung zu setzen.* Die Vernachlässigung und Verwahrlosung religiöser Beziehungen führten aus seiner Sicht zu *Störungen der Seelenharmonie.* Er war überzeugt, dass viele Krankheiten der Seele nur *unter Mitberücksichtigung der religiösen Seite des Menschen gelöst werden* könnten. Mit Scheidegger kam ein Arzt ins Schlössli, der psychiatrische Fachbehandlung und seelsorgerliche Betreuung vereinen wollte. Er war wohl eher ein Aussenseiter seiner Zunft, etwa wenn er die Heilung von Neurosen als ein religiöses Problem darstellte. Mit der medizinisch-biologischen Erforschung der Geisteskrankheiten tat er sich schwer: *Es ist nun eine eigentümliche, ich möchte sagen tragische Erscheinung, dass die religiöse Vertiefung in einem gewissen Gegensatz zur Wissenschaft steht. Es existiert offensichtlich die grosse Gefahr, dass das Edelste und Erhabenste in uns, nämlich die Hingabe an Gott in dem Masse gekürzt, ja erstickt wird, als wir uns in Betätigung der exakten Forschung Kenntnisse zusammentragen.*[24]

Welche Behandlungsmethoden standen Dr. Scheidegger zur Verfügung? Er nannte Schlafkuren und Fieberbehandlungen, die im neu erstellten «Wachhaus» durchgeführt wurden. Die Psychotherapie empfahl er als sachgemässe seelische Beeinflussung und Behandlung der «Psychoneurosen». Scheideggers Psychotherapie hatte einen stark religiösen Überbau, deren Ziele *Entlastung des Gewissens, Sündenvergebung, Wiederanschluss an Gott* waren. Seine medizinisch-theologische Seelsorge scheint sich von den psychoanalytischen Verfahren des Dreigestirns Freud, Jung und Adler abgegrenzt zu haben.

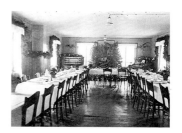

Der Speisesaal im Alten Schlössli, wo am 15. Februar 1931 der erste Anstaltsarzt, Dr. Werner Scheidegger, im Beisein von Regierungsrat Adolf Streuli feierlich bewillkommnet wurde.

[24] «Psychiatrie und Seelsorge», Referat gehalten im «Bernoullianum» in Basel, 19.9.1933.

Dass Albert Hinderer erst *nach reiflicher Überlegung und trotz schwerer Bedenken* einen Arzt einstellte, entsprang nicht nur einem gewissen Argwohn gegenüber einer glaubensfernen, naturwissenschaftlichen Psychiatrie und Psychotherapie. Er war sich auch bewusst, dass mit dem Eintritt des Arztes seine autonome Führung des Betriebs eingeschränkt werden würde. Denn auch im Schlössli waren nun, im Medizinerjargon ausgedrückt, die «endogenen» Konflikte zwischen Arzt und Spitalleitung unausweichlich geworden. Der Hausvater war nicht mehr letzte Instanz. Fortan sprach der Arzt mit. Es kam zu Spannungen und Interessenskonflikten zwischen Albert Hinderer, Dr. Scheidegger und dem Prediger Eugen Reichart. Erstmals war Albert Hinderer mit seiner Position unzufrieden. Die ärztliche Leitung habe der Herr Doktor in Händen, Andachten und Seelsorge lägen beim Prediger, was ihm denn da noch bleibe, gab er 1934 zu Protokoll. Schon im Frühling 1934 verliess Scheidegger das Schlössli und zog zusammen mit seiner jungen Oetwiler Ehefrau nach Wien zur psychoanalytischen Weiterbildung. Auch Prediger Reichart schied 1935 aus. Sollte das Schlössli wieder zur *Laienanstalt* werden? Den Gedanken erwog Albert Hinderer ernsthaft. Doch die Entwicklung zur ärztlich betreuten Nervenheilanstalt war nicht mehr rückgängig zu machen. Ein neuer Arzt wurde eingestellt, Dr. med. Heinrich Künzler, dem nun auch ein Assistenzarzt zur Seite stand.

Künzler kam aus der kantonalen Heil- und Pflegeanstalt Friedmatt in Basel und verblieb zehn wechselvolle Jahre im Schlössli. Er war ein aufgeschlossener Arzt, der viele neue Behandlungsmethoden einführte. Seine Artikel in den hauseigenen «Mitteilungen aus der Arbeit» und seine veröffentlichten Referate waren nicht mehr seelsorgerliche Predigten mit medizinischen Einschüben. Werfen wir einen Blick auf die klinischen Behandlungsmethoden, die Künzler in der zweiten Hälfte der Dreissigerjahre einsetzte.

Grob vereinfachend lässt sich sagen, dass man damals – und das tat auch Dr. Künzler – zwischen Geisteskrankheiten oder Psychosen einerseits und seelischen Leiden andererseits unterschied. Die Ursachen der Geisteskrankheiten oder Psychosen suchte man in krankhaften Veränderungen des Gehirns und betrachtete deshalb Geisteskrankheiten als nicht einfühlbar. Zu ihnen zählte man Schizophrenie, Epilepsie und auch Altersde-

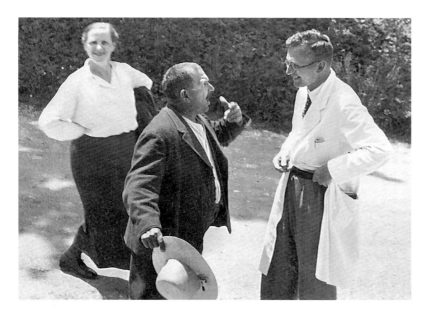

Dr. Heinrich Künzler, Chefarzt von 1934 bis 1944.

menz. Im Gegensatz dazu galten seelische Leiden als einfühlbar und einer psychologischen Erklärung zugänglich und sie wurden nicht als Gehirnerkrankungen oder Stoffwechselstörungen angesehen, sondern als eine Folge von äusseren Faktoren, Kindheitstraumata, Verlustereignissen usw. Auch religiöse Ursachen wurden angenommen, die Dr. Scheidegger als *Abkehr von Gott* und *Glaubensverlust* beschrieben hatte. Dieser Unterscheidung folgend, waren Seelenkrankheiten mit Psychotherapie zu behandeln, Geisteskrankheiten mit Medikamenten oder «körperlichen Kuren». Eine der ersten war die Fieberkur. Ausgelöst durch Impfung mit Malariaerregern, wurde sie die Methode der Wahl in der Behandlung der progressiven Paralyse, im Volksmund «Hirnerweichung» genannt, die bei fortgeschrittener, unbehandelter Syphilis eintreten kann. Als Antibiotika zur wirkungsvollen Behandlung der Syphilis fehlten, waren Patienten im Spätstadium der Syphiliserkrankung in den Nervenheilanstalten häufig anzutreffen. Bekannte Geistesgrössen, die an der Krankheit litten, etwa der Philosoph Friedrich Nietzsche, wie auch die literarische Verklärung der Krankheit zum Beispiel in der Gestalt des Adrian Leverkühn in Thomas Manns «Doktor Faustus», verliehen den syphilitischen Geistesstörungen eine Aura des auserwählt Sittenlosen und genial Lasterhaften. Erste Medikamente wie das Arsenpräparat «Salvarsan», das «heilende Arsen», halfen wenig. Umso grösser dann der Erfolg der Fieberbehandlung des Wiener Arztes Julius Wagner von Jauregg (1857–1940), wofür ihm 1927 der Nobelpreis für Medizin verliehen wurde. Bis heute der einzige Medizin-Nobelpreis, der an einen Psychiater ging, wenn man von der fragwürdigen Nobelpreisverleihung (1949) an den portugiesischen Neurologen Egas Moniz (1874–1955) absieht, der die «Seelenchirurgie», nämlich die chirurgische Trennung des Frontalhirns (prefrontale Lobotomie) zur «Heilung» schwerer Geisteskrankheiten einsetzte.

Die von Jakob Kläsi, dem mit Albert Hinderer befreundeten Psychiater, propagierte Schlafkur setzte man zur Behandlung der Schizophrenie ein. Die Patienten wurden in einen mehrtägigen medikamentösen Dauerschlaf versenkt. Die Methode zeigte gelegentlich verblüffende Resultate. Künzler schrieb: *Es werden durch diese Kuren erregte, zerfahrene, laute und läppische Patienten wieder in ruhige, geordnete Menschen verwandelt; anderseits können verstummte, erkaltete und negativistische Patienten wieder aufgetaut und zu warmblütigen, kontaktfähigen Wesen gemacht werden.* Man postulierte, der Körper gleiche während des langen, bis zu zehntägigen Schlafs *feine chemische Störungen* im Hirn aus. Die Schlafkur wurde bald von der Insulinbehandlung des Wiener Arztes Manfred Sakel überholt. Sie *stellt alles bisher Erreichte in den Schatten*, rühmte Künzler, als er im Sommer 1936 im Schlössli mit der Insulinbehandlung von Patienten begann. Das Vorgehen beschrieb er so:

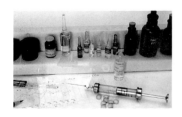

In den Dreissigerjahren brachten Schlaf- und Insulinkuren erste Erfolge bei der Behandlung schwer Kranker.

[25] Dieses und die nächsten beiden Zitate aus Mittl. Arb. Dezember 1936.

Die Kur besteht darin, dass dem Patienten jeden Morgen um 7 Uhr, mit Ausnahme des Sonntags, in nüchternem Zustande eine bestimmte, meist hohe Menge Insulin verabreicht wird. Insulin, das ja auch bei Zuckerkranken gegeben wird, vermindert den Zuckergehalt im Blut. Dadurch entstehen bei hohen Insulingaben Schweissausbrüche, später Benommenheit und Bewusstlosigkeit. Wünscht man den Zustand wieder zu beheben, was meist ½ Stunde vor Mittag der Fall ist, dann gibt man dem Patienten Zuckerlösung in den Magen, worauf das Bewusstsein und das körperliche Wohlbefinden wieder zurückkehren. Diesen starken Einwirkungen auf das körperliche Geschehen schreibt man die wunderbaren Wandlungen im seelischen Leben zu. Erklären kann freilich diese Dinge niemand; wir stehen vor grossen Rätseln. … Meist dauert eine Kur 6 – 8 saure Wochen, die für Arzt, Schwestern und Patienten eine Geduldsprobe darstellen.[25]

Ganz so drastisch, wie hier von Dr. Künzler beschrieben, verlief der «Insulinschock» später nicht mehr. Das Insulin wurde sorgfältiger dosiert und das Koma in der Regel nach etwa 20 Minuten abgebrochen. Trotzdem war die Insulinbehandlung ein starker und nicht ungefährlicher Eingriff in den Stoffwechsel des Patienten. Das Risiko wurde aber als gering eingeschätzt. Dazu Künzler:

Die Gefahren, die mit dieser Behandlung verbunden sind, dürfen als klein angesehen werden, sofern gut ausgebildete Kräfte am Werke sind. In der ganzen Schweiz ist erst ein Todesfall bekannt geworden, der auf diese Kur zurückzuführen ist. Körperliche Schäden oder eine Verschlimmerung des seelischen Leidens sind bis heute in keinem Falle entstanden. Wenn man bedenkt, wie günstig dies ist im Vergleich zum Gefahrenmoment bei chirurgischen Eingriffen, deren Resultat oft dem hohen Risiko kaum entspricht, so dürfen wir die Anwendung dieses Verfahrens ruhig empfehlen.

Vergegenwärtigen wir uns, welch graue Hoffnungslosigkeit einst die Schizophrenie umgab – Emil Kraepelin sagte um die Jahrhundertwende, es gebe keine wirksame Therapie für Paranoia – so versteht man den Enthusiasmus Künzlers und seiner Zeitgenossen. Dazu nochmals Künzler:

Man muss das Wunder einer solchen Insulin- oder Cardiazolheilung[26] einmal erlebt haben, um zu sehen, was ein solcher Erfolg bedeutet. Bisher galt es als unmöglich, krankhafte Stimmen oder Verfolgungsideen durch irgendein menschliches Mittel beeinflussen zu können. Heute besteht wohl kein Zweifel, dass dies möglich geworden ist.

1940 wurden im Schlössli die ersten Elektroschockbehandlungen durchgeführt. Die auch als Elektrokrampftherapie bekannte Methode war kurz zuvor von Ugo Cerletti und Lucio Beni in Rom vorgestellt worden. Im ärztlichen Jahresbericht von 1941 sind 106 Behandlungen mit der *Elektroschockkur, die sich ausserordentlich bewährt hat bei allerlei depressiven Zuständen und katatonen Schizophrenien*, erwähnt. Der Elektroschock war nach der Insulin- und Cardiazolbehandlung eine dritte Schocktherapie, die sich rund drei Jahrzehnte lang in der Psychiatrie hielt.

[26] Das Kampferderivat Cardiazol erzeugt Epilepsie-ähnliche Krampfzustände. Der von L. von Meduna in Budapest eingeführte Cardiazolschock ist aber bald von der Elektroschocktherapie abgelöst worden.

Der Zürcher Medizinhistoriker Erwin Ackerknecht bemerkte dazu, die Schocktherapien hätten mit modernen, drastischen Methoden fortgeführt, was seit dem Altertum bekannt gewesen sei: Starker psychologischer oder physischer Schock kann bei Geisteskrankheiten Besserung oder Heilung hervorrufen.[27] Von Albert Hinderer wird die Beobachtung berichtet, ein Patient sei nach einem Sturz vom Pferd gesundet.

In den zehn Jahren seiner Tätigkeit hat Dr. Künzler die Psychiatrie im Schlössli wesentlich verändert. Er machte das Schlössli zur medizinisch geführten Nervenheilanstalt, welche sich des ganzen Spektrums psychischer Erkrankungen annahm. Dazu brauchte es mehr Ärzte. 1944, am Ende seiner Tätigkeit im Schlössli, standen Künzler ein Sekundärarzt (Oberarzt) und vier bis fünf Assistenzärzte zur Seite. Es wäre nun aber falsch zu folgern, der Umgang mit den Patienten sei in der Ära Künzler von einer kühl rationalen, wissenschaftsgestützten Psychiatrie dominiert gewesen. Das Schlössli blieb eine entschieden christliche Institution. Die Geisteshaltung, mit der Ärzte und Pflegende, Hauseltern und Personal den Kranken begegneten, blieb unverändert. Dass «körperliche» Heilmethoden und wissenschaftliche Fortschritte zu Heilungen beitrügen, sei mit lebendigem Glauben vereinbar, meinte Künzler, denn der auf dem Glauben fussende Arzt wisse, dass es keine Heilung ohne die Gnade Gottes gebe, der ja auch Herr über das körperliche Geschehen sei. Er betonte die Bedeutung der Seelsorge:

> *Ich bin der Ansicht, dass psychisch Kranke exogener und endogener Art Behandlung und Beeinflussung von sehr verschiedenen Lebensgebieten und Einstellungen her benötigen. Zu dem einen wird der Hausarzt, zu dem andern aber der Hausvater oder der Pfarrer den Zugang finden, denn die Psychiatrie ist ein Grenzgebiet der Medizin, und wenn wir Ärzte auch immer wieder betonen müssen, dass psychisch Kranke unbedingt in ärztliche Behandlung gehören, so soll es uns bewusst bleiben, dass auch andere Berufe wie Pfarrer, Psychologen und manchmal auch irgendwelche Laien ein gewichtiges Wort mitzusprechen haben.[28]*

In der Tat war die seelsorgerliche Betreuung der Patienten der zweite Pfeiler der Krankenbehandlung. Albert Hinderer schrieb dazu:

[27] Ackerknecht S. 101.
[28] Mittl. Arb. Dezember 1937.

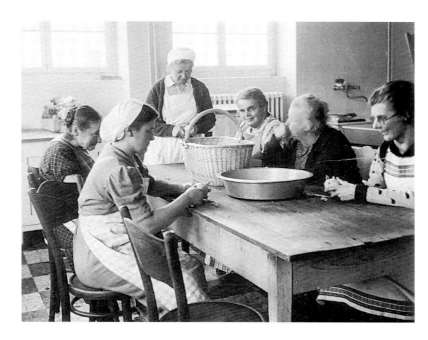

Rüstküche im 1932 errichteten Ökonomiegebäude.

*Neben dem Dienst des Arztes und der Pflegenden steht der Dienst
der Seelsorge im engern Sinn. Dies geschieht in allen Andachten,
die täglich im Saal und auf den Abteilungen gehalten werden.
Zum Verantwortungsvollsten und Schwierigsten gehört nun aber
das seelsorgerliche Einzelgespräch. Eine unschätzbare Hilfe bedeutet uns der Einblick in die Lebenslage der Kranken, die uns die enge
Zusammenarbeit mit dem Ärztestab gibt. Die Seelsorge an Nervenkranken ist eine delikate Sache und will behutsam, mit Einfühlungsvermögen und einiger Sachkenntnis geübt sein. Drängerischer
Bekehrungseifer und moralistische Gesetzlichkeit rächen sich nirgends so sehr, wie bei unsern seelisch oft gar hilflosen Kranken.*[29]

Auch das therapeutische Umfeld blieb unter Dr. Künzler familiär, liebevoll, Anteil nehmend, das Individuelle betonend. Es
wurde viel gesungen und gelacht, es gab Theater, Lichtbildvorträge und Filmvorführungen, aber auch Stunden der Besinnung,
Andachten, Bibellesungen, oft geleitet vom Hausvater oder der
Hausmutter. Tradition hatten die *Juni-Feiern* zu den Geburtstagen von Elsa und Albert Hinderer-Bollier am 14. resp. 24.
Juni. Ein Bericht des Patienten H. E. über die Feier zum 41.
Geburtstag (1935) von Herrn Direktor Albert Hinderer – die
Hauseltern wurden nun ehrerbietig mit Herr und Frau Direktor
angesprochen – ist erhalten geblieben:

[29] Mittl. Arb. Dezember 1953.

Es war eine herrliche Sommernacht, der 24. Juni 1935, um die Zeit herum, da man anderwärts die Sommersonnenwende feierte. Aber das Geburtstagsfest unseres Direktors stand ganz unter dem Zeichen christlich dankbarer Gesinnung, und es zeigte, wie man bei Scherz und Spiel recht fröhlich sein konnte. Drohende Gewitterstimmung hatte hie und da zu grösserer Eile getrieben. Es lagen ja weit ausgedehnte Heufelder nach einer regenreichen Woche ausgebreitet; die waren in des Tages Hitze heimgebracht worden; alle hatten dabei mitgeholfen. Da war es dann angenehm im Freien, im Kühlen, bei einbrechender Dämmerung, als sich Vorstand, Direktion, Ärzte, Wärter und Kranke zu einer Hausgemeinde an den vier langen Tischreihen im Hofe vor der langen Hausfront des Wachhauses versammelt hatte. Kundige Hände hatten alles wohl vorbereitet, eine Bühne – sogar das Klavier hatte man hinausgeschleppt – erweckte die Spannung und liess auf die Vorträge, die da kommen sollten, schliessen. Das Nachtessen schmeckte im Freien besonders gut. Und nun folgte ein Vortrag dem andern, jeder auf seine Art etwas ganz besonders Eigentümliches. Das kann man sich in einem Hause, wie dem unsern, nicht anders denken. Die Wärter brachten Szenen zur Vorstellung, wie sie seit Jahrhunderten über alle Volksbühnen gegangen sind mit ihrem derb-komischen Charakter. Humorvolle Reden mit neuen Witzeinlagen, Lieder-, Klavier- und Flötenvorträge wechselten ab. Urkomisch wirkte es dann, wenn wieder eine Kranke ihrer Fröhlichkeit Ausdruck gab, indem sie die Hausfront hinauf- und hinunterlief. … Solche gemeinsame Feiern und Feste sind für eine Anstaltsgemeinschaft der Leidenden eine besonders angenehme Abwechslung und Erholung. Ist uns geboten zu weinen mit den Weinenden, so dürfen wir uns auch stets freuen mit den Fröhlichen.

Auch die Arbeitstherapie baute man in den Dreissigerjahren aus. Wie in der obigen Geburtstagsbeschreibung erwähnt, fanden die Patienten vor allem in der Landwirtschaft und der Gärtnerei Beschäftigung. Gemüse, Früchte, Milchprodukte und Fleisch stammten fast ausschliesslich aus dem eigenen Betrieb. Auch die eigenen Handwerksbetriebe – Schreinerei, Malerwerkstätte, Schuhmacherei – beschäftigten Patienten. In Küche und Wäscherei halfen Patientinnen mit. Es gab Strick- und Webstuben, wo auch *ein Radio zur Unterhaltung* nicht fehlte.

70

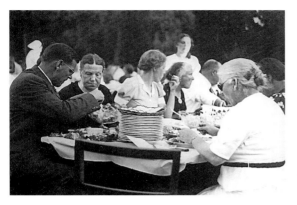
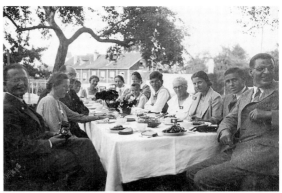

Nach dem Weggang von Dr. Künzler im Februar 1944 wechselten die Chefärzte dreimal, bis dann 1951 Dr. Max Hinderer, Sohn von Albert und Elsa Hinderer, die medizinische Leitung übernahm.

Zum Abschluss unserer Erinnerungen an die Entwicklung von Pflege und Medizin in den Dreissigerjahren lassen wir einen Patienten, der sich *Simplicia schizophrenica* nannte, zu Wort kommen. Er schilderte seinen Eltern im Dezember 1935 eine Arztvisite, darin ist der *Grösste* Dr. Heinrich Künzler und der *Kleinste* der deutsche Assistenzarzt Dr. Rudolf Mayer.

Sommerliche Feste und Feiern hatten Tradition, so die Geburtstage der Hauseltern und der Nationalfeiertag. Links Albert Hinderer mit Mutter Friederike Hinderer-Kaufmann und Elsa Hinderer in weissem Kleid. Im rechten Bild vorne links Dr. Werner Scheidegger und rechts Albert Hinderer. (Aufnahmen frühe Dreissigerjahre)

Liebe Eltern
Hier ist täglich zweimal Visite, wie sie dem sagen. Aber von einer richtigen Besuchs-Visite habe ich noch nichts gemerkt. Zwar benehmen die Pfleger sich plötzlich ganz anders, wenn es heisst: der Doktor kommt. Aber uns Patienten, uns stört er nicht weiter. Was sich überhaupt hier alles wie ein Doktor aufführt, es laufen so viele in weissen Mänteln mit wichtigen Mienen herum! Aber nun kenne ich die Richtigen, es sind der Grösste und der Kleinste. Der eine also ist schön und stattlich, und wenn es regnet, trägt er sogar einen Regenschirm bei sich. Den hat er während der Visite krampfhaft in den Händen. Ich glaube, den will er aufspannen, wenn einer auf ihn losgeht. Einmal wurde er auch wirklich etwas zerkratzt, aber da hatte er leider seinen Paraplui vergessen. Aber ich würde auch auf ihn losgehen, wenn er mich so foppen würde. Einmal nahm er plötzlich eine Schere aus der Tasche und schnitt einer Patientin eine Locke ab. Ob er die wohl in sein Poesiealbum gelegt hat? Der Kleine muss gewiss ein Ausländer sein. Er sprach zuerst so

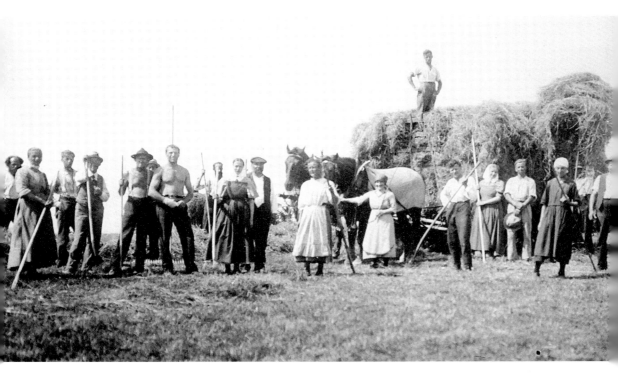

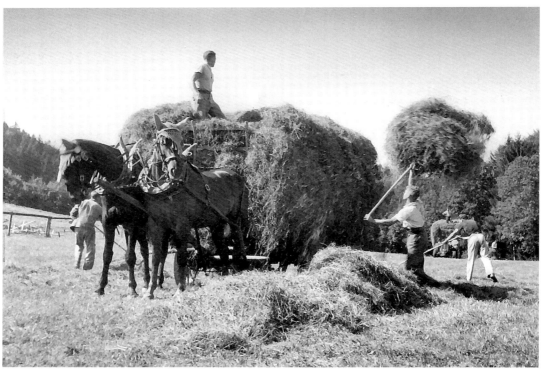

Seit den Anfängen arbeiteten Schwestern, Pfleger und Patienten im Landwirtschaftsbetrieb mit. (Oberes Bild 1925)

ein komisches Kauderwelsch. Er sagte z.B.: ‹Mach die Ugen uff› und ‹Chömed Sie mal here›. Das kann doch nur ein Deutscher sein. Aber jetzt hat er sich etwas gebessert. Und immer sagt er: ‹Wir werden schon sehen.› Und das Sehen vergisst er dann. Vielleicht sollte man ihm eine Brille schenken.

Also einer der Herren Doktoren kommt herein und dann streckt er den Patienten der Reihe nach die Hand hin und sagt: ‹Grüezi, wie geht es Ihnen?› und manchmal zur Abwechslung: ‹Wie haben sie geschlafen?› Wir antworten natürlich immer, es gehe gut und die Nacht sei ordentlich gewesen. Ich habe auch schon gemerkt, dass es der Doktor nicht gerne hat, wenn man nichts tut. Er fragt sofort: ‹Haben Sie nichts zu schaffen?› und wo wir doch zur Erholung da sind!

Häuser und Schulden wachsen

In den Jahren von Albert und Elsa Hinderer-Bollier entwickelten sich nicht nur die pflegerische Betreuung und die ärztliche Behandlung, auch das äussere Erscheinungsbild der Anstalt wandelte sich stark. Bis 1930 wurden zwei Wohnhäuser und ein Fabrikgebäude zugekauft, ein neues Patientenhaus und ein Wohnhaus mit Büros gebaut und eine Scheune zu Werkstätten und Personalunterkünften umgestaltet. Das zugekaufte Fabrikgebäude war die ehemalige Spinnerei und Karderei Eichbühl

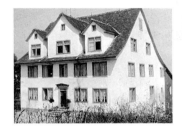

Die Aussenstation «Eichbühl» um 1930, bis 1995 eine offene Aussenstation des Schlössli.

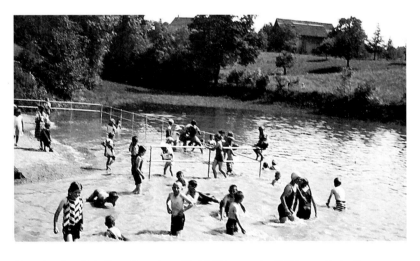

Der einstige Fabrikweiher des «Eichbühl» wurde 1937 zum Oetwiler Schwimmbad.

unterhalb des Dorfes, etwa zehn Gehminuten vom Schlössli entfernt. Das «Eichbühl» diente bis 1995 als offene Station für etwa 40 Patienten. Wenige mögen sich erinnern, wie Patient S. jahrelang das Essen bei Wind und Wetter aus der Schlössliküche durchs Dorf ins «Eichbühl» karrte. Zum «Eichbühl» gehörte ein alter Fabrikweiher. 1937 gestattete man dem Oetwiler Verkehrsverein, dort eine Badeanstalt einzurichten, wobei man sich aber *mit Rücksicht auf den besonderen Charakter der Anstalt* die Kontrolle des Badebetriebs vorbehielt. Sittsam waren die Anfänge der Oetwiler Badeanstalt.

1924 wurde das sogenannte offene Männerhaus erstellt, ein Holzbau im Laubsägestil, der 1989 dem heutigen Haus A weichen musste. Um die 20 Männer teilten sich fünf Zimmer, einen *Tagraum mit Ofen, einen Waschraum für die tägliche Toilette und zwei Closets mit Wasserspülung.*[30] Dazu kamen ein Wärterzimmer und im Dachgeschoss ein paar winzige, ungeheizte Dienstenzimmer, Kämmerchen für das Pflegepersonal, das im Schlössli zu wohnen und ledig zu sein hatte. Im Erdgeschoss befanden sich Waschküche und Glätterei.

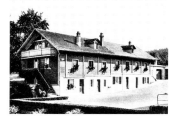

Das 1924 erstellte Männerhaus befand sich am Ort des heutigen Hauses A.

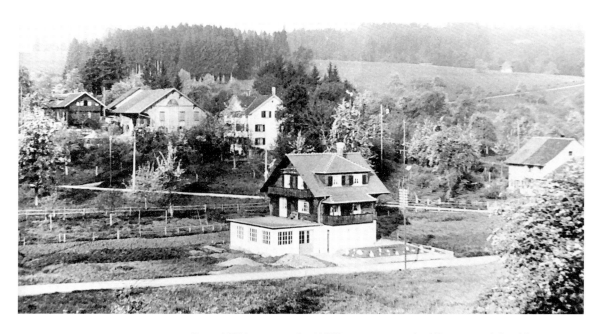

Das «Mühlegg» an der Willikonerstrasse. Im Hintergrund das Männerhaus, die 1895 nach dem Brand erstellte Scheune und das Alte Schlössli. Ganz rechts das Wohnhaus der Kunstmalerin Helen Dahm. (Aufnahme zwischen 1925 und 1930)

[30] Betriebsbewilligung der Gesundheitsdirektion vom 7.4.1925.

1929 wurde das heutige Verwaltungsgebäude als Wohnhaus
mit Büros für die Familie Hinderer gebaut. Zugekauft wurden das
Haus Winklen, das die Familie des Meisterknechts lange Zeit mit
Patienten teilte, und das Haus Beichlen am alten Fussweg nach
Männedorf. Gleich neben dem Haus Winklen entstanden in einer Scheune Schreiner- und Malerwerkstätten und Personalunterkünfte. Das Haus brannte 1963 in einer kalten Februarnacht
nieder, zwei langjährige Mitarbeiter des Gutsbetriebs fanden den
Tod. Eines der Opfer hatte seinen Zimmerofen überheizt.

Alles in allem lebten 1930 um die 100 Patienten, dazu fast
das gesamte Personal und die Familie Hinderer in den um das
«Alte Schlössli» des Gottlieb Hinderer verstreuten Gebäuden.
1931 wurde das Haus Mühlegg vom konkursiten Strickwaren-
fabrikanten Bernhard Mühlegg ersteigert. Über die Jahre diente
es als Korbflechterei, geschützte Werkstätte, erster Kindergarten
des Dorfes, Personalhaus, Büroraum für den Sozialdienst usw.
Das «Mühlegg» musste 2005 dem neuen Oetwiler Busbahnhof
weichen. Am Ort des heutigen Hauses C entstand 1932 ein einstöckiges Ökonomiegebäude mit Küche, Waschküche und zentraler Heizung.

Schliesslich wurde 1931/32 das erste moderne Klinikgebäude für etwa 70 unruhige Patienten gebaut, «Wachhaus» genannt.
Als Standort erwog man zuerst ein abgelegenes Landstück im
«Mühlehölzli», knapp zwei Kilometer vom Schlössli entfernt an
der Strasse von Oetwil nach Stäfa, denn nach damaliger Lehr-

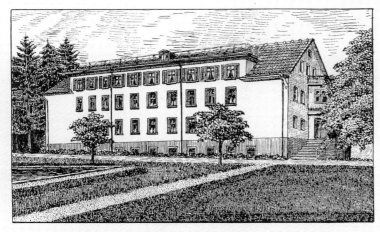

1932: Das neuerbaute Haus mit zwei Wachabteilungen für Männer und Frauen.

Das Wachhaus
(heute Haus E).

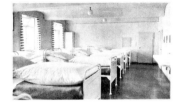

Wachsaal.

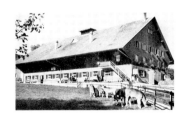

Die grosse Scheune
von 1931.

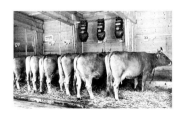

Schweizer Braunvieh aus
der Schlössli-Landwirtschaft
wurde in alle Welt exportiert.

meinung waren unruhige und verwirrte Kranke in ruhiger Abgeschiedenheit zu betreuen. Aus betrieblichen Gründen entschied man sich dann doch für den nahen Standort oberhalb des «Alten Schlössli». Das «Wachhaus» war nun der grösste Bau im Areal. Dieses noch heute von Patienten bewohnte Haus E sollte kein drohend abweisender Bau werden, wie man ihn aus staatlichen Grossanstalten kannte, weshalb für die Planung der deutsche Psychiater Hermann Simon (1867–1947) beigezogen wurde. Simon gilt als Begründer der Arbeitstherapie, die er als Bestandteil der Therapie psychisch Kranker einführte. Seine Grundsätze hatte er bei der Ausgestaltung der Anstalt im westfälischen Gütersloh realisiert, und sie flossen nun auch in das Schlössli-Projekt ein. Zur Einweihung des «Wachhauses» reiste Dr. Simon eigens nach Oetwil.

Der Name «Wachhaus» bedarf der Erklärung. Die schwer kranken, unruhigen Patienten waren Tag und Nacht zu beaufsichtigen; für 5 bis 10 Patienten gab es eine einzige Pflegeperson. So war es zweckmässig, die Patienten in grossen Sälen zu überwachen. Im ersten und zweiten Stock des neuen Hauses lagen je ein «Wachsaal» mit 11 resp. 16 Betten. Damals modernste Verhältnisse!

Auch den Landwirtschaftsbetrieb baute Albert Hinderer aus. Die wuchtig ausladende Scheune an der Bergstrasse und die meisten Nebengebäude und Ställe des heutigen Schlösslihofs entstanden in den Jahren 1931 bis 1935. Albert Hinderer begann zusammen mit seinem Meisterknecht Hans Ulrich eine Braunviehzucht, die bald landesweites, ja weltweites Ansehen geniessen sollte. Bis in die Sechzigerjahre galt das Schlössli als einer der besten Zuchtbetriebe der Schweiz. Zu ihrer Blütezeit in den frühen Fünfzigerjahren besass die *Gutswirtschaft Schlössli Oetwil am See* rund 80 Kühe und 70 Jungtiere. 75 Hektaren Kulturland wurden bewirtschaftet. Der Viehhandel florierte ganz besonders unter dem langjährigen Gutsverwalter Albert Züst. Zuchtstiere aus dem Schlössli wurden in viele Länder Europas exportiert und verbreiteten die Schweizer Braunviehrasse in Argentinien und Brasilien. Stolze Erfolge brachte auch die Zucht von Hannoveraner- und Holsteinerpferden, zweier Warmblutrassen für den Military- und Springreitsport. Feste für Patienten und Dorfbevölkerung waren die Springkonkurrenzen auf der Anhöhe über dem Gutsbetrieb. Später zwangen weltweite Veränderungen in der Landwirtschaft, hohe Kosten und steigende Defizite zur Aufgabe der Braunvieh- und Pferdezucht. Im April 1974 wurde der gesamte Viehbestand versteigert und auf Ackerbau, Schweine- und Schafzucht umgestellt. Seit 1991 ist der Gutsbetrieb verpachtet und erlebt als biologisch geführter «Schlösslihof» einen neuen Aufschwung. (Alte Filmdokumente zur Arbeit im Landwirtschaftsbetrieb und zu den Reitfesten finden sich auf der DVD zum Buch.)

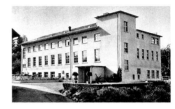

Die «Burg» erbaut 1939/40 (heute Haus C).

Fahren wir in unserer Tour d'Horizon der Schlössli-Baugeschichte fort. 1939/40 entstand ein Saalgebäude, damals «Burg» genannt. Heute ist es das Haus C mit Saal und Restaurant. Der legendäre Schlösslisaal, Ort unzähliger Geselligkeiten und Feierstunden, erstrahlte in Festglanz zum 50-Jahr-Jubiläum, das gleichzeitig auch Einweihungsfeier für das neue Gebäude war. Dem Geist des Hauses gemäss wurde am 25. Februar 1941 ein Gottesdienst gefeiert, bevor die Honoratioren ans Rednerpult traten. Rückblickend bemerkenswerte Worte sprach Hans Wolfgang Maier (1882–1945), Ordinarius für Psychiatrie an der Universität Zürich und Direktor der Anstalt Burghölzli: *Gerade jene drei Psychiater, die heute unser Wissensgebiet an den drei schweizerischen Medizinischen Fakultäten vertreten, zuerst Herr Prof. Kläsi (Universität Bern), dann Herr Prof. Stähelin (Universität Basel) und zuletzt der Sprechende selbst sind seinerzeit in erfreuliche und dauernde Beziehung zu der Anstalt Schlössli gekommen.*[31]

Waschküche, Küche und Heizung, die schon 1932 als einstöckiger Bau erstellt worden waren, bildeten nun das Parterregeschoss der «Burg». Im Dachgeschoss der «Burg» entstand eine Privatstation. Wie das heutige Haus C zu seinem einstigen Namen kam, ist rätselhaft. Hatten die etwas klobige Form und die Dachzinne mit Weitblick über Dorf und Zürcher Oberland zum Namen inspiriert, oder war es die beschützende Lage des Hauses hoch über dem alten Schlössli? In seinem Roman «Fremdling im eigenen Haus» vergleicht Bernhard von Arx die «Burg» mit einer Fabrik aus dem 19. Jahrhundert.[32]

[31] Hans Wolfgang Maier, Jakob Kläsi und John Stähelin arbeiteten 1904–1929, 1909–1923 resp. 1919–1929 als Assistenz- und Oberärzte am Burghölzli; Maier wurde 1929 Burghölzlidirektor und Nachfolger von Eugen Bleuler.
[32] Verlag Steinhausen, München 1980. Im Roman wird das Leben in einer psychiatrischen Klinik, die unschwer als Schlössli zu erkennen ist, in den Siebzigerjahren des letzten Jahrhunderts beschrieben.

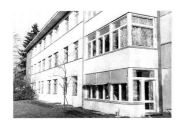

Das Haus D von 1954 verbindet die «Burg» und das «Wachhaus».

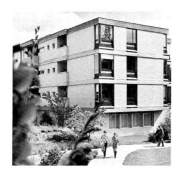

Das Haus B von 1968.

Zwischen Haus C und Haus E, also zwischen «Burg» und «Wachhaus», wurde 1954 das Haus D eingefügt, damals «Wachhaus II» genannt. In jener Zeit waren die Beziehungen zwischen dem Kanton Zürich und den privaten Anstalten wegen der Planung einer dritten kantonalen Heil- und Pflegeanstalt angespannt, umso bewundernswerter die Risikofreude von Albert Hinderer und Sohn Max Hinderer, in ungewisser Zeit einen Neubau zu erstellen. Zusammen formen die beiden Wachhäuser und die Burg ein gegen Norden hin offenes U, dessen Innenhof lange Jahre Arena für Sommerfeste und Theateraufführungen gewesen ist, etwa für die oben beschriebenen Geburtstagsfeiern der Hauseltern. Im Haus D von 1954, alias «Wachhaus II», befanden sich 50 Jahre lang die geschlossenen Akutstationen.

Werfen wir schliesslich einen kurzen Blick auf die jüngere Baugeschichte. Aus dem Jahr 1968 datiert das Haus B. Der grosse Kliniktrakt war seiner Zeit voraus und alles andere als ein konventionelles Spitalgebäude. Geschaffen hat den eigenwilligen Bau mit heller Sichtsteinfassade und horizontalen Betonbändern Bruno Giacometti, Bruder des Bildhauers Alberto. Im obersten Geschoss lag *das hohe C* aus dem Roman von Bernhard von Arx, eine Psychotherapiestation mit Weitblick über das Zürcher Oberland und die Alpsteinkette. 1985 hat der Ausbau des Dachgeschosses die markante Gestalt des Hauses stark verändert. Die einstöckige Verbindung der Häuser B und D bildet den heutigen Klinikempfang.

Das in die Jahre gekommene Männerhaus im Laubsägestil wurde 1991 abgebrochen und durch das Haus A ersetzt, ein architektonischer Zwilling zum Haus B. Schliesslich folgten 2005 die Häuser S und T: um lichte Innenhöfe gruppierte, offene Bauten mit Glasfassaden und vorgesetzten, zartgelben Sonnenstoren. Welcher Kontrast zum alten «Wachhaus»! Das älteste und die jüngsten Klinikgebäude widerspiegeln ein Stück Psychiatriegeschichte, den langen Weg von der kustodialen Verwahrung zur offenen Psychiatrie der Gegenwart.

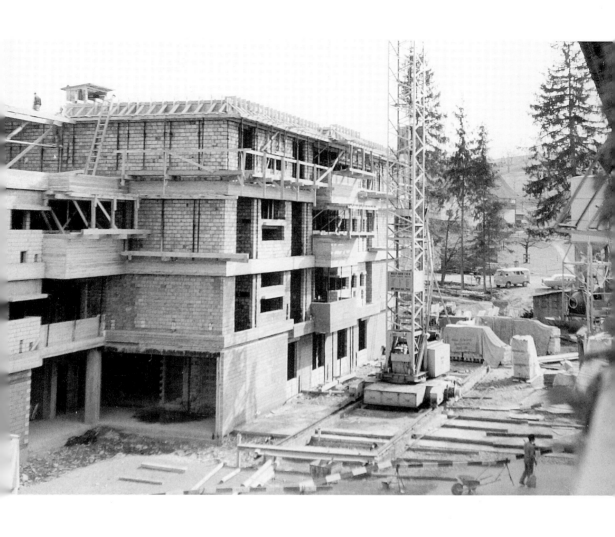

Der Staat hilft und bekommt Hilfe

Wir haben das starke innere und äussere Wachstum des Betriebs zur Zeit von Albert und Elsa Hinderer-Bollier aufgezeichnet. Das Schlössli hielt Schritt mit der Entwicklung von Therapie, Pflege und Betreuung psychisch kranker Menschen und bewahrte trotzdem seinen privaten, familiären Charakter, wodurch es sich von anderen grossen Anstalten absetzte, was ihm Ansehen und Geltung verlieh. Mit keinem Wort haben wir die Finanzierung des Wachstums erwähnt, und der Leser mag sich gefragt haben, woher die Geldmittel für den Ausbau der einst so bescheidenen Pflegeanstalt stammten, die das Ehepaar Hinderer 1921 mit nur gerade 15 Patienten angetreten hatte.

Segen bringende Geldanlagen

Beginnen wir mit der kurzen Episode der Firma Hinderer & Waser. Wir erinnern uns: Albert Hinderer gründete mit Jakob Waser-Gaberell im September 1921 eine Kollektivfirma, welche das Schlössli von der Witwe Friederike Hinderer-Kaufmann und deren Kindern erwarb. Drei Monate später wurde die Firma aufgelöst und das Schlössli ging in den alleinigen Besitz von Albert Hinderer über. Schon diese frühe Episode zeigt, mit wie wenig eigenen Mitteln gehandelt wurde. Der Kaufpreis für den ganzen Betrieb betrug Fr. 90 000.–, darin enthalten etwa Fr. 55 000.– grundpfandrechtlich abgesicherte Schulden, verteilt auf 14 zumeist private Schuldbriefe. Zu bezahlen waren somit rund Fr. 35 000.–. Dazu steht in der Verkaufsurkunde: *Fr. 25 000.– sind bar und in Obligationen an Frau Witwe Friederike Hinderer-Kaufmann bezahlt worden. Der Rest von Fr. 9478.– ist laut Erklärung der Parteien für als bezahlt abzuschreiben, durch Ausstellung eines besonderen Obligos.* Die Obligationen, die an Zahlung gegeben wurden, können Schuldverpflichtungen von Dritten gegenüber dem einen oder andern der Käufer Hinderer & Waser gewesen sein. Die Ausstellung eines «Obligos» für den Rest der Kaufsumme bedeutete, dass Hinderer & Waser den Betrag schuldig blieben. Wieviel schlussendlich bar bezahlt wurde, ist nicht bekannt. Viel kann es nicht gewesen sein.

Die damaligen «Obligos» waren eine verbreitete Art, einem Betrieb private Gelder zukommen zu lassen. Sie rangierten hinter Bankkrediten und waren nicht durch Grundpfandrechte gesichert. Dem Gläubiger blieb allein der Glaube an die Verlässlichkeit des Schuldners.

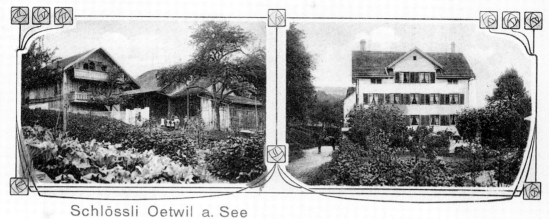

Schlössli Oetwil a. See

Die ersten Bauten wurden fast ausschliesslich mit privaten Darlehen finanziert. Die Ansichtskarte von 1927 zeigt links das Männerhaus (gebaut 1924) und rechts das Alte Schlössli.

Das Schlössli stellte lange Zeit «Obligos» aus. *Um es auch weniger begüterten unserer Freunde zu ermöglichen, an unserem schönen Werke finanziell mitzuarbeiten, haben wir als niedrigste Darlehenssumme Fr. 2000.– angesetzt, und wir würden uns freuen, wenn diese günstige und segenbringende Gelegenheit der Geldanlage von recht vielen wahrgenommen würde,* stand 1932 in den «Mitteilungen aus der Arbeit». An Weihnachten 1939 wurde an den Opfergeist der vom Krieg Verschonten appelliert: *Habt Ihr schon daran gedacht, dass eine gütige Vorsehung unser Land bis zur Stunde vor Krieg und Elend bewahrt hat? Wer von Euch Begüterten würde seine Dankbarkeit durch den Liebesdienst eines Darlehens bezeugen?* Über die Jahre wurde die *segenbringende Gelegenheit der Geldanlage* eifrig genutzt; bis etwa 1950 flossen immer wieder Darlehensgelder von Verwandten und Freunden in das *christliche Werk.* So wurde zum Beispiel der Bau der «Burg» in den Jahren 1939/40 zu rund 80 Prozent durch private Darlehen ermöglicht. 1945 zählte man 79 private Darlehensschuldner! Die einzelnen Beträge reichten von Fr. 500.– bis Fr. 25 000.– und betrugen gesamthaft Fr. 444 000.–, eine beachtliche Summe im Vergleich zu den grundpfandrechtlich gesicherten Hypothekarschulden von damals Fr. 1 700 000.–. Die letzten privaten Darlehen wurden erst um 1980 zurückbezahlt, manchmal nicht zur Freude der Gläubiger. Vielleicht weil sich die nicht offiziell beurkundeten «Obligos» ganz gut vor dem Fiskus verstecken liessen.

Tatsächlich war die Anstalt Schlössli während Jahrzehnten «bis zum letzten Ziegel» belehnt. Hier ein weiteres Beispiel für einen sozusagen bargeldlosen Hauskauf. Im September 1931 wurde das Haus Mühlegg für Fr. 34 000.– ersteigert. Eine Bankschuld von Fr. 20 000.– wurde mit dem Kauf übernommen. Das Kirchengut Oetwil half mit einem Darlehen von Fr. 12 000.–. Übrig blieb eine Barzahlung von Fr. 2000.–, kaum 6 Prozent des Kaufpreises!

Die privaten Gelder allein reichten aber nicht aus. 1925 stellte Albert Hinderer erstmals ein Darlehensgesuch an die Zürcher Kantonalbank. Das Gesuch nannte 22 vorbestehende Schuldbriefe von privaten Geldgebern im Gesamtwert von rund Fr. 100 000.–. Gläubiger von zwei Dritteln der Schulden waren befreundete Privatpersonen, von einem Drittel Elsa Hinderers Vater Julius Bollier und Albert Hinderers Mutter Friederike. 1930 betrug die Schuld bei der Zürcher Kantonalbank Fr. 350 000.–. Das Geld wurde für den Bau des offenen Männerhauses und des Wohnhauses von Albert und Elsa Hinderer wie auch für die verschiedenen Zukäufe von Land und Häusern benötigt. Wir haben all die Bauten und Käufe zwischen 1921 und 1930 im letzten Kapitel aufgezählt.

Der Kanton als Bank

Überzeugt davon, die Nervenheilanstalt Schlössli diene dem Staat, und wohl auch, weil er den Banken nicht genügend Sicherheiten bieten konnte, ersuchte Albert Hinderer die Kantonsregierung 1930 um ein Darlehen. Fr. 150 000.– wurden gewährt. Es folgten weitere Darlehen, und schon 1932 waren es mehr als eine Million Franken, welche die Finanzdirektion zur Verfügung stellte. Der Zins entsprach dem einer Hypothek im ersten Rang der Zürcher Kantonalbank, damals 4½ Prozent. Die Amortisationspflicht betrug nur gerade Fr. 5000.– pro Jahr. Was waren die Argumente für die hohen Geldgesuche und wie begründete der Regierungsrat die Vergabe der beträchtlichen Mittel? Im Kreditgesuch vom 5. März 1931 hiess es: *Schon seit Jahren empfinden wir in unserer Anstalt sehr den Mangel eines geschlossenen Hauses mit Wachabteilung. Mit dem Eintritt des eigenen Arztes ist ein solches Haus für die Durchführung einer systematischen ärztlichen Heilbehandlung ein ganz dringendes Bedürfnis geworden.* Ein weiteres Argument waren die vielen Patienten, die das Burghölzli dem Schlössli zuwies, 1931 ein Drittel aller. Im Regierungsratsbeschluss vom 22. Juni 1931, der die staatliche Hypothek aus dem Vorjahr aufstockte, wurde zwar vermerkt, es bestünden Bedenken gegen die Übernahme der hohen Hypothek, denn sie würde den allgemein beobachteten Grundsätzen für kantonale Kapitalanlagen widersprechen, doch dann fand man folgenden Ausweg:

Mit Rücksicht auf das grosse Interesse der Heilanstalt Burghölzli an diesen Bauten sollten diese Bedenken jedoch zurücktreten, und es empfiehlt sich, Hand zu ihrer Finanzierung zu bieten. Die Verbindung mit der Anstalt Schlössli bedeutet eine wesentliche Entlastung des Burghölzli. Im Schlössli kann ferner billiger gebaut werden, als wenn das Burghölzli die notwendigen Räume durch Neubauten beschaffen müsste; auch zeigt es sich, dass die Patienten in Oetwil recht gut aufgehoben sind und dort gesundheitlich wieder vorwärts kommen.

Da wurde also 1931 in einem Regierungsratsbeschluss festgehalten, die private Anstalt, bei der die Patienten gesundheitlich vorwärts kämen, könne billiger bauen als der Kanton! – Unter vorgehaltener Hand wird uns von regierungsrätlicher Seite bekräftigt, das gelte noch heute. – Die hohen Regierungsträger erwogen im Beschluss vom 22. Juni 1931 auch den «worst case» und hielten dazu fest:

Beteiligt sich der Kanton mit dieser letzten Hypothek, so hat er sich darüber Rechenschaft zu geben, welches sein Risiko wäre im Falle eines wirtschaftlichen Zusammenbruchs der Anstalt. In diesem Falle, der indessen kaum eintreten wird, müsste der Kanton als Inhaber der letzten Hypothek die gesamte Anstalt übernehmen. Das hat jedoch nichts Beunruhigendes an sich. Der Gegenwert des Guthabens an den Anstaltsverein ist in den Unterpfanden vorhanden, und der Staat müsste einfach selber den Betrieb führen.

Die Unterpfande waren ein Gebäudeversicherungswert von Fr. 1 060 000.–, 30 Hektar Land, dazu 100 Stück Vieh und *das gesamte, zum Teil neue Anstaltsmobiliar.* Und so beschloss denn der Regierungsrat guten Gewissens, den Kredit zu gewähren unter der Bedingung, *dass sich der Darlehensnehmer vertraglich* verpflichtet, ständig 140–150 Betten für Kranke, die im Kanton Zürich verbürgert oder niedergelassen sind, und hievon wiederum bis zu 85 Betten für von der Anstalt Burghölzli und dem Inspektorat für Familienpflege zu übernehmende Patienten zur Verfügung zu stellen.

1932 lieh der Kanton noch zweimal Geld, *weil der Anstaltsverein sonst in finanzielle Verlegenheit geraten würde.*[33] Dann aber war Schluss und der Anstaltsverein Schlössli musste auf weitere grosse Bauabenteuer vorläufig verzichten. Wie es zum Anstaltsverein gekommen war und was es mit diesem Verein auf sich hatte, werden wir im nächsten Kapitel hören. Hier nur soviel: Seit 1931 war nicht mehr Albert Hinderer alleiniger Besitzer des Schlössli, sondern ein christlicher Anstaltsverein, dem mehrere *in Christo verbundene Brüder* angehörten, darunter auch ein paar kapitalkräftige. Wichtiger noch, auch der damalige Finanzdirektor, Regierungsrat Dr. Adolf Streuli,[34] tat mit. Er mag nicht nur mitgebetet, sondern auch manch gutes Wort bei seinen Regierungskollegen eingelegt haben.

Mit den grossen Verpflichtungen gegenüber Kantonalbank und Kanton erreichte der Betrieb seine finanziellen Grenzen. Die Liquidität war zeitweise knapp. Um die Löhne bezahlen zu können, habe Albert Hinderer gar einmal einen Stier verkaufen müssen. Auch mit den bescheidenen Amortisationszahlungen von jährlich Fr. 5000.– war man im Verzug. Der Fall, *der indessen kaum eintreten wird*, wie es im Kreditbeschluss von 1931 hiess,

[33] Regierungsratsbeschlüsse Nr. 183 (28.1.1932) und Nr. 2265 (29.9.1932)
[34] Adolf Streuli (1868–1953), Regierungsrat 1922–1935, Freisinnige Partei.

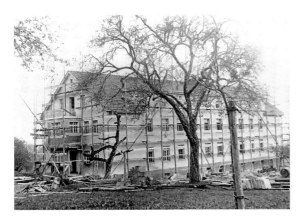 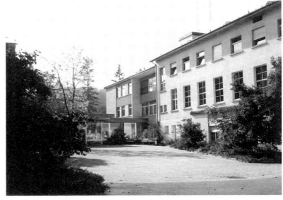

Das «Wachhaus» (links, heute Haus E) und die «Burg» (rechts, heute Haus C, Aufnahme von 1980) wurden 1931 resp. 1939 teilweise mit Hilfe staatlicher Darlehen gebaut. Als Gegenleistung hatte das Schlössli dem Burghölzli, das stets unter Platzmangel litt, eine gewisse Anzahl Betten zur Verfügung zu stellen.

schien so undenkbar nun doch nicht mehr. Der Finanzdirektion wurde es mulmig. Sie wünschte Einblick in die Bücher und Mitsprache bei wichtigen Entscheiden. Im Herbst 1939, der Zweite Weltkrieg war eben ausgebrochen und die Schweizer Armee hatte mobilisiert, da spitzten sich auch im Schlössli die Probleme zu. Der Bau des neuen Speisesaalgebäudes, der «Burg», war im Gang und das Geld knapp. In einem Protokoll der Finanzdirektion liest man zur Finanzlage des Schlössli im Sommer 1939, es *müsse damit gerechnet werden, dass in der Aufwärtsentwicklung der Einnahmen durch konjunkturelle und strukturelle Veränderungen ein Einbruch erfolgen könnte, mit der Folge, dass nicht mehr alle Betriebskosten von der Anstalt selbst aufgebracht werden könnten. Der Kanton sei bei der Nervenheilanstalt Schlössli aber bereits so stark beteiligt, dass er dannzumal die Anstalt nicht im Stiche lassen könne und sich gezwungen sehen würde, ihr Betriebszuschüsse auszuzahlen.*

Bei der Zürcher Finanzdirektion witterte man die Gefahr, einen weiteren Spitalbetrieb subventionieren zu müssen. Man befürchtete Betriebszuschüsse, die bis jetzt nie ausgerichtet werden mussten. Dieser Aspekt ist wichtig: Das Schlössli war nicht nur bis 1939, sondern auch niemals danach eine vom Staat direkt subventionierte Institution. Zwar war der Staat damals der grösste Gläubiger, aber er hatte nie einen Betriebszuschuss zur Defizitdeckung gewähren müssen. Die erarbeiteten Mittel, wozu

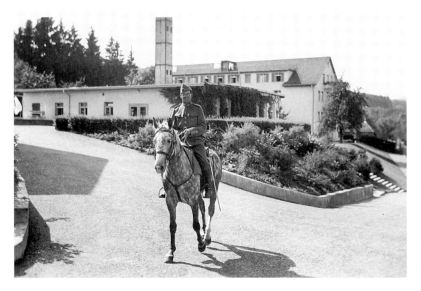

Das Erdgeschoss der späteren «Burg» entstand 1932 als einstöckiges Ökonomiegebäude mit Küche, Wäscherei und zentraler Heizung. Der 20-jährige Max Hinderer zu Pferd am Ort, wo sich heute die Zufahrt zum Haus A und zum Restaurant Terrasse befindet.

auch die Pflegetaxen für die vom Kanton zugewiesenen Patienten zählten, mussten ausreichen, alle Kosten und Verpflichtungen, eingeschlossen Zinsen und Abschreibungen, zu decken. In der Tat wollten 1939 sowohl die Finanzdirektion als auch der Anstaltsverein das Schlössli davor bewahren, zu einem staatlichen Zuschussbetrieb zu werden. Diesem Ziel diente die Vereinbarung vom 23. September 1939. Hier deren leicht gekürzter Wortlaut:

Vereinbarung zwischen der
Direktion der Finanzen des Kantons Zürich
und
dem Verein Nervenheilanstalt Schlössli, Oetwil am See

I. *Die Nervenheilanstalt Schlössli unternimmt zukünftige Erweiterungen oder Vergrösserungen der Anstaltsanlagen und der ihr zugehörenden Nebenbetriebe … nur mit Zustimmung der Finanzdirektion.*

II. *Die Nervenheilanstalt Schlössli geht weitere Schuldverpflichtungen, die der dauernden Finanzierung der Anstaltsanlagen und des Anstaltsbetriebes dienen, nur mit Zustimmung der Finanzdirektion ein.*

III. *(…) Die Nervenheilanstalt Schlössli gewährt dem Vertreter der Finanzdirektion orientierungshalber Einsicht in die Bücher und Belege der Anstalt, soweit dies für die Beurteilung der wirtschaftlichen Lage des Unternehmens erforderlich ist.*

IV. *Die Nervenheilanstalt Schlössli gewährt einem vom Regierungsrat zu bestimmenden Vertreter einen Sitz in ihrem Vereinsvorstand, sofern dieser in persönlicher Beziehung den Anforderungen der Statuten entspricht; andernfalls bleibt das Verhältnis des staatlichen Vertreters zum Anstaltsverein darauf beschränkt, dass er mit Mitsprache- und Stimmrecht an den Generalversammlungen und Vorstandssitzungen teilnimmt.*

Die Unabhängigkeit des Schlössli wurde mit dieser Vereinbarung stark eingeschränkt. Man nahm es in Kauf, weil man sich damit *den Staat zum Freunde* mache und *eine kräftige und positive Mitarbeit von Regierungsseite* erwünscht sei. So sass denn ein Kantonsvertreter während der nächsten 12 Jahre im Vorstand des «Vereins Nervenheilanstalt Schlössli» und redete bei allen wichtigen Entscheiden mit.

Verträge über die Aufnahme von Burghölzlipatienten

Burghölzlipatienten nannte man Kranke, die auf Kosten des Burghölzli im Schlössli und in andern nicht-staatlichen Anstalten behandelt wurden. Die staatliche Anstalt Burghölzli hatte oft zu wenig freie Betten für die Aufnahme von akut Kranken und verlegte deshalb vor allem Langzeitpatienten in andere, vorwiegend private Anstalten. Diesen waren die Burghölzlipatienten nicht unwillkommen, und es herrschte über lange Jahre ein einvernehmliches, gegenseitiges Geben und Nehmen. Die Aufnahme von Burghölzlipatienten im Schlössli hatte Dr. Jakob Kläsi angeregt, damals Oberarzt bei Eugen Bleuler. 1922 wurde der erste Vertrag geschlossen, der zu *schönen und segensreichen Beziehungen mit der Direktion des Burghölzli und der Gesundheitsdirektion* führte. Mit den hohen Kantonsdarlehen von 1931/32 wurde dann der Auftrag verknüpft, 140–150 Kranke aus dem Kanton aufzunehmen, wovon bis zu 85 aus dem Burghölzli. Der nächste Vertrag folgte 1947. Darin verpflichtete sich die Nervenheilanstalt Schlössli, *Patienten, die ihr von der Heilanstalt Burghölzli zugewiesen werden und zwar bis zu 30 Patienten jederzeit im gegenseitigen Einvernehmen aufzunehmen und zu beherbergen und für genügend Pflegepersonal und genügend ärztliche Betreuung besorgt zu sein.* Der Schweregrad der Erkrankung wurde im Vertrag nicht geregelt, sondern nur das Recht gewährt, *von der kantonalen Heilanstalt Burghölzli zu verlangen, einzelne Patienten in die Heilanstalt Burghölzli zurückzuversetzen.* Im Prinzip aber bestimmte das Burghölzli, welche Patienten ins Schlössli verlegt und welche zurückbehalten wurden.

Der Vertrag von 1947 teilte die kantonale Pflegetaxe auf in ein Kostgeld von Fr. 8.45, ordentliche Nebenspesen von 35 Rappen und ausserordentliche Nebenspesen. Letztere wurden individuell abgerechnet und betrafen z. B. *Neuanschaffungen von Kleidern und Wäsche und die Kosten für besonders teure, nicht im Kostgeld eingeschlossene Medikamente (Insulin, Medikamente für Dauerschlafkuren und für spezifische Lueskuren, Pyrifer, Sera, Sulfanilamid-Präparate und andere kostspielige, jedoch eventuell notwendige Mittel). Für derartige Aufwendungen ist die Zustimmung der Heilanstalt Burghölzli erforderlich.* Auffällig, dass gemäss dem Vertrag von 1947 nur noch 30 Burghölzlipatienten ins Schlössli verlegt werden sollten. Fünfzehn Jahre zuvor waren es noch 85 Patienten gewesen, die als Gegenleistung für die staatlichen Darlehen dem Schlössli zugewiesen wurden.

Das Gespenst der dritten kantonalen Heil- und Pflegeanstalt

Es sollten bald noch weniger werden. Mit der Krankenhausplanung von 1947 bahnte sich nämlich eine Entwicklung an, der die privaten Anstalten mit Besorgnis entgegen sahen. Eine dritte kantonale Heil- und Pflegeanstalt mit bis zu 700 Betten sollte das Burghölzli und die «Rheinau» entlasten und den Kanton in die Lage bringen, für alle psychisch Kranken selbst zu sorgen, also keine Patienten mehr in private Anstalten verlegen zu müssen.[35] Die Zahl der *ausgelagerten* Patienten war in der Tat gross. Im Jahresbericht des Burghölzli von 1948 wurden 489 Patienten als extern untergebracht gemeldet, davon 339 in privaten Anstalten, auch in solchen ausserhalb des Kantons Zürich, etwa in der Anstalt Littenheid im Kanton Thurgau oder der Anstalt Meiringen im Kanton Bern. Diese Verlegungspraxis war vor allem bei der politischen Linken umstritten, die deshalb den Plan für eine *dritte Kantonale* unterstützte. Zustimmung gab es auch bei einem Teil der Bauernfraktion im Kantonsrat. Auch der bäuerliche Regierungsvertreter, Jakob Heusser,[36] war ein Verfechter der neuen Staatsanstalt. Und schliesslich standen viele Ärzte und auch die Direktion des Burghölzli hinter der Idee. So bunt zusammengewürfelt die Befürworter, so vielfältig waren ihre Argumente. Aus sozialdemokratischer Sicht waren die privaten Anstalten zu teuer, die gebotene Behandlung ungenügend und die Arbeitsbedingungen für das Personal schlecht. Auch vielen Bauern war die Unterbringung zu Lasten des Staates ein Dorn im Auge. Aus ärztlicher Sicht sprachen für die dritte Anstalt das Ende der für Patienten und Angehörige belastenden Verlegung in weit entfernte, häufig ausserkantonale Anstalten, die bessere Kontrolle über die Patientenströme, das Verfügen über genügend Patientendaten für die Forschung und schliesslich auch die nicht ganz grundlose Überzeugung, die ärztlich-psychiatrische Fachkompetenz sei in den staatlichen Anstalten besser.

Ganz anders die Argumente der bürgerlichen Gegenseite. Für sie waren die privaten Anstalten eine kostengünstige Alternative zu den Steuergelder schluckenden Staatsbetrieben. Wem die Befürworter Geldverschwendung vorwarfen, den lobten die Gegner als besonders sparsam. Man jonglierte mit Zahlen und Daten und sparte nicht mit Anwürfen und Verunglimpfungen. Dem Burghölzli und der «Rheinau» wurde vorgeworfen, Pati-

[35] «Zürcher Spitalgeschichte», Band 3, Zürich 2000, S. 105. Schon 1918 hatte der Regierungsrat über die Notwendigkeit einer dritten kantonalen Irrenanstalt diskutiert.
[36] Jakob Heusser (1895–1989), Regierungsrat 1943–1963, Bauern-, Gewerbe- und Bürgerpartei (heute SVP).

enten absichtlich zurückzuhalten, um Überfüllung vorzutäuschen. In der Tat wurden zwischen März 1950 und März 1953 keine Patienten vom Burghölzli ins Schlössli verlegt, und auch in den andern privaten Anstalten sank die Zahl der Burghölzlipatienten. Dieser Rückgang allein bewies aber nicht, dass die Staatskliniken Patienten absichtlich zurückbehielten, denn es gab auch Hinweise für einen generellen und landesweiten Rückgang der psychiatrischen Hospitalisierungen, Hinweise, welche die Gegenseite prompt zu widerlegen versuchte. Gewisse bäuerliche Kreise wiederum hätten es gerne gesehen, wenn mehr Patienten aus der «Rheinau» in private Anstalten verlegt worden wären. Sie monierten, die «Rheinau» beschäftige in ihrem Gutsbetrieb zu viele Langzeitpatienten, und forderten, der Gutsbetrieb sei zu verkleinern und das Land an *bedürftige, kinderreiche Bauernfamilien* zu verpachten. Von anderer Seite wiederum wurde den «Privaten» vorgehalten, zu viele *ruhige* und zu wenige *unruhige und unreine Patienten* übernehmen zu wollen, was zutraf, denn es fehlten Abteilungen für *unruhige Kranke*. Einige «Private» waren willens, mehr *Unruhige* aufzunehmen, weshalb auch erwogen wurde, an Stelle einer dritten staatlichen Heilanstalt bei den privaten Anbietern mehr Platz für Akutkranke zu schaffen. Dazu Gesundheitsdirektor Jakob Heusser:

Ein allfälliger Ausbau der privaten Anstalten könnte sich nur auf solche im Kanton Zürich erstrecken. Die Frage wurde mit den Anstalten besprochen. Die Anstalt Schlössli wäre bereit, für weitere 50–60 Patienten Platz zu schaffen, unter der Voraussetzung, dass der Kanton finanziell hilft. Uetikon (gemeint ist die Anstalt Bergheim, die auch zum Schlössli gehörte) *kann nicht weiter ausgebaut werden; die Anstalt nimmt nur ruhige Patienten auf. Die Anstalt Hohenegg[37] würde nicht gerne erweitern, weil sie befürchtet, dass dadurch der Charakter der Anstalt eine Änderung erfahren würde; sie sträubt sich gegen die Aufnahme von unruhigen Patienten. In Kilchberg ist in den nächsten Jahren an einen Ausbau nicht zu denken; die Anstalt ist durch Überholungsarbeiten stark belastet. Die Anstalt Halama-Hinteregg wäre bereit, ein Wachhaus für ca. 30 unruhige Patienten zu erstellen. … Es zeigt sich somit, dass der Ausbau von privaten Anstalten auf gewisse Schwierigkeiten stösst und dass damit der bestehende Bettenmangel nicht behoben werden kann.[38]*

[37] Die von einer Stiftung getragene «Hohenegg» in Meilen war nach damaligen Begriffen ein «staatlicher Zuschussbetrieb»; der Bau wurde 1912 im Wesentlichen aus staatlichen Mitteln finanziert.
[38] Kantonsrätliche Kommission für die dritte staatliche Heil- und Pflegeanstalt, Protokoll vom 6.6.1950.

Im BURGHÖLZLI betrugen im Jahre 1947

die Personal-Auslagen allein im Tag

Fr. 8.64

An private Anstalten zahlt der Staat

Fr. 7.- bis höchstens Fr. 8.25

pro Tag und Patient

Das Feilschen um die dritte staatliche Heilanstalt dauerte rund vier Jahre, bis die Pläne aufgrund des wachsenden Widerstands im Kantonsrat und in der politischen Öffentlichkeit vorläufig ad acta gelegt wurden. Erst zwanzig Jahre später, 1973, eröffnete die Klinik Hard-Embrach als *dritte Kantonale*.

Wir wollen einen besonders kuriosen Vorschlag nachtragen, der 1947 aus der Feder des Genossen E. Kummer im «Volksrecht» erschienen ist.[39] Er forderte glattweg die Verstaatlichung des Schlössli und die *Errichtung spezieller Häuser für schwer pflegebedürftige Kranke, für chronisch Geistes- und Alterskranke sowie einen Bau, der als Absonderungshaus für Patienten mit ansteckenden Krankheiten (Tuberkulose) dient. Die Bauten würden sich in engem Kontakt mit dem Bestehenden … auf dem zur Anstalt Schlössli gehörenden landwirtschaftlichen Areal ohne Schwierigkeit* erstellen lassen. Ganz von ungefähr kam der Vorschlag nicht. Das Schlössli galt in den aufgeschlossenen Kreisen der Sozialdemokratie als vorbildliche Klinik, die aber leider nicht den *sozialen Bedürfnissen des Kantons* entspreche. So schrieb Kummer:

Im Bewusstsein, dass der seelisch kranke Mensch im Mittelpunkt des Ganzen steht, müssen wir mit dem Neubau (d.h. einer dritten kantonalen Heilanstalt) *auch die denkbar günstigsten Voraussetzungen für dessen Gesundung und Pflege schaffen. Die bisherige Bauart, das Blocksystem, kann infolge der oft drückend und massig wirkenden Raumgestaltung für viele Kranke nicht mehr verantwortet werden. Die ‹gelben Mauern› der Irrenan-*

39 «Volksrecht» 10./11.6.1947

stalt (gemeint war das noch bis in die Sechzigerjahre von einer Mauer umschlossene Burghölzli) *mit ihrem dahinter sich bergenden Leid und Unglück sollen der freundlichen Weite eines friedlichen Dorfes weichen, in dessen Gemeinschaft der Einzelne wieder Mut für das Leben finden kann. Das eindrücklichste und natürlichste Beispiel für eine derartige Heil- und Pflegeanstalt finden wir in der am Fusse des Pfannenstils gelegenen Nervenheilanstalt Schlössli in Oetwil am See. Mit ihren freundlichen Häusern inmitten hübscher Gärten, jedes in seiner Weise seinem Zweck und seiner Umgebung angepasst, bildet sie die friedliche Wohnstätte der dort lebenden Kranken. Leider entspricht aber die privatwirtschaftliche Struktur der Anstalt Schlössli nicht den sozialen Bedürfnissen des Kantons.*

Feilschen um Verträge und Taxen

Mit dem vorläufigen Verzicht auf eine weitere staatliche Anstalt blieb das Problem der überfüllten Häuser Burghölzli und Rheinau ungelöst. Es wurden jetzt wieder mehr Burghölzlipatienten in die privaten Anstalten verlegt, die ihre Aufnahmefähigkeit für *Unruhige* und *Halbruhige* vergrösserten. Das Schlössli trug dazu mit seinem 1954 eröffneten «Wachhaus II» bei, dem heutigen Haus D. 1955 kam es zu einem neuen Vertrag zwischen dem Schlössli und der Gesundheitsdirektion. Diesmal wurden die aufzunehmenden Patienten nach dem Schweregrad ihrer Erkrankung aufgeschlüsselt: *Das Schlössli verpflichtet sich, der Heilanstalt Burghölzli in seiner Anstalt insgesamt 70 Betten zur Verfügung zu halten, wovon 7 für ruhige Männer, 8 für ruhige Frauen, 7 für halbruhige reine Männer, 8 für halbruhige reine Frauen, je 10 für halbruhige unreine Männer und Frauen und je 10 für unruhige Männer und Frauen.* Die Einteilung entsprach den Krankenabteilungen im Burghölzli, in denen die Patienten vor ihrer Überführung ins Schlössli untergebracht waren. Das *Kostgeld* betrug Fr. 10.– pro Tag, dazu kamen Extraleistungen, für welche eine separate Rechnung gestellt werden durfte. Für die Behandlung mit besonders teuren Medikamenten musste nicht mehr die Einwilligung der Burghölzli-Ärzte eingeholt werden. Dr. med. Max Hinderer, der neue Chefarzt, der Assistenzjahre im Burghölzli verbracht hatte, erhielt die nötige Kompetenz. Ein gleicher Vertrag wurde auch für das Bergheim in Uetikon am

See, das seit 1941 Albert Hinderer persönlich gehörte (wovon noch zu berichten sein wird) geschlossen. Auch hier waren es 70 Patienten, aufgeteilt in *ruhige*, *halbruhige* und *unruhige*, welche das Bergheim aufzunehmen verpflichtet war und dafür Fr. 9.20 pro Tag und Patient erhielt.

Dem Vertragsabschluss von 1955 gingen lange und heftige Diskussionen voraus, an denen sich auch andere private Anstalten, die ebenfalls neue Verträge abschliessen wollten, beteiligten. Sie hatten sich in einer «Arbeitsgemeinschaft privater Heil- und Pflegeanstalten mit Burghölzlipatienten» zusammengeschlossen. Es waren u. a. die Nervenheilanstalten Schlössli, Hohenegg, Littenheid und Meiringen, das Sanatorium Kilchberg und die Anstalt Halama in Egg. Gemeinsam wünschte man, mehr *interessante* Akutkranke und weniger Langzeitpatienten aufzunehmen. Der Tenor fand sich in einem Brief der Arbeitsgemeinschaft an Kantonsrat Huldreich Altorfer, den Präsidenten der kantonsrätlichen Gesundheitskommission:

(Es) muss darauf hingewiesen werden, dass die Burghölzlipatienten in unseren Anstalten einer zunehmenden Vergreisung ausgesetzt sind, d. h. das Durchschnittsalter der Burghölzlipatienten in unseren Anstalten steigt an. Der Ausgleich durch Nachschub von frischen Fällen ist ungenügend, wenn einmal die vertragliche Zahl an Burghölzlipatienten übernommen ist. ... Sofern wir keine frischen und jüngeren Patienten in genügender Zahl bekommen, was wohl erst dann möglich wäre, wenn eine freie Einweisungspraxis durchgesetzt werden könnte, müssen wir mit einer progressiven Zunahme des Pflegegrades dieser Patienten rechnen.

Im obigen Zitat ist auch die freie Einweisungspraxis als Fernziel erwähnt. Das hiess, allgemein versicherte Patienten sollten zur selben subventionierten Taxe, die am Burghölzli galt, direkt in die privaten Anstalten aufgenommen werden können. Die Differenz zwischen der subventionierten «Burghölzlitaxe» und den effektiven Kosten hätte der Kanton den privaten Anstalten zu vergüten. Die freie Einweisungspraxis entsprach auch dem Wunsch vieler frei praktizierender Ärzte, und auch Patienten und ihre Angehörigen hätten gerne die Klinik selbst ausgewählt. Sogar der Direktor des Burghölzli, Professor Manfred Bleuler, sagte 1964 in seiner Grussbotschaft zum 75-Jahr-Jubiläum des Schlössli: *Der Vielfalt des gesunden und kranken Menschen, der Vielfalt unserer Bevölkerung entspricht ein psychiatrisches Einheitskrankenhaus nicht. Kranke und ihre Angehörigen sollen frei wählen können, welche Art der Hospitalisierung ihnen am besten liegt.* Doch von einer freien Klinikwahl war man damals noch weit entfernt. Patienten ohne private Krankenversicherung oder ohne genügenden finanziellen Rückhalt blieb nur der Eintritt ins Burghölzli. Und nur mit Zustimmung des Burghölzli konnte der Patient nach Oetwil, Kilchberg, Littenheid usw. übertreten. Diese Praxis wurde in den Fünfzigerjahren streng gehandhabt und erst später etwas aufgeweicht. Noch bis 1978 musste für jeden allgemein versicherten Patienten, der zur kantonalen Taxe, d. h. zur subventionierten, niedrigen «Burghölzlitaxe» direkt ins Schlössli eintrat, die Zustimmung der ärztlichen Direktion des Burghölzli eingeholt werden. Erst mit der Regionalisierung der psychiatrischen Versorgung, als das Schlössli Regionalklinik für das Zürcher Oberland wurde, ging die alte Forderung nach freier Einweisungspraxis in Erfüllung. Im Vertrag von 1978, der denjenigen von 1955 ersetzte, wurde bestimmt, dass das Schlössli als beauftragte Regionalklinik alle *hospitalisierungsbedürftigen psychisch Kranken mit Wohnsitz in der Region Zürcher Oberland* zur kantonalen Taxe aufnehmen müsse. Der Spiess wurde also umgedreht: Zuvor entschied das Burghölzli, ob ein Patient im Schlössli aufgenommen werden durfte, mit dem neuen Vertrag wurde die Aufnahme von allgemein versicherten Patienten zur Pflicht.

Es lag in der Natur der Sache, dass die Diskussion über die Pflegetaxen zum Dauerbrenner wurde. Die vom Patienten im Burghölzli zu bezahlende Pflegetaxe deckte bekanntlich nur einen Teil der Gesamtkosten, die verbleibenden Kosten bezahlte der Staat mit Steuergeldern. (Was noch heute zutrifft.) Die Pflegetaxe einer privaten Anstalt aber war notwendigerweise höher, weil sie ja alle Kosten ohne staatliche Subventionen decken musste. (Was ebenfalls heute noch gilt.) Wurden nun Patienten vom Burghölzli ins Schlössli verlegt, so musste das Burghölzli für diese Patienten mehr bezahlen, denn mindestens Teile der Staatszuschüsse gingen ans Schlössli, um dessen volle Kosten zu decken. Wie hoch dieser Aufpreis sein sollte, darüber wurde unablässig gestritten. Nachzuweisen, dass die vom Burghölzli vergüteten Taxen nicht kostendeckend waren, wurde zur Sisyphusarbeit. Hier ein Beispiel aus dem Jahre 1954, als es um den Vertrag von 1955 ging und man im Schlössli ausführlich zu erklären versuchte, weshalb die bisherigen Kostgelder nicht genügten:

> *Hoch verehrter Herr Regierungsrat*
> *… Infolge der fortgesetzten Teuerung, welche sich ja nicht nur in unserer Anstalt bemerkbar macht, haben sich unsere Betriebskosten trotz rationellster Haushaltung auf* <u>*Fr. 12.05*</u> *pro Patiententag erhöht, wobei in diesem Ansatz die gesetzlichen Amortisationen noch nicht berücksichtigt sind. … Mit Einschluss der ordentlichen Abschreibung kommt uns der Patiententag auf* <u>*Fr. 12.90*</u> *zu stehen. Der Vergleich unserer durchschnittlichen Selbstkosten pro Patiententag von Fr. 12.90 mit dem für die Burghölzlipatienten ausgerichteten Kostgeld von Fr. 8.90 (inkl. Fr. 0.35 Nebenkosten) ergibt, dass effektiv für jeden dieser Burghölzlipatienten Fr. 4.– pro Tag zu unseren Lasten gehen, was beim jetzigen Bestand von 38 Burghölzlipatienten im Jahr die hohe Summe von Fr. 55 480.– ausmacht. Wir halten es nicht mehr für zumutbar, dass wir diese hohe Summe als einen jährlich ungedeckten Betrag zu unseren Lasten übernehmen, da dieser Betrag ja eigentlich durch den Staat aufzubringen wäre. … (All diese Gründe) zwingen uns nun, mit der höflichen Bitte an Sie zu gelangen, uns für die Burghölzlipatienten eine Kostgeldtaxe von* <u>*Fr. 10.50*</u> *pro Tag zu gewähren. … Wir bitten Sie, unser Gesuch einer wohlwollenden Prüfung zu unterziehen und diesbezügliche Verhandlungen mit uns aufzunehmen. Wir sprechen Ihnen hierfür zum voraus unseren besten Dank aus.*

Der *hoch verehrte Herr Regierungsrat* antwortete kurz und bündig: *Zu Ihrer vorläufigen Orientierung möchten wir Ihnen heute schon mitteilen, dass eine Taxerhöhung in dem von Ihnen gewünschten Ausmass nicht diskutierbar ist.* Schliesslich dauerte es ein halbes Jahr, bis zusätzliche Fr. 1.10.– gewährt und mit dem neuen Vertrag ab dem 1. Januar 1955 Fr. 10.– pro Pflegetag bezahlt wurden, fast Fr. 3.– weniger als die für 1953 ausgewiesenen Selbstkosten. Man misstraute sich gegenseitig. Man glaubte, jeder spiele mit verdeckten Karten und laviere mit den Zahlen. Einige private Anstalten, im gleichen Boot sitzend, beauftragten

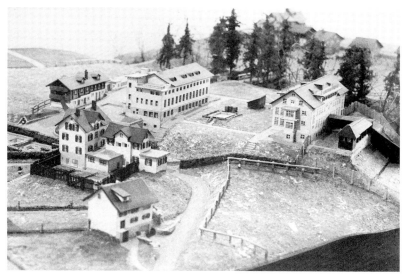

Modell des Schlössli-Areals Ende der Vierzigerjahre, als um das Für und Wider einer dritten kantonalen Heilanstalt gestritten und von den Sozialdemokraten die Verstaatlichung des Schlössli vorgeschlagen wurde. Ganz vorne das «Dahmhaus» (heute Klinikschule), rechts vom «Wachhaus» der Männerhof mit Kegelbahn, im Hintergrund das «Töbeli» mit dem noch offenen Dorfbach, dahinter Gebäude des Landwirtschaftsbetriebs.

1958 eine Treuhandfirma, ihre Anliegen gegenüber dem Kanton zu vertreten. Ohne Erfolg. Im Falle des Schlössli anerkannte der Regierungsrat die *von der Treuhand AG geltend gemachten Teuerungsfaktoren.* Doch wurden zu hohe Abschreibungen und ein zu hohes Salär des Chefarztes moniert.

Neid, Missgunst und eine gute Wende

Das Klima zwischen Schlössli und Burghölzli war über viele Jahre frostig. Reminiszenzen von Dr. Max Hinderer und unsere eigenen Erfahrungen aus den vergangenen dreissig Jahren nötigen uns zu diesem unerfreulichen Fazit. Die Verträge über die Aufnahme von Burghölzlipatienten krankten immer wieder an den gleichen Mängeln. Erstens wurde für alle Patienten dieselbe Taxe bezahlt, ganz unabhängig vom Grad ihrer Behandlungs- und Pflegebedürftigkeit. Zweitens schloss die vom Kanton bezahlte pauschale Pflegetaxe alle Kosten mit ein, also einerseits die Betriebskosten für Behandlung, Pflege, Hotellerie und Verwaltung, andererseits auch die Anlagekosten. Zu diesen zählen der Unterhalt und die Erneuerung von Bauten und Infrastruktur, Kapitalzinsen und Abschreibungen. Diese Mängel der Pauschaltaxierung führten unweigerlich zu Verteilungskämpfen innerhalb des Betriebs. Neue medizinische Bedürfnisse zu befriedigen, zusätzliche Stellen für Ärzte und Pflegende zu schaffen, die Stationsstrukturen zu verändern, dies alles ging auf Kosten der

Erneuerung von Bauten und Anlagen. Umgekehrt schränkte der Ausbau der Infrastruktur die Behandlung und Pflege der Patienten ein. Wurde gebaut, stiegen die Anlagekosten, und das Geld für das Kerngeschäft wurde knapper. Zeitlich limitierte, zusätzliche Baukostenbeiträge von Fr. 1.– bis 3.– pro Pflegetag, die in den Siebziger- und Achtzigerjahren gewährt wurden, schafften nur wenig Luft.

Es gab aber noch ein weiteres Problem. Die Verträge über die Aufnahme von Burghölzlipatienten wurden zwar nominell mit der Regierung des Kantons Zürich geschlossen, federführend aber war die Verwaltungsdirektion des Burghölzli, denn sie war für die Kosten der sogenannten Vertragskliniken zuständig. Burghölzlipatienten waren ja definiert als auf Kosten des Burghölzli in andern Anstalten untergebrachte Patienten.[40] In der Tat waren die Kosten für die Vertragsklinken ein Posten im Gesamtbudget des Burghölzli und nicht der Gesundheitsdirektion. Es fehlte eine Art Gewaltentrennung, was die Taxverhandlungen erst recht erschwerte.

Die jahrzehntelangen Auseinandersetzungen um die Pflegetaxen waren für beide Seiten aufreibend und kräftezehrend. Gegenseitiges Misstrauen, aber auch Missgunst erschwerten die Zusammenarbeit. Im Schlössli schaute man mit Neid auf die staatlichen und die vom Staat direkt subventionierten Anstalten. Wohl mussten auch sie sparen, und auch ihnen wurden nicht alle Wünsche erfüllt. Doch hatten sie nicht die Gewissheit, den Fehlbetrag in der Kasse immer wieder berappt zu bekommen, während das Loch in der Schlösslikasse offen blieb? Ein Defizit wurde vom Kanton nämlich nur dann gedeckt, wenn die Kostenüberschreitung auf Faktoren beruhte, die vom Schlössli nicht direkt beeinflusst werden konnten: allgemeine Teuerung, generelle Lohnanstiege, mit dem Kanton vereinbarte neue Angebote usw. Und wenn es ums Bauen ging, hatte man sich im Schlössli nicht viel mehr zu quälen als bei den «Staatlichen» und bei den *Zuschussbetrieben*, wo ein Neubau nicht zu Abstrichen an den Betriebskosten nötigte, wo keine Bankkredite zu erkämpfen waren? Doch man schickte sich ins Rappenspalten, weil man die unternehmerische Freiheit nicht preisgeben wollte.

Misstrauen aber auch auf der Seite des Staates. Stimmten die vom Schlössli ausgewiesenen Betriebskosten? Wurden nicht doch insgeheim gute Gewinne gemacht? Auch Konkurrenz und

[40] «Zürcher Spitalgeschichte», Band 3, Zürich 2000, S. 105.

Neid waren im Spiel. Das Schlössli hatte einen guten Namen. Die in schöner Landschaft gelegene und doch nicht allzu stadtferne Klinik hatte eine überschaubare Grösse; die Gebäude waren gut unterhalten, wohnlich und einladend, kein Kasernenstil. Auch wollten ambitionierte Ärzte, Schwestern und Pfleger im Schlössli eine besondere, etwas abgehobene Psychiatrie anbieten. Einige Mitarbeiterinnen und Mitarbeiter wechselten aus staatlichen Anstalten gezielt ins Schlössli, weil sie das Besondere, auch das Elitäre suchten. Das schuf Neid. Dort der komplexe Grossbetrieb Burghölzli mit einem schwierigen und anspruchsvollen Öffentlichkeitsauftrag. Hier die überschaubare, etwas besondere Privatklinik, die auf Burghölzlipatienten angewiesen und deshalb vom Staate abhängig war. Bei dieser Sachlage die Interessen des Schlössli zuvorkommend und uneigennützig zu berücksichtigen, hätte der Burghölzlidirektion wahrhaft übermenschliche Grossmut abverlangt!

In den letzten Jahren ist es zur Wende gekommen. Nach intensiven, auch heftigen Auseinandersetzungen wurde 2002 ein neuer Vertrag erzielt, wozu drei gute Voraussetzungen den Weg bereitet hatten. Zuerst wurden im Auftrag der Gesundheitsdirektion die Wirtschaftskraft des Schlössli und seine künftigen Bedürfnisse als Regionalklinik von dritter Seite evaluiert. Dann kam der Wechsel zur globalen Budgetierung, die Betriebskosten und Anlagenutzung sauber trennt. Und schliesslich wurden auch die Gewalten getrennt. Statt der Burghölzlidirektion ist nun die Gesundheitsdirektion direkter Vertragspartner. Offenheit und gegenseitiges Vertrauen haben wachsen können. Budgetierung und Rechnung sind für beide Seiten transparenter und glaubwürdiger geworden. Die Zusammenarbeit hat sich versachlicht.

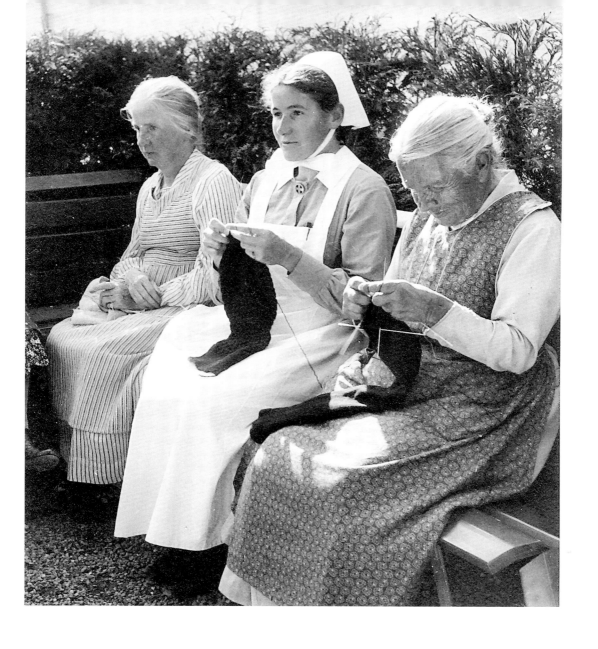

Auf alle Zeiten gemeinnützig

Albert Hinderer verschenkt das Schlössli dem «Gemeinnützigen Verein für christliche Liebestätigkeit in der Pflege von Nerven- und Gemütskranken»

Ein sonderbares, aus heutiger Sicht schwer verständliches Ereignis geschah Anfang des Jahres 1931 und bestimmte die Geschicke des Schlössli für die nächsten zwanzig Jahre: Albert Hinderer übergab sein ganzes Eigentum einem Verein.

Es ist mein Wunsch, das Werk vom privaten Standpunkt auf Vereinsboden zu stellen, damit ihm der Charakter der Gemeinnützigkeit für alle Zeiten bewahrt bleibe. Solange es in Privathänden ist, erscheint es der Öffentlichkeit immer als Geschäft. Das ist nicht meine Absicht. Wir haben bei Beginn der Arbeit Gott gelobt, nicht unseren Gewinn, sondern Gottes Sache und das Wohl der Kranken zu suchen.

Diese Sätze gab Albert Hinderer zu Protokoll, als er mit seinen Freunden am Montag, dem 16. Februar 1931, einen Verein als neuen Träger der Anstalt Schlössli gründete. Zu den Freunden gehörten neben anderen Ernst Kundert aus Hombrechtikon und Andreas Link aus Zürich, zwei wohlhabende Kaufleute, Wilhelm Frey aus Glarus, ein bibelfester Uhrmachermeister, Dr. med. Werner Scheidegger, der tags zuvor eingesetzte erste Anstaltsarzt, dann Eugen Reichart, seit kurzem Prediger im Schlössli und schliesslich Regierungsrat Dr. Adolf Streuli, Vorsteher der Finanzdirektion. Streuli hatte dem Schlössli 1930 zur ersten Staatshypothek verholfen.

Den Gedanken der Vereinsgründung hatte Albert Hinderer seit einiger Zeit erwogen und sich dazu mit verschiedenen Freunden besprochen. Man wurde sich einig, dass der opfervolle Verzicht auf Privatbesitz das Vertrauen der Öffentlichkeit in das Schlössli vergrössern werde. Freiwillige Gaben würden eher fliessen, wenn das Werk den gemeinnützigen Charakter trage. Die öffentliche Hand werde den Finanzbegehren eines Vereins wohlwollender begegnen, weil dieser von egoistischen und spekulativen Absichten einer Privatperson frei sei. Am wichtigsten aber war die Überzeugung, vorab Albert Hinderers Überzeugung, den Geist der Gemeinnützigkeit, Barmherzigkeit und Selbstlosigkeit für alle Zeiten sichern zu können.

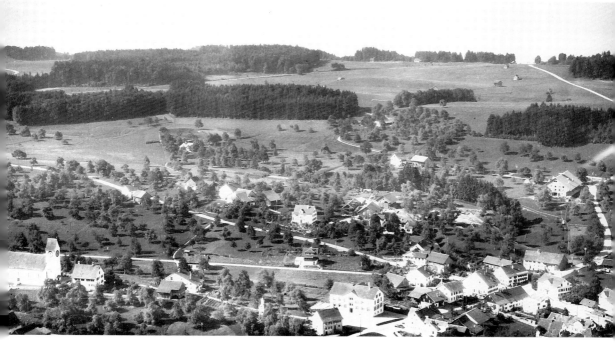

Die Gründungsversammlung wurde mit Gebet eröffnet, man übergab dem Herrn Regierungsrat den Vorsitz und schritt zur Gründung des *Gemeinnützigen Vereins für christliche Liebestätigkeit in der Pflege von Nerven- und Gemütskranken.* Später sprach man nur vom «Verein» oder «Anstaltsverein». Die Statuten wurden beraten und verabschiedet, der Vereinsvorstand bestellt und die Vereinsgründung in einem Abtretungsvertrag notariell beurkundet. Darin hiess es:

Luftaufnahme von Oetwil aus dem Jahr 1931, als ein Verein Träger des Schlössli wurde. Am rechten Bildrand die neue Scheune an der Bergstrasse, links davor die Baustelle für das «Wachhaus». (Foto Walter Mittelholzer)

Albert Hinderer tritt dem ‹Anstaltsverein Schlössli› auf den 1. April 1931 seine gesamte Aktivmasse der Anstalt, die Liegenschaften, wie solche in den Schuldbriefen zugunsten der Kantonalbank Zürich und des Staates aufgeführt sind, dazu sämtliche Fahrhabe, Viehhabe, Mobiliar, Werkzeuge, Vorräte zu alleinigem Eigentum ab, ebenso alle Guthaben und Barbestände. Ausgenommen ist einzig das Privatmobiliar der Familie Hinderer-Bollier, worüber ein besonderes Verzeichnis aufzunehmen ist. (Was nie geschah.)

Der Verein hatte als Schuldner für die nicht unwesentlichen Verbindlichkeiten gegenüber der Kantonalbank und dem Staate Zürich einzutreten. Die Übernahmebilanz nannte Schulden von

Fr. 987 000.–. Denen standen die Buchwerte der Liegenschaften und Bankguthaben im Gesamtbetrag von Fr. 1 098 000.– entgegen. Die Differenz betrug also Fr. 111 000.–. Als Gegenleistung wurden Albert Hinderer Fr. 80 000.– gutgeschrieben, aber nie ausbezahlt. Die Liegenschaften standen zu den Buchwerten in der Übernahmebilanz, stille Reserven wurden nicht berücksichtigt. Später schätzte die Kontrollstelle die stillen Reserven auf 15 bis 20 Prozent der Buchwerte und hielt fest, dass der Übernahmepreis bei der Vereinsgründung von 1931 weit unter dem Verkehrswert des Betriebes gelegen habe.

Einige Freunde rieten Albert Hinderer von der Vereinsgründung ab und warnten vor der Preisgabe des Lebenswerks zweier Familiengenerationen. So Oberst Dr. med. C. Hauser, Oberfeldarzt aus Bern. Hauser war ein Gönner der Familie Hinderer und einst Beistand der unmündigen Kinder Friederikes gewesen. Auch Regierungsrat Streuli riet zur Vorsicht und empfahl, den Entschluss doch nochmals zu überdenken. Der wohl grösste Widerstand aber kam von Elsa Hinderer-Bollier. Mit Bestimmtheit stellte sie sich gegen den folgenschweren Schritt. Albert Hinderer war sich zwar bewusst, was er aus den Händen gab. Der Verlust der Selbständigkeit, des freien Entscheidens blieb ihm nicht verborgen, seinen materiellen Verzicht schätzte er nüchtern ein. Doch seine innere Überzeugung, sein hochherziges, doch auch wirklichkeitsfremdes Sinnen und Streben waren stärker. Elsa Hinderer, ein Tatmensch, im Glauben verankert auf dem Boden der Wirklichkeit, ihren eigenen Ahnungen und Intuitionen vertrauend, ahnte Ungutes. Albert Hinderer aber wollte all seine persönlichen Wünsche zurückstellen und nur Gottes Gebot und Wille folgen. Glaubensselig und weltentrückt war sein Credo: *Nicht Kapitalien, sondern der Glaube soll die Sicherheit unseres Bestehens sein und bleiben.* Und wie er dachte, so sollten auch seine Vereinsfreunde denken. Auch sie sollten allem Eigennutz abhold sein und allein dem Gemeinwohl selbstlos dienen. In diesem Sinne wurden die Vereinsstatuten abgefasst:

Der Verein bezweckt die Weiterführung der als Werk christlicher Liebestätigkeit von Herrn Gottlieb Hinderer gegründeten Anstalt Schlössli in Oetwil am See. Der Verein dient im Sinn und Geist des Gründers auf der Grundlage des Evangeliums der Fürsorge, Pflege und Heilung von Nervenkranken aller Art, Gemüts-,

Geistes- und Alkoholkranken. Der Verein steht auf dem Boden der gemeinnützigen Wohltätigkeit und bezweckt dementsprechend keinen finanziellen Gewinn für die Vereinsmitglieder.

Und zu den Vereinsmitgliedern hiess es:

Die Mitgliedschaft entsteht durch Berufung seitens des Vorstandes. Sie kann nur Personen übertragen werden, die bibelgläubig und bereit sind, die Bestrebungen des Vereins im Geiste desselben zu fördern. Die Mitgliedschaft erlischt durch Ableben, Austritt oder Aufhebung durch den Vorstand, wenn nach seiner Überzeugung die Voraussetzungen für die Mitgliedschaft nicht mehr gegeben sind.

Der Verein war eine kleine Männergruppe, Frauen fehlten. Bei der Gründung zählte man neun Vereinsmitglieder, selten waren es mehr, öfter weniger. In den Vorstand, auch Comité genannt, wählte man bei der Gründung die aktiv im Betrieb tätigen Albert Hinderer, Dr. med. Werner Scheidegger und Prediger Eugen Reichart, als Aussenstehende Ernst Kundert und Andreas Link. Es verstand sich von selbst, dass Albert Hinderer Verein und Vorstand präsidierte. Was aber seine Leitungsfunktion im Schlössli sein werde, darüber scheint weder beraten noch beschlossen worden zu sein. Die Statuten beschränkten sich auf die nach schweizerischem Recht üblichen Vorschriften. Aufgabe des Vereinsvorstands – mehr als die Hälfte der Vereinsmitglieder sassen im Comité – waren die *Aufsicht über das gesamte Anstaltswerk, die Genehmigung des jährlichen Voranschlages für die Ausgaben und Einnahmen, die Beschlussfassung über die Erweiterung der Anstalt durch Erwerbung oder den Bau neuer oder die Vergrösserung bestehender Gebäulichkeiten, sowie über den Erwerb oder die Veräusserung von Grundstücken,* dann auch Wahl und Abberufung von Anstaltsdirektor, Chefarzt, Verwalter, Anstaltsgeistlichem und Meisterknecht und schliesslich die Ausarbeitung und Genehmigung von Reglementen und Anstellungsverträgen mit den leitenden Angestellten. Auch vertrat der Vorstand das Schlössli in der Öffentlichkeit. Nirgends aber ein Wort zu den Aufgaben und Befugnissen von Albert Hinderer. Elsa Hinderers Bedenken und Vorahnungen waren zwischen die Zeilen der Statuten geschrieben.

Zunächst verlief alles gut. Der Vorstand traf sich zwei-, dreimal im Jahr. Ohne viel Diskutierens stimmte man den paar Geschäften zu, die Albert Hinderer vorlegte, etwa dem Bau des «Wachhauses» samt den zugehörigen Staatshypotheken. Die monatlichen Saläre der *Aufsichtspersonen* wurden zur allseitigen Zufriedenheit festgesetzt: Fr. 400.– für Albert und Elsa Hinderer-Bollier, Fr. 350.– für den ledigen Anstaltsarzt Dr. Scheidegger, Fr. 300.– für Meisterknecht Ulrich und Fr. 150.– für Prediger Reichart, alles bei freier Kost und Unterkunft. Die ersten beiden Jahresrechnungen nach der Vereinsgründung schlossen ausgeglichen. *Die finanziellen Probleme wurden nach Überwindung mancher Schwierigkeiten günstig gelöst durch den gewährten Staatszuschuss sowie durch ansehnliche Darlehen von Freunden des Werkes*, steht im Protokoll der Generalversammlung vom 24. April 1933. Dr. Scheidegger berichtete von schönen Heilerfolgen. So seien von den im Jahre 1933 eingetretenen 117 Patienten und 98 Patientinnen – sie hiessen damals männliche und weibliche Patienten – 133 geheilt oder gebessert und 66 ungebessert entlassen oder in andere Anstalten versetzt worden, 16 seien verstorben. Einzig über den Buchwert der Viehhabe gab es ein paar Wortwechsel. Albert Hinderer hätte sein schönes Braunvieh gerne höher bilanziert, musste sich aber mit Fr. 600.– pro Kuh, Fr. 400.– pro Rind, Fr. 200.– pro Kalb und höchstens Fr. 1000.– für jeden der prächtigen Zuchtstiere zufrieden geben. Der Wechsel von Dr. Werner Scheidegger zu Dr. Heinrich Künzler, dem zweiten Anstaltsarzt, verlief ruhig. Scheidegger schied aus dem Verein aus. Als Ersatz wählte man Dr. Paul Müller, einen bibelgläubigen Juristen aus St. Gallen, der die Geschicke des Vereins entscheidend mitprägen sollte. Der neue Chefarzt wurde nicht in den Verein aufgenommen und nahm auch selten beratend an den Vorstandssitzungen teil.

Der Prediger wird zum Verwalter und ein Studienhaus der «Christlichen Wissenschaft» zur Privatstation Seeblick

Nach den guten ersten Vereinsjahren befriedigten die Betriebszahlen 1934 nicht mehr. Schonungslos heisst es im Protokoll der Vorstandssitzung vom 4. Juli 1935:

Der Ertrag der Anstalt von Fr. 76 939.69 wird dankend anerkannt. Es bleiben aber nach Abzug der Abschreibungen von Fr. 51 695.06 und des Defizits der Landwirtschaft von Fr. 24 834.05 nur noch Fr. 574.00 Eigenkapital zum Vortrag auf neue Rechnung. Bei einem Kapitaleinsatz von Fr. 1 600 000.– ist ein solcher Ertrag ganz minim. Irgendwelchen Erschütterungen sind wir nicht gewachsen.

Im Vorstand wurde heftig debattiert. Es müsse gelingen, den jährlichen Bruttoertrag auf Fr. 100 000.– zu bringen. Die Belegung des Hauses müsse besser werden. Das Defizit des Landwirtschaftsbetriebs, der mit zuviel Personal arbeite, habe zu verschwinden. Albert Hinderer solle seine Vorliebe für die Landwirtschaft zurückstecken, vorrangig sei die Behandlung der Kranken. Nach viel Hin und Her meldete sich Prediger Reichart zu Wort und verlas einen Zeitungsbericht über Einsparungen in den Zürcher Spitälern. Ohne Qualitätseinbussen seien so ziemlich bei allen Konti der Kantonsspitäler Zürich und Winterthur Einsparungen möglich gewesen, und zwar weil sie von oben herab energisch verlangt worden wären. Und Prediger Reichart fügte bei: *Was in kantonalen Anstalten nötig und möglich ist, sollte bei uns auch möglich sein, wenn einmal die unbedingte Notwendigkeit allseitig anerkannt wird.* Der Seitenhieb auf Albert Hinderer sass. Die Vorstandsmitglieder Kundert, Link und der eben neu hinzugekommene Dr. Müller waren beeindruckt, nicht so sehr vom Zeitungsartikel, als viel mehr von Reicharts Auftritt. Die Herren wollten ihrer statutengemässen *Aufsichtspflicht über die ganze Anstalt* nachkommen und ein Zeichen setzen. Es wurde zur Ohrfeige für Albert Hinderer:

Zur Vollziehung durchgreifender Sparmassnahmen beschliesst der Vorstand, Herrn Reichart offiziell als Verwalter zu bestellen mit voller Verantwortung für sparsamste und rationelle Betriebsführung, Buchhaltung und Kassenverwaltung, aber auch mit Vollmacht im Einkauf, Bestellungen, Auftragserteilung, sowie in genauer Überwachung der Einnahmen und Ausgaben.

Am Schluss des Protokolls vom 4. Juli 1934 fehlt der handschriftliche Eintrag *«Für die Richtigkeit, Albert Hinderer, Präsident».*

Wie unbedacht der Vorstandsbeschluss gewesen war, zeigte sich schnell. Prediger Reichart, im Missionshaus Chrischona ausgebildet, Gottes Wort zu verkünden und nicht Bücher zu kontrollieren, hatte keinen Erfolg, worüber auch seine salbungsvollen Abschiedsworte nicht hinwegtäuschen konnten: *Ich tat nichts für mich, alles für den Herrn und die Kranken.* Reichart verliess das Schlössli im Herbst 1935 und wurde später vom Vorstand aus dem Anstaltsverein ausgeschlossen. Damit aber waren die finanziellen Probleme nicht gelöst, und vor allem nicht die immer umfangreichere Verwaltungsarbeit. Der grosse Betrieb brauchte fachkundige Hilfe. *Nur unterstützt von zwei Bürofräuleins* wollte Albert Hinderer die Verwaltungslast nicht mehr alleine bewältigen. *Bürokram* war ihm zuwider. Man fand eine Lösung. Elsa Hinderer hatte einen Neffen, der seinen Konditorberuf aus gesundheitlichen Gründen hatte aufgeben müssen, darauf eine kaufmännische Lehre absolvierte und nun im Büro des Karl Bollschweiler, dem Buchprüfer des Anstaltsvereins, arbeitete. Neffe Walter Schneider wurde ins Schlössli geholt, *um ihm eine bessere und sicherere Existenz zu verschaffen, gleichzeitig in der Meinung, als Verwandter einen treuen Mitarbeiter zu gewinnen.* Walter Schneider trat im Januar 1936 ins Schlössli ein.

1936 irritierten den Chefarzt zwei Probleme. Die einzigen Privatzimmer lagen im dritten Stock des «Wachhauses», gleich über den Wachsälen für die unruhigen Schwerkranken. *Das hat zur Folge, dass es uns nicht gelingt, die guten Zahler bei uns zu halten; diese drängen immer wieder rasch fort, und gerade in den für uns aus finanziellen Gründen wichtigen Kreisen wird das Schlössli als ungeeignet erkannt,* gab Dr. Künzler zu Protokoll. Er wünschte sich ein passenderes Ambiente für die Behandlung von Privatpatienten. Zum Zweiten vermisste er eine standesgemässe Wohnung. Andere Chefärzte hatten eine Dienstwohnung. Im Burghölzli residierte der ärztliche Direktor in stattlichen Räumen im Zentrum der Anstalt. Zwar hatte der Vereinsvorstand ein Arzthaus versprochen, das Versprechen aber noch nicht eingelöst. Da bot sich im April 1936 die Gelegenheit für beides, eine neue Privatstation und eine konvenable Arztwohnung. Oberhalb Stäfa stand das Anwesen «Seeblick» zum Verkauf. Es diente bisher der «Christlichen Wissenschaft» als Studien- und Erholungsort. Die Besitzer waren in Geldnöten und mussten verkaufen. Das Objekt war wie gemacht für die gesuchten Zwecke:

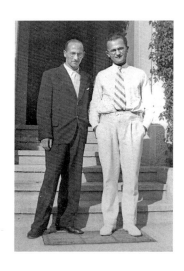

Verwalter Walter Schneider (links) und Dr. Werner Scheidegger, erster Anstaltsarzt.

20 Zimmer, Speisesaal, Lesesaal, Aufenthaltshalle, viele Balkone mit Seesicht und eine 5-Zimmer-Wohnung für den Chefarzt. *Ein Bijou!* vermerkte das Protokoll. Vier Wochen später war der Kaufvertrag besiegelt, und bald zogen die ersten Privatpatienten mit Dr. Künzler ein.

Mit dem Haus Seeblick besass das Schlössli nun schon die zweite Aussenstation. 1931 hatte Ernst Kundert, Vorstandsmitglied und grosszügiger Geldgeber, ein Zürichsee-Bauernhaus mit Stallungen und Landwirtschaftsbetrieb in Hombrechtikon dem Verein zur Miete angeboten. Dort wurde seither das Haus «Pniel»[41] für ruhige, erholungsbedürftige Patienten geführt. Auch Nachkuren für aus dem Schlössli gebessert Entlassene wurden angeboten. Im Sommer 1936 war also die Anstalt erneut ein Stück grösser geworden. In Oetwil lebten jetzt um die 200 Patienten verteilt auf fünf Häuser. Wir haben das «Alte Schlössli», das Männerhaus im Chaletstil, das «Eichbühl», das Wohnhaus Winklen und das neue «Wachhaus» vorgestellt. Dazu kamen das «Pniel» und nun der «Seeblick» mit je etwa 20 Patienten. Die starke Aufgliederung des Betriebs brachte Reibungsverluste. Viele Häuser waren zu überwachen, der Einkauf war zu regeln, der Unterhalt zu organisieren, Personalprobleme waren zu lösen, es gab zu trösten, zu loben, zu tadeln, auch Andachten zu halten und Patienten mit Gottes Wort zu stärken. In dieser Zeit hören

[41] Das Haus hiess «Pniel», weil ein holländischer Freund in seinem Gebetsblättchen namens «Pniel» um Spenden für das Schlössli warb. Fr. 11000.– kamen zusammen!

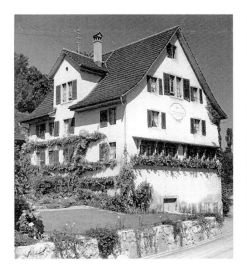

Haus Pniel in Hombrechtikon, Aussenstation von 1931 bis 1949.

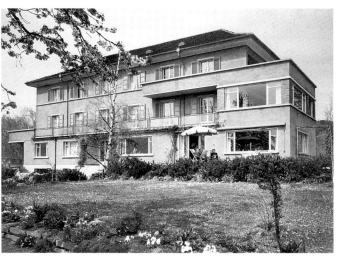

Haus Seeblick in Stäfa, Aussenstation von 1936 bis 1946.

wir Albert Hinderer erstmals über seine vielen Pflichten klagen und den Zeiten nachtrauern, als er und Elsa alleine das Schlössli geführt und fast jeden einzelnen Patienten persönlich betreut hatten. Einst waren sie die geachteten und verehrten Hauseltern gewesen, jetzt, da sie zum Direktionspaar avanciert, bedrängten sie hunderterlei Aufgaben und Probleme, die einstige Nähe zu Patienten und Mitarbeitern aber fehlte.

Gewitterwolken

Von November 1936 bis September 1938 fand keine einzige Vorstandssitzung statt. Gab es nichts zu beschliessen? Wollte man Auseinandersetzungen aus dem Wege gehen? Hatte Albert Hinderer absichtlich keine Sitzungen einberufen? Aus den beiden Protokollen der Generalversammlungen von 1937 und 1938 lässt sich wenig schliessen. Erst nach fast zwei Jahren, am 28. September 1938, traf sich der Vorstand wieder. Auch Elsa Hinderer und Chefarzt Dr. Künzler nahmen an der Sitzung teil, obschon beide nicht zum Vorstand gehörten. Zwölf eng beschriebene Seiten zählt das Sitzungsprotokoll, wie üblich von Verwalter Schneider verfasst; auch er nicht Mitglied von Verein und Vorstand. Zu Sitzungsbeginn hielt Albert Hinderer eine biblische Betrachtung mit Gebet. Die Bibelstelle über die Nöte des Apostels Paulus mochte er in Vorahnung des Verlaufs der Sitzung gewählt haben: «Wir wollen euch nämlich, liebe Brüder und Schwestern, nicht in Unkenntnis lassen über die Bedrängnis, die in der Asia über uns gekommen ist: So schwer und unsere Kräfte weit übersteigend ist die Last, die uns auferlegt wurde, dass wir sogar am Leben verzweifelten.» (2. Korinther 1, 8)

Wie der Apostel muss sich Albert Hinderer ob der Klagen des Chefarztes gefühlt haben. *Gemessen an den Weltereignissen* – Krieg drohte: das nationalsozialistische Deutschland hatte Österreich annektiert und am 1. Oktober marschierte die Wehrmacht ins Sudentenland ein – *seien es zwar Kleinigkeiten*, meinte Dr. Künzler, aber er müsse seine Kritik an der Stellung und Lebenshaltung der Familie Hinderer loswerden. Allseits habe man zu sparen, die Personallöhne seien zu niedrig, auf so vieles, was für die Heilung der Kranken nötig wäre, müssten die Ärzte verzichten, und da würden im gleichen Jahr zwei Autos angeschafft, Sohn Max Hinderer fahre mit dem eigenen Wagen nach Zürich an die Universität, die Kosten für sein Kavalleriepferd würden aus der Anstaltskasse bezahlt, und man höre auch, die Privatkasse des Herrn Hinderer werde nicht sauber von der Anstaltskasse getrennt. Auch sei Geld da für Feste, wo doch Sparen Not täte.

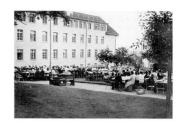

Ein Fest im Hof vor dem «Wachhaus».

Der Vorstand verurteilte die Vorwürfe des Dr. Künzler. Das seien kleinliche und eines Arztes unwürdige Anschuldigungen. Die Anstalt brauche zwei Autos; das eine sei kaum mehr fahrtüchtig gewesen, das andere unglücklicherweise nach einem Unfall unbrauchbar geworden. Die Fahrt von Sohn Max zur Universität koste weniger als ein Zimmer in der Stadt, und die Eltern seien glücklich, ihren Sohn nach den langen Jahren an der Evangelischen Mittelschule in Schiers wieder in der Familie zu haben. Die Maturitätsfeier für Sohn Max und seine Freunde und die Feier zum 70. Geburtstag von Grossmutter Friederike Hinderer im Freundes- und Patientenkreis könne man der Familie gewiss nicht verwehren. Ein unverzeihlicher Affront aber sei die Behauptung, private Ausgaben und Anstaltskasse würden nicht sauber getrennt. Das Schlössli verdanke seinen guten Ruf dem Hausvater und der Hausmutter, und da könne Dr. Künzler von Glück reden, dass er sich ohne Mühe auf einen schönen Posten habe setzen können. – Aber er sei ja ein guter Arzt und mache gute Arbeit, da müsse man ihm vielleicht doch etwas entgegenkommen, ein gewisses Mitspracherecht sei wohl statthaft.

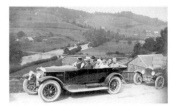

Das erste Auto wurde 1924 angeschafft.

Es wurde die Schaffung einer Betriebskommission vorgeschlagen. Zur Besprechung der laufenden Geschäfte sollten sich Direktor Hinderer, Chefarzt Künzler und Verwalter Schneider regelmässig treffen. Selbstverständlich habe die Kommission keine Entscheidungsbefugnis, man wolle die Kompetenzen des Anstaltsdirektors (die nirgends festgelegt waren) nicht beschneiden, aber er möge sich doch bei wichtigen Geschäften mit Chefarzt und Verwalter absprechen. Am Ende der langen Sitzung dankte Albert Hinderer in bewegten Worten für das ihm geschenkte Vertrauen. Ob sich Elsa Hinderer an der denkwürdigen Sitzung jemals zu Wort gemeldet hat? Das Protokoll schweigt. Fortan nahm sie an fast allen Vorstandssitzungen teil.

Die Probleme zwischen Arzt und Direktion waren mit der Sitzung vom 28. September 1938 nicht gelöst. Im Gegenteil, auch im Vorstand nahmen nun die Spannungen zu. Albert Hinderers Freunde mochten es gut und ehrlich meinen, doch ein Stachel war gesetzt. Die getrübte Zusammenarbeit mit dem

Chefarzt färbte auf das Verhältnis im Vorstand ab. Wir wissen nicht, ob die Betriebskommission regelmässig tagte. Protokolle fehlen; sie mögen verloren gegangen sein. Zwei Jahre später, 1941, als die Dinge eskalierten, tauchte die Betriebskommission wieder auf, und zwar unter dem Vorsitz von Ernst Kundert. Davon später, denn zuerst müssen wir von einem neuen Coup des Albert Hinderer berichten.

Albert Hinderer kauft das Bergheim

Im Sommer 1939 wurde mit dem Bau der «Burg» (Haus C) begonnen. Die Meinungen zu Zweck und Nutzen des Saalgebäudes waren geteilt. Chefarzt Künzler opponierte, für den Neubau bestehe aus ärztlicher Sicht keine Notwendigkeit. Auch Vorstandsmitglied Ernst Kundert war skeptisch und warnte vor der hohen finanziellen Belastung. Doch Albert Hinderers Geldsuche war wieder einmal erfolgreich gewesen. Im März 1939 war die Finanzierung knapp gesichert; Privatdarlehen von gesamthaft Fr. 275000.– waren versprochen; der Kanton gab sein Plazet und ein Darlehen von Fr. 75000.–. Doch dann sprangen einige Geldgeber *der inzwischen eingetretenen Kriegslage wegen* ab. Das Protokoll der Vorstandssitzung vom 15. November 1939 nennt Fr. 100000.–, die fehlten. Es wurde trotzdem gebaut, und irgendwie scheint sich das Geld gefunden zu haben.

Am 25. Februar 1941 wurde die «Burg» eingeweiht und gleichzeitig das 50-Jahr-Jubiläum gefeiert, das man des Kriegsausbruchs wegen um zwei Jahre verschoben hatte. Wir haben das Fest im vorangehenden Kapitel erwähnt. Zur selben Zeit aber rumorte es im Vereinsvorstand, denn Albert Hinderer hatte ein neues, noch grösseres Vorhaben. Er wollte die heruntergewirtschaftete Anstalt Bergheim in Uetikon am See kaufen. In einem Inspektionsbericht las man gepfefferte Worte über dieses Pflegeheim:

Die Feder sträubt sich, all das, was die Kommission dort zu sehen und zu hören bekam, einlässlich zu schildern. Das Bergheim beherbergt etwa 100 Patienten beiderlei Geschlechts, die vorwiegend vom Burghölzli und den Vormundschaftsbehörden der Stadt Zürich dort eingeliefert worden sind. Die Anstalt gehört der Witwe Walker. ... Die Reinlichkeit in einzelnen Loka-

litäten lässt in hohem Masse zu wünschen übrig. Kleider und Schuhe der Patienten sind schlecht gepflegt und unterhalten. ... Die Patienten haben oft wochen- oder monatelang keine Badegelegenheit. In einem Waschraum fand sich eine Anzahl schmutziger Handtücher vor. Die Zahnbürsten werden so aufbewahrt, dass kein Patient wissen kann, ob er die seine oder diejenige eines andern benützt. ... Die Verpflegung lässt qualitativ und quantitativ viel zu wünschen übrig, worüber von jeher geklagt wurde. Die Aufenthaltsräume sind schlecht, ja geradezu unwürdig. Im alten Bau steht für Männer und Frauen nur ein Abort zur Verfügung. Es fehlte in diesem Abort eine Lampe und die Spüleinrichtung war defekt. ... Die Küche ist ein Loch, in dem eine Köchin mit dem besten Willen keine Ordnung halten kann. ... An Pflegepersonal ist für die 90 Patienten eine einzige Pflegeschwester vorhanden.[42]

Der Bericht forderte von der Gesundheitsdirektion *rasche und gründliche Massnahmen, um das Elend der Patienten im Bergheim zu beseitigen.* Die Gesundheitsdirektion wurde bei Albert Hinderer vorstellig: Ob er nicht allenfalls das Bergheim übernehmen könne? Der Vereinsvorstand besichtigte die verwahrloste Anstalt im Nachbardorf. Albert Hinderer referierte über die notwendigen Sanierungen und Verbesserungen und riet zum Kauf. Die Vorstandsmitglieder waren skeptisch. Dr. Müller und Ernst Kundert winkten ab. Das Schlössli könne sich keine weiteren finanziellen Abenteuer erlauben – es ging um eine halbe Million Franken. Zwar könne *aus der Anstalt Bergheim eine Rendite erwachsen*, doch die nötigen Investitionen seien völlig unbekannt. Auch scheute man vor einer *weiteren Bürde* zurück, denn die Arbeit im Schlössli sei für Direktor Hinderer, Chefarzt Künzler und Verwalter Schneider gross genug. Dr. Billeter, der Vertreter der kantonalen Finanzdirektion, empfahl, die Angelegenheit nochmals mit der Gesundheitsdirektion zu besprechen. Die Pflegeplätze im Bergheim würden vom Kanton benötigt und der Kauf vielleicht mit einem Darlehen unterstützt. Für den Vorstand war das Geschäft vorerst erledigt.

In den folgenden Wochen suchte Albert Hinderer bei Freunden und Gönnern Unterstützung für den Bergheimkauf, auch bei einigen Vereinsmitgliedern. Er sei nicht befriedigt mit seiner jetzigen Arbeit im Schlössli. Als praktisch veran-

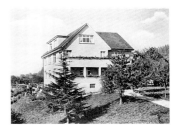

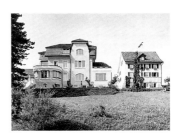

1941 gehörten zum «Bergheim» das Haupthaus (oben, heute Haus Rigiblick) sowie die «Villa» und das «Seehaus».

[42] Albert Wyss: «Zehn Irrenheilanstaltsbesuche und ihre Ergebnisse», VPOD, Zürich, 1941.

111

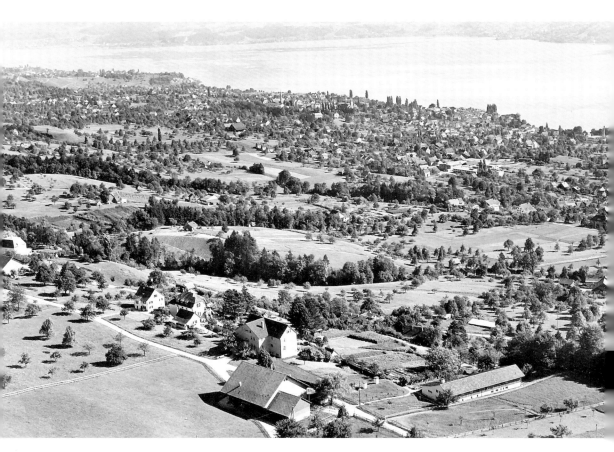

Das 1941 von Albert Hinderer gegen den Willen des Anstaltsvereins auf eigene Rechnung gekaufte «Bergheim» liegt an schönster Lage über dem Zürichsee.

lagter Mensch könne er sich mit seinen vielen Aufsichts- und Verwaltungsarbeiten nicht abfinden und fühle sich deshalb im Grossbetrieb, als welcher sich das Schlössli heute präsentiere, nicht mehr wohl. Er brauche ein Ventil, eine neue Herausforderung zu eigener Arbeit, zur selbständigen Leitung eines überschaubaren Betriebs, auch zur Führung einer unabhängigen Landwirtschaft. Zum Bergheim gehörte ein kleiner Landwirtschaftsbetrieb mit etwa 12 Hektar Fläche. Die Freunde zeigten Verständnis, rieten zum Kauf, rieten ab, unterstützten, warnten. Doch auch die besten Berater nehmen keine Entscheidung ab. Und so fällte Albert Hinderer einen einsamen Entschluss: Er kaufte das Bergheim für sich selbst und auf eigene Rechnung. Der Gesundheitsdirektor Jakob Kägi, der ihn noch im Herbst desselben Jahres 1941 in einer andern Angelegenheit so sehr enttäuschen sollte, gab seine Unterstützung und verhalf zum staatlichen Darlehen von Fr. 150000.–. Für Fr. 150000.– bestanden Schuldbriefe. Für den Kaufpreis von Fr. 490 000.– fehlten also Fr. 190 000.–, die grossenteils Freunde und Verwandte liehen. Am 16. Juni wurde der Kauf notariell beglaubigt.

Sturm

Kurz danach, am 10. Juli 1941, fanden sich die Vereinsfreunde zur jährlichen Generalversammlung zusammen. Die Stimmung war geladen. Man hatte davon munkeln gehört und es nun in der Zeitung gelesen: Albert Hinderer hat das Bergheim gekauft! Die Traktandenliste wurde umgestellt und Albert Hinderer zur sofortigen Stellungnahme aufgefordert. Er tue dies gerne, obschon die Kaufangelegenheit ja nur ihn persönlich betreffe. Die Herren des Vorstands hätten ja an der vergangenen Sitzung kein Interesse gezeigt, und Dr. Künzler habe zusätzliche Arbeit befürchtet. Auch habe er in den letzten Wochen mit einigen Vereinsmitgliedern persönlich gesprochen und dabei Verständnis für den Kauf des Bergheims gefunden. Herr Kundert habe ihm sogar in einem persönlichen Brief geschrieben: *Auf diese Weise könntest Du wieder Deine so schöne Gabe als Anstaltsleiter, Seelsorger, ja auch als Landwirt vollauf verwenden.* Auch von Regierungsseite habe er Unterstützung erfahren, wie Dr. Billeter ja wissen müsse. Der Kanton Zürich brauche die Anstalt Bergheim. Dass es mit dem Comité etwelche Schwierigkeiten geben könne, sei ihm bewusst gewesen, er halte diese aber für unbedeutend.

Unbedeutend aber waren sie ganz und gar nicht. Der Vorstand war über Albert Hinderers *eigenmächtiges Vorgehen* höchst befremdet. Ernst Kundert, an vielen Sitzungen ein Wortführer des Vorstands, bekannte sich zu den wohlwollenden Zeilen, die er als persönlicher Freund an Albert Hinderer geschrieben habe. Doch als verantwortliches «Comitémitglied» und als jemand, der finanziell stark am Schlössli interessiert sei – Kundert hatte Fr. 120 000.– Guthaben im Schlössli – habe er Bedenken bezüglich der künftigen Führung des Betriebs in Oetwil, wenn Albert Hinderer fortan zwei Betriebe leiten müsse. Seiner Meinung nach *entspreche das Bergheim viel besser den Eignungen des Herrn Hinderer, wo er wieder alles in einer Person selbst sein könne.* Deshalb solle er sich aus dem Schlössli zurückziehen. Die neuen Verhältnisse müssten in einem schriftlichen Vertrag sauber geregelt werden. Als wichtigste Vertragspunkte nannte er:

Innert Monatsfrist wird zwischen Herrn Hinderer einerseits und der Anstalt Schlössli andererseits ein Vertrag abgeschlossen, der eine genaue Trennung der beiden Anstalten Schlössli und Bergheim vorsieht.

Herr Hinderer tritt als Präsident von Verein und Vorstand zurück. Herr Dr. Künzler und Herr Verwalter Schneider werden als Comitémitglieder aufgenommen.

Es sind in der Anstalt Oetwil höchstens zwei Pferde, an der Kutsche und zum Reiten verwendbar, zu halten. Die übrigen Tiere sind auf schnellstem Wege zu verkaufen und durch Arbeitspferde oder Zugochsen zu ersetzen. Ebenso soll der Viehbestand auf die Zahl reduziert werden, die in Einklang mit unserer Futterproduktion steht.

Das Ziel war klar: Kundert wollte die Funktionen des Albert Hinderer beschneiden, die Leitung des Schlössli neu gestalten und Albert Hinderers geliebte Landwirtschaft und vor allem die Pferdezucht stutzen. Vergeblich versuchte Dr. Billeter die Wogen mit dem Vorschlag zu glätten, die *Landwirtschaftsangelegenheiten* für heute beiseite zu lassen. In einer Art Verteidigung beantragte Albert Hinderer, die Führung des Schlössli der Betriebskommission zu übergeben. Diese existiere ja seit 1938, habe aber bis jetzt nicht richtig funktioniert. Auch sei er bereit, das Amt des Präsidenten niederzulegen, doch sehe er keinen geeigneten Nachfolger unter den Comitémitgliedern. Dann aber schlugen die Herren Müller und Billeter Ernst Kundert als neuen Präsident vor; Albert Hinderer solle Ehrenpräsident werden. Er aber widersetzte sich Kunderts Wahl, weigerte sich jedoch, seine Gründe *vor den versammelten Comitémitgliedern zu nennen.* Gegen Albert Hinderers Willen wollte man Kundert dann doch nicht wählen, und so schlug Dr. Müller vor, Albert Hinderer solle sein Amt vorerst zur Verfügung stellen, über seine Nachfolge müsse man sich dann in Ruhe Gedanken machen. Albert Hinderer war einverstanden.

Die fast fünfstündige Sitzung muss tumultuös verlaufen sein. Bindende Beschlüsse wurden keine gefasst. Dazu fehlten kühle Köpfe. Am Schluss wusste man nicht, ob jetzt Albert Hinderer abgewählt oder noch immer Präsident war. Vier Tage später schrieb Ernst Kundert an Albert Hinderer: *Nachdem sich wohl auch bei Dir die Wellen des Sturmes etwas beruhigt haben, kann* ich es wagen, *Dir inliegend einen Durchschlag meiner Gedanken über die Bildung der Betriebscommission auszuhändigen.* Seine *Gedanken* schickte er auch allen andern Vorstandsmitgliedern und wiederholte darin im Wesentlichen seine Absicht, Albert Hinderer zu entmachten. Die Betriebskommission solle das Schlössli führen und vom *neuen Präsidenten des Vereinscomités* geleitet werden, dem bei Unstimmigkeit der Stichentscheid zufalle. In unserer heutigen Zeit käme Kunderts neuer Präsident einem neuen CEO und Präsidenten des Verwaltungsrats in Personalunion gleich. Als Direktor des Schlössli und Präsident von Verein und Vereinsausschuss war ja Albert Hinderer «Chief Executive Officer» und «Verwaltungsratspräsident» in einer Person. Zwei Wochen später schickte Ernst Kundert seinen scharfen Forderungen einen salbungsvollen Brief nach, der mit dem Satz schloss: *Ganz sicher finden wir einen Weg der Verständigung, worüber sich unser himmlischer Vater freut und jedem sein Amt lässt, das er uns anvertraut hat.*

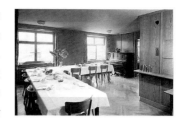

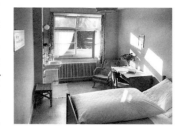

Im dritten Stock der «Burg» (Haus C) wurde 1941 die erste Privatstation eingerichtet. Bisher gab es nur einzelne Privatzimmer und die private Aussenstation Seeblick in Stäfa.

Kurze Zeit später folgte eine ausserordentliche Generalversammlung, zu der Ernst Kundert als *Präsident ad interim* eingeladen hatte. In der chaotischen Sitzung vom 10. Juli scheint diese neue Funktion Kunderts in den Köpfen einiger Comitémitglieder entstanden zu sein. Der Einladung beigelegt war eine vom Juristen Dr. Müller ausgearbeitete Vereinbarung über die *Angelegenheit Bergheim:* Albert Hinderer solle künftig das Bergheim führen und seine Funktionen im Schlössli einschränken. Auch ein Organisationsreglement über Aufgaben und Kompetenzen von Vorstand, Betriebskommission, Direktion, Chefarzt und Verwaltung lag bei. Die Dokumente hatte Dr. Müller mit den anderen Vorstandsmitgliedern abgesprochen, aber nicht mit Albert Hinderer. Es kam erneut zu einer denkwürdigen Sitzung, die erstmals in der Vereinsgeschichte nicht Albert Hinderer, sondern Ernst Kundert leitete.

Zuerst trug Albert Hinderer seine Sicht der Dinge vor. Schade, dass seine Worte im Protokoll nur bruchstückhaft wiedergegeben sind. Wer ihn kannte, weiss um seine Wortgewalt, um seine Gabe, andere Menschen zu überzeugen, ihnen Ideen, Anschauungen und Standpunkte deutlich zu machen. Unmissverständlich legte er dar, dass ihm als *Gründer des Werkes* die Stelle des Präsidenten im Verein und Vorstand zustehe, und zwar auf Lebenszeit. Zu seiner Stellung im Schlössli sagte er: *Ich habe bei* der Gründung des Vereins nicht im Geringsten die Absicht gehabt, mich selber zu einem Angestellten zu machen. Mit seiner flammenden Rede hatte er Terrain gewonnen; die Meinungen waren jetzt geteilt. Der Kantonsvertreter Dr. Billeter und Ernst Kundert wollten Albert Hinderers Erklärungen nicht akzeptieren: *Wenn der Vorstand die Verantwortung tragen muss, soll er auch seine Beschlüsse fassen können, auch wenn sie den Ansichten Herrn Hinderers widersprechen.* Doch der alte Freund Andreas Link, der Jurist Dr. Müller, Pfarrer Figi[43] und Wilhelm Frey, der fromme Mann aus Glarus, der als Seelsorger für das Bergheim vorgesehen war, zeigten Verständnis für Albert Hinderers Forderungen. Dr. Müller: *Das Wichtigste ist, dass der Verein so gepflegt wird und aus solchen Leuten zusammengesetzt ist, dass die Erfordernisse der Anstalt erfüllt werden können.* Wer Präsident sei, sei nicht so wichtig. Da stellte Andreas Link den Antrag, man möge jetzt abstimmen und Albert Hinderer wieder zum Präsidenten von Verein und Vorstand wählen. Er wurde mit vier zu zwei Stimmen (wieder) gewählt.

Von einem Vertrag mit Albert Hinderer über die Angelegenheit Bergheim sprach man danach nicht mehr. Doch wurde das Organisationsreglement diskutiert, die Betriebskommission bestellt und Ernst Kundert zu deren Präsident gewählt. Die Betriebskommission sollte künftig *den ganzen Anstaltsbetrieb überwachen.* Dazu zählten z. B. die Einstellung und Entlassung des *höheren Personals,* der Erlass von Dienstreglementen, Anstellungsbedingungen und *weiteren reglementarischen Vorschriften sowie die Beschlussfassung in allen anderen Anstaltsangelegenheiten, die vom Direktor, dem Chefarzt oder dem Verwalter unterbreitet und nicht in die Kompetenz des Vorstandes oder der Generalversammlung fallen.* Zu Albert Hinderers Funktion sagte das Organisationsreglement nur, er habe die *unmittelbare Oberleitung der Anstalt* und überwache den ganzen Anstaltsbetrieb *in administrativer und medizinischer* (sic!) *Hinsicht.* Auch habe er dafür zu sorgen, dass der *positiv christliche Charakter* der Anstalt im Geiste der Gründer bewahrt bleibe.

Mit diesen Beschlüssen war der Wirrwarr komplett: Albert Hinderer präsidierte den Verein und den Vereinsvorstand, Ernst Kundert die dem Vorstand untergeordnete Betriebskommission. Einmal war Albert Hinderer Ernst Kundert vorgesetzt, ein andermal Ernst Kundert Albert Hinderer. Das konnte nicht gut gehen.

[43] Paul Figi, Pfarrer in Uster, wurde 1936 als Nachfolger von Prediger Reichart in Verein und Vorstand gewählt.

Der Eklat

Nach drei Monaten und zwei Sitzungen der Betriebskommission erhielten Präsident Hinderer und die Vorstandsmitglieder einen «Chargé-Brief»: *Da ich mir selbst versprochen habe,* schrieb Ernst Kundert, *unter keinen Umständen nochmals Urheber unerfreulicher Sitzungen zu sein, es mir aber unmöglich ist zu schweigen, wo es meinem Empfinden ins Gesicht schlägt, bin ich gezwungen, die strikteste Konsequenz zu ziehen und erkläre ich somit meinen Austritt aus dem Comité der Anstalt Schlössli mit dem heutigen Tag. … Sehr geehrte Herren, Sie werden verstehen, dass ich die Zukunft des Schlössli nicht rosig sehe. Zu den äusseren Unzulänglichkeiten kommt noch der innere Unfriede. Aus diesem Grunde bin ich gezwungen, Sie um Mitteilung zu bitten, bis zu welch kürzester Frist Sie die Schuldbriefe auf Fr. 60000.–, Fr. 37000.– sowie Fr. 23000.– zurückzahlen können.*

Der Austritt Kunderts mag Albert Hinderer nicht ganz unwillkommen gewesen sein. Er bemerkte im Jahresbericht für 1941/42: *Der Rücktritt von Herrn Kundert führte zu einer Klärung der durch Misstrauen entstandenen Atmosphäre, die sich … segensreich ausgewirkt hat.* Die Kündigung der Darlehen aber war ein harter Schlag. Bis im Sommer 1942 gelang es, von der Schweizerischen Volksbank eine neue Hypothek zu erhalten und Kunderts Guthaben zurückzuzahlen. Als «Sicherheit» entsandte die Volksbank ihren Direktor Eugen Kull in den Vereinsvorstand. Nach dem Kantonsvertreter Dr. Billeter musste man also ein zweites «fremdes» Vorstandsmitglied dulden.

Der langsame Niedergang des Anstaltsvereins

Nach den Erschütterungen von 1941 kehrte während der Kriegsjahre vorübergehend Ruhe ein. Die Betriebskommission versammelte sich nun öfters zur Behandlung der Tagesgeschäfte. Neuer Vorsitzender war Dr. Müller. Als Präsident von Verein und Vorstand musste sich also Albert Hinderer weiterhin einem anderen Vorstandsmitglied unterziehen. Dr. Müller nahm seine Aufgabe mit Bedacht und Rücksicht wahr. Sowohl im Vorstand als auch in der Betriebskommission wurde sachbezogen gearbeitet; man begegnete sich vorsichtig respektvoll.

Ende Februar 1944 verliess Dr. Heinrich Künzler das Schlössli und wurde Chefarzt der Heil- und Pflegeanstalt im appenzellischen Herisau. Sein Nachfolger, Dr. med. Rudolf Brunner, kam

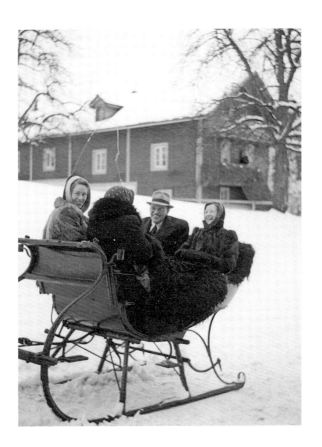

Im Winter 1942/43 vor dem Männerhaus. Von links: Marguerite Holder (Verlobte von Max Hinderer), Elsa und Albert Hinderer und Cécile Holder-Preiswerk.

aus der Anstalt Realta im Bündnerischen Cazis, wo er Sekundärarzt gewesen war. Er wünschte den Titel eines ärztlichen Direktors und ein eigenes Arzthaus in Oetwil. Man entschied, den Titel dürfe er *nach aussen führen*, im Betrieb sei er aber der Chefarzt, denn es könne nicht zwei Direktoren geben. Auch ein Arzthaus wurde gebaut, obschon es sich der Anstaltsverein eigentlich nicht leisten konnte. (Im neuen Haus an der Langholzstrasse 24 wohnte später die Familie von Dr. Max Hinderer.) Über 90 Prozent der Baukosten wurde von Privatgläubigern finanziert. Verwalter Schneider hatte mit Geschick neue private Geldquellen ausfindig gemacht. Kaum ins neue Haus eingezogen, verliess Dr. Brunner das Schlössli im Juni 1946. Ihm folgte im Oktober der 65-jährige Dr. med. E. Hermann Müller-Schürch, der schon am 21. Februar 1948 verstarb.

Nach den Ereignissen, die im Januar 1942 im Austritt Ernst Kunderts gipfelten, schwelten die Konflikte im Verborgenen weiter. Hinzu kamen gegen Ende des Weltkriegs Geldsorgen. An der Generalversammlung von 1942 konnte Albert Hinde-

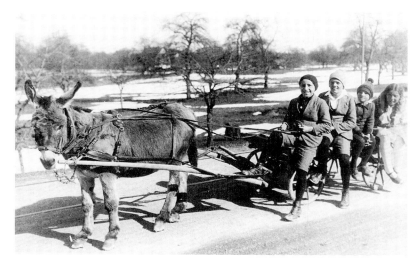

Otto Wolfensberger, Max Hinderer, Walter Städeli und Daisy Hinderer an der Willikonerstrasse um 1933. Walter Städeli wurde zum Schweizer Skilift- und Sesselbahnpionier.

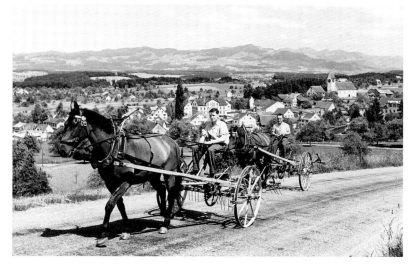

An der Bergstrasse um 1950. Auf dem vorderen «Heuwender» der spätere Gutsverwalter Kurt Züst. (Foto Wolgensinger)

rer noch sagen: *Wie viel Grund haben wir, Gott zu danken und ihn zu ehren, haben wir doch über die Verzinsung hinaus noch Fr. 32000.– zur Abschreibung von Liegenschaften.* 1944 und 1945 aber wuchs die Differenz zwischen Ausgaben und Einnahmen gefährlich an. Die kriegsbedingte Teuerung war grösser denn je, doch durften die Tagestaxen nur mit behördlicher Bewilligung erhöht werden. Zu den angespannten Finanzen trug zusätzlich bei, dass das Schlössli auch in schwierigen Zeiten, getreu dem Gründungszweck des Anstaltsvereins, eine gemeinnützige Institution sein wollte. Vielen wenig bemittelten Patienten wurden niedrigere Taxen verrechnet. Im Geschäftsjahr vom Mai 1944 bis April 1945 wendete man Fr. 80000.– für Taxerleichterungen auf.[44]

[44] Von 1934 bis 1949 dauerte das Geschäftsjahr jeweils von Mai bis April, ab 1950 wieder von Januar bis Dezember.

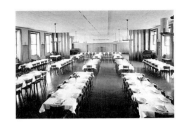

Der Speise- und Festsaal in der «Burg». Die Bibelsprüche «Und Jesus setzte sich mit ihnen zu Tische» und «Lobe den Herrn meine Seele» wurden in den Siebzigerjahren von den Wänden entfernt.

Die Herren des Vereinsvorstands taten, was man auch heute in solchen Situationen zu tun pflegt: Sie liessen sich beraten und holten ein Gutachten ein. Auf Vorschlag von Dr. Reinhard Isler, dem Nachfolger des krankheitshalber zurückgetretenen Kantonsvertreters Billeter, erstellte Revisor Gonzenbach aus der kantonalen Gesundheitsdirektion eine umfangreiche Betriebsanalyse, die auch den Gutsbetrieb einschloss. Auf Ende Oktober 1945 wurde zudem eine Zwischenbilanz der Kontrollstelle angefordert. Die Betriebsanalyse Gonzenbach[45] und die Zwischenbilanz sind nicht mehr erhalten, wohl aber die geharnischte Reaktion des Albert Hinderer auf die beiden Dokumente. Er rügte falsche Annahmen, unkorrekte Buchungen, die Unkenntnis des Gutachters über die Verhältnisse in einer privaten Anstalt. Ganz besonders hart ins Gericht ging er mit der Begutachtung des Landwirtschaftsbetriebs. Man würde völlig verkennen, wie wichtig die Landwirtschaft für die Patienten sei. Über die Jahre sei der Gutsbetrieb ein Segen gewesen für viele Kranke, manche hätten bei der angeleiteten Arbeit im Freien wieder Ruhe und sogar Heilung gefunden. Das hohe Defizit des Gutsbetriebs sei konstruiert und man verkenne, wie gross die Leistung der Landwirtschaft für die Anstalt gerade in den Kriegsjahren gewesen sei.

Albert Hinderer machte einen *Reorganisationsvorschlag*. Er wollte eine durchgreifende Lösung nicht nur der finanziellen Probleme, sondern auch der offenen und verborgenen Schwierigkeiten im Vereinsvorstand, er suchte einen Ausweg aus der schwelenden Zwietracht und den steten Anfeindungen, denen er sich ausgesetzt sah: Er wollte den Verein auflösen! Seine ursprüngliche Idee des unterstützenden Freundeskreises war gescheitert. Am 5. Dezember 1945 sagte er im Vereinsvorstand:

Ich bitte die Herren Vorstandsmitglieder, zu prüfen und an einer ausserordentlichen Generalversammlung Antrag zu stellen, den Verein und seine Organisation entweder erheblich zu vereinfachen und mir für die Leitung alle Kompetenzen zu überlassen, die ich für ein initiatives, verantwortungsvolles und selbständiges Arbeiten notwendig habe, oder ich bitte Sie, den Verein aufzulösen und Aktiven und Passiven wieder meiner Familie zu übertragen.

Da der Verein über kein eigenes Kapital verfügt und kein Aktivenüberschuss vorliegt, ergibt sich kein Liquidationsgewinn.

[45] Gonzenbach verfasste zwei Jahre später auch ein Gutachten über die Stiftung «Schwesternschule und Krankenhaus vom Roten Kreuz» in Zürich, die ebenfalls in finanzieller Schieflage war. («Grenzen aufheben» Schrift zum 125-jährigen Jubiläum der Stiftung Careum, Zürich 2007).

Im Übrigen werde ich die Anstalt auf biblischer Grundlage als Heil- und Pflegeanstalt weiterführen, sodass bezüglich den Liquidationsbestimmungen der Vereinsstatuten keine Schwierigkeiten entstehen dürften.

Ich bin mir voll bewusst, dass ich durch die persönliche Übernahme aller Passiven und beim gegenwärtigen negativen Betriebsresultat eine ganz gewaltige Aufgabe übernähme. Ich verfüge aber über ausreichende Zusicherungen, dass es mir möglich ist, die finanziellen Verhältnisse zu ordnen. Ich bin durch einen unerschütterlichen Glauben an Gottes Hilfe ... fest davon überzeugt, dass ich die Anstalt wieder erspriesslich zum Wohle der Patienten und auch zur Freude der Mitarbeiter in geordneten finanziellen Verhältnissen weiterführen kann.

Wieder kam es zu einer stürmischen Sitzung. Doch anders als 1941, als der Kauf des Bergheims grossen Protest heraufbeschworen hatte und Albert Hinderer sogar abgesetzt werden sollte, er sich aber durchsetzte und dann nochmals eine ruhigere Vereinsphase begann, kehrte nach dem 5. Dezember 1945 keine Ruhe mehr ein. Die Meinungen über den Zweck des Vereins und die Art der Führung des Schlössli prallten unversöhnlich aufeinander. Für die Mehrheit im Vereinsvorstand, vorab für den Juristen Müller, den Kantonsvertreter Isler und den Volksbankvertreter Kull war der Verein primär eine rechtliche Betriebsform. Als Vorstandsmitglieder sahen sie sich für das Wohl des Schlössli verantwortlich und verpflichtet, angesichts der schlechten Finanzlage und der Konflikte zwischen Direktor Hinderer, Chefarzt Brunner und Verwalter Schneider die notwendigen Massnahmen zu ergreifen, *auch wenn diese Herrn Direktor Hinderer nicht passen.* Bei der Grösse der Anstalt wäre Direktor Hinderer doch gar nicht mehr in der Lage, das Schlössli alleine zu führen. Der Verein sei ja gerade wegen der Expansion des Schlössli geschaffen worden. Die Auflösung des Vereins sei ein völliger Irrweg. *Wenn er finanzielle Verbesserungen für möglich hält, ist Herr Hinderer als Präsident und Direktor verpflichtet, den Weg zu weisen, und der Vorschlag von Herrn Hinderer (den Verein aufzulösen) ist ein starkes Stück, womit er seine Stellung nicht verbessert,* protokollierte Verwalter Schneider die Aussagen von Dr. Müller.

Die Sitzung entartete in wüsten Anschuldigungen von Chefarzt und Verwalter gegen Albert und Elsa Hinderer und endete chaotisch. Das zehnseitige Sitzungsprotokoll wurde zur Schmäh-schrift. Der Vorstand traf sich schon am 14. Dezember wieder. Man suchte einen Ausweg vor den Feiertagen, entschuldigte sich für *ungebührliche Vorwürfe* und versprach, das Organisations-reglement besser einzuhalten, um auf den Weg der Zusammenar-beit zurückzufinden. Andreas Link, der Doyen des Vorstands, mahnte: *Ein jeder achte den anderen höher als sich selbst.*

Gegen aussen kehrte etwas Ruhe ein. Es zeigte sich, wie über-lebensstark und widerstandsfähig ein Betrieb in scheinbar un-lenkbarem Zustand sein kann. Die Mitarbeiter erfüllten ihre Auf-gaben wie immer, die Patienten wurden gut betreut und gepflegt, die Infrastruktur funktionierte. Im Laufe des Jahres 1946 fanden ein paar Sitzungen der Betriebskommission und des Vorstands statt. Es wurden die nötigen Sachgeschäfte erledigt. Für den aus-getretenen Chefarzt Dr. Brunner fand sich ein Nachfolger. Der Betrieb lief gut, es gab kaum freie Betten und man erwartete ein besseres Ergebnis als in den Kriegsjahren. Für Albert Hinderer aber war die Lösung der Probleme nur aufgeschoben. Den Ver-ein konnte er nicht auflösen, zu gross war noch der Widerstand. Er musste langsam auf das Ziel hinarbeiten und dazu den Ver-ein vorerst umgestalten. Den ersten Schritt tat er im Sommer 1946, als er die Hypothek bei der Volksbank kündigte. Sie wurde von der Zuger Kantonalbank übernommen, und deshalb schied Bankdirektor Kull aus dem Verein aus, da ja sein Mandat an die Hypothek der Volksbank gebunden war. Ein Jahr später gelang es, die Hypothek von der Zuger Kantonalbank auf die Pensionskasse des Migros Genossenschaftsbunds zu übertragen. Diese gewährt eine Hypothek von Fr. 450 000.– im Nachgang zur Staatshypo-thek von 1,1 Millionen. Damit hatte sich Albert Hinderer etwas finanziellen Raum verschafft. Den Vereinsvorstand informierte er jeweils erst nach dem Abschluss der Geschäfte, was man ihm übel nahm. Ende 1946 verkaufte er das Haus Seeblick gegen den Wil-len des Vereinsvorstands an die Stadt Zürich, die dort heute ein Pflegezentrum für Demente betreibt. Hier ist daran zu erinnern, dass Albert Hinderer seit der Gründung des Vereins Einzelun-terschrift besass und alle Geschäfte stets alleine tätigen konnte. Bankdirektor Kull versuchte einmal erfolglos, die Kollektivun-terschrift einzuführen. Wahrscheinlich verspürten die Vorstands-mitglieder, dass das dem Verein geschenkte Schlössli im Grunde doch ein Familienwerk war.

Ende 1946 kündigte Verwalter Schneider seine Stelle. Er hatte das «Sanatorium Kilchberg» gekauft und zog dort am 1. Februar 1947 als Besitzer und Anstaltsdirektor ein. Die Zusammenarbeit mit Elsa Hinderers Neffen hatte 11 Jahre gedauert. Seinen Abgang würde man heute als «in gegenseitigem Einverständnis» kommunizieren. Eine weitere Zusammenarbeit war schon deshalb nicht mehr möglich, weil es Walter Schneider gelang, ein paar ihm nahe stehende private Geldgeber zu überzeugen, ihre Darlehen aus dem Schlössli abzuziehen und auf das «Sanatorium Kilchberg» zu überschreiben. Der Vereinsvorstand war perplex, wollte sich aber nicht auf einen Streit einlassen. *Die Kündigung der Darlehen seitens des scheidenden Verwalters muss bei den Gläubigern einen merkwürdigen Eindruck hinterlassen haben*, schrieb Dr. Müller in einem Brief an Walter Schneider und fuhr fort: *Die Anstalt Schlössli verhilft Ihnen entgegenkommenderweise zur Erfüllung Ihrer Anzahlungspflicht, die Sie mit dem Kauf des Sanatoriums Dr. Huber in Kilchberg übernommen haben. Sie haben offenbar bei einzelnen Darlehensgläubigern der Anstalt von sich aus sondiert, ob sie bereit wären, anstelle der Anstalt Schlössli Sie als Schuldner anzunehmen, um Ihnen so zu den nötigen Mitteln zu verhelfen. Ich rechne natürlich damit, dass Sie dabei keine die Anstalt Schlössli irgendwie schädigende Bemerkungen gemacht haben.*[46] Die Wogen glätteten sich später wieder. Die Familien Schneider und Hinderer, Besitzer der beiden grossen privaten Psychiatriekliniken im Kanton Zürich, pflegten weiterhin Kontakte.

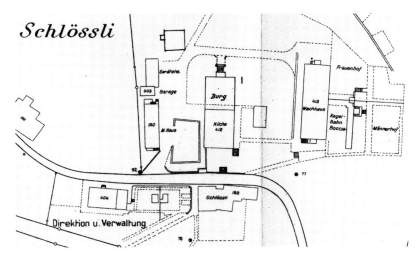

Plan des Schlössliareals um 1945.

[46] Brief von Dr. Paul Müller an Walter Schneider vom 3.1.1947.

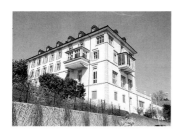

Walter Schneider, Neffe von Elsa Hinderer-Bollier und seit 1936 Verwalter des Schlössli, kaufte 1947 das 1867 als Pflegeanstalt Mönchhof gegründete Sanatorium Kilchberg.

Noch immer war nicht an die Auflösung des Vereins zu denken. Hingegen gelang es Albert Hinderer, neue, ihm wohlgesinnte Vorstandsmitglieder wählen zu lassen: Pfarrer Hans Pfaff aus Stäfa und Arthur Joss, Verwalter des Bürgerheims Wädenswil. Im Februar 1949 verliessen Dr. Paul Müller und Andreas Link den Vereinsvorstand. Sie *könnten die Verantwortung nicht mehr länger mittragen.* Dr. Müller warf Albert Hinderer vor, den christlichen Geist der Anstalt verraten zu haben und nach privatem Besitz zu streben. Er liesse sich mehr und mehr von Stimmen beeinflussen, die die Gefahren nicht sähen. Gemeint waren die Herren Pfaff und Joss, die nun im Vorstand ein Gegengewicht bildeten. Mit ganz anderer Begründung trat Pfarrer Georg Vischer aus dem Anstaltsverein aus. Er sehe mit grosser Freude, dass das Schlössli nun wieder in Familienhände käme und *Sohn Max eine gedeihliche Entwicklung des Werkes für die Zukunft* verbürge. Vischer war Gemeindepfarrer in Oetwil gewesen und danach Rektor der Freien Evangelischen Schule in Zürich. Im März 1949 sassen im Vereinsvorstand Pfarrer Hans Pfaff, Arthur Joss und Dr. Hans Roth. Letzterer war nach den Herren Billeter und Isler bereits der dritte Kantonsvertreter. Er blieb nur bis im Frühling 1951, als die kantonale Hypothek zurückbezahlt wurde und somit das Einsitzrecht des Kantons im Vereinsvorstand erlosch. Schliesslich trat auch Arthur Joss aus Vorstand und Verein aus. Und so fand die Generalversammlung vom 29. August 1951 sozusagen im Familienkreis statt: Albert und Elsa Hinderer, Sohn Max Hinderer und Pfarrer Hans Pfaff waren anwesend. Der bedeutungslos gewordene Verein wurde 1955 aufgelöst.

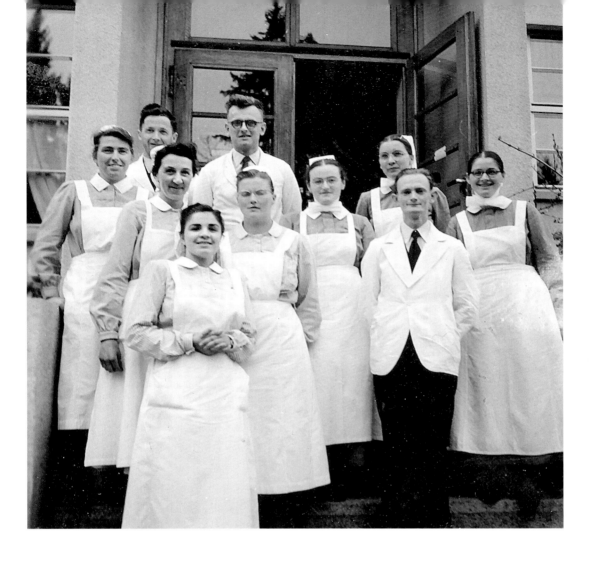

Zwischen Gottes Lohn und VPOD

Courant normal

Ob all der stürmischen Ereignisse in den Vierzigerjahren darf man die gute Arbeit der Ärzte, Schwestern, Pfleger und aller übrigen Mitarbeiterinnen und Mitarbeiter nicht vergessen. Tatsächlich trat nach den grossen Erschütterungen von 1941/42 wieder Ruhe im Alltag ein. Die Kriegsjahre brachten viele Einschränkungen. Gross war die Teuerung. Gegenüber 1939 wies die Buchhaltung am Kriegsende 140 Prozent höhere Lohnkosten, 100 Prozent höhere Lebensmittelkosten und 90 Prozent höhere Kosten für Heizung und Strom aus. Die kleinere Zunahme bei den Lebensmitteln und der Heizung war der betriebseigenen Landwirtschaft und der eigenen Gärtnerei zu verdanken. Eigenes Brennholz gab es genügend, es durfte aber nur mit Bewilligung und unter behördlicher Aufsicht geschlagen werden. Knapp waren Kohle, Heizöl und Benzin. Das eidgenössische Kriegs-, Industrie- und Arbeitsamt verfügte, es dürfe nur noch ein Personenauto mit Benzinantrieb fahren. Der «De Soto» erhielt einen Holzvergaser.[47] Auch die Löhne und Patiententaxen wurden behördlich kontrolliert, jede Erhöhung musste bewilligt werden. Weil immer wieder Männer im Militärdienst weilten, waren die Arbeitskräfte knapp. Von den zwölf Knechten arbeiteten zeitweise nur vier im Gutsbetrieb.

Ein häufiges Thema waren die Personalkosten. Die tiefen Löhne führten zu vielen Diskussionen und es wurde an Opfergeist und Nächstenliebe appelliert. Dazu die Betriebskommission im November 1942:

> *Es wird der Oberschwester der sehr weitgehenden Konsequenzen wegen, die eine allgemeine Lohnerhöhung beim Pflegepersonal, auch ohne Berücksichtigung der Diakonissinnen, hätte, empfohlen, den Gedanken der christlichen Liebestätigkeit zu fördern und erhebliche Anstrengungen zur Aufklärung über den besonderen Dienst in unserer Anstalt an den Patienten zu machen.*

Ein wirksames Mittel gegen hohe Lohnkosten waren ledige Angestellte. Die freien Schwestern waren alle ledig, verheiratete Pfleger selten. Wollte ein lediger Pfleger einen Hausstand gründen, brauchte er die Bewilligung des Vorstandes. 1935 hiess es in einem Protokoll: *In Bezug auf die Gesuche von Pflegern und Gärtnern um Erlaubnis zur Verheiratung stellen die Anwesenden*

Während des 2. Weltkriegs trug auch das Schlössli zum Erfolg der vom späteren Bundesrat Friedrich Traugott Wahlen geleiteten «Anbauschlacht» bei.

[47] Im unförmigen Holzvergaser, der am Heck des Wagens montiert war, wurde Holz zu einem Gemisch aus Wasserstoff, Methan, Kohlenmonoxid und anderen Gasen verbrannt; dieses «Holzgas» diente als Benzinersatz.

fest, dass die Anstalt nicht in der Lage ist, ausser den leitenden Persönlichkeiten weitere verheiratete Angestellte zu erhalten. Es wird nötig sein, principiell nicht von dieser Feststellung abzugehen. Und etwas später: *Nach dem nunmehr vorliegenden Ergebnis der Jahresrechnung und der hohen Position der Löhne muss die Hoffnung aufgegeben werden, den vier Gesuchen um die Möglichkeit zur Verheiratung entsprechen zu können. Unsere heutige Lage gestattet nicht, verheiratetes Personal anzustellen.* Selbst 1944 wurde nur ausnahmsweise die Heiratserlaubnis erteilt: *In Berücksichtigung besonders der langjährigen und guten Dienste, die der Anstalt von seiner Braut, Fräulein Sollberger, geleistet wurden, wird ohne Präjudiz für andere Fälle beschlossen, die Anfrage von Pfleger Meier grundsätzlich zu bejahen unter der Voraussetzung, dass Wohnverhältnisse geschaffen werden können, die einer Familie würdig sind.* Gab es eine Heiratserlaubnis, dann hiess es schnell zupacken. Die betagte Witwe eines verstorbenen Oberpflegers erinnerte sich, wie ihr Verlobter 1937 zur Heirat drängte, denn *sonst bekommt ein anderer die Heiratserlaubnis und wir müssen wieder lange warten, bis wir an der Reihe sind.* Und war man dann verheiratet, so hatte die Ehefrau selbstverständlich im Schlössli mitzuarbeiten. Eine junge Pflegersgattin soll eines Nachmittags mit ihrem ersten Sprössling im Wägelchen durch die Anstalt spaziert sein, worauf sie die Aufseherin über Küche und Wäscherei zur Rede stellte und ihr eine Zaine Wäsche zum Bügeln übergab.

Man versuchte, die niedrigen Löhne mit längeren Ferien, Freitagen und Nebenleistungen auszugleichen. Das Pflegepersonal erhielt vier Wochen bezahlte Ferien, damals mehr als üblich, ebenso einen ganzen Freitag pro Woche, wochentags eine Freistunde und sonntags zwei, die Essenszeiten nicht eingerechnet. Diese Regelungen galten als grosszügig, wie das Gutachten vermerkte, das Regierungsrat Streuli zur Beantwortung der «Interpellation Nägeli» hatte erstellen lassen, von der gleich die Rede sein wird. Für die ledigen Angestellten waren Verpflegung und Unterkunft in der Regel frei. *Auch erhält das Personal schöne, heizbare Zimmer, Fürsorge für kranke und alte Tage, Geschenke an Geburtstagen und Weihnachten. Die Anstalt kommt für unentgeltliche Konzertbesuche, Ausflüge und andere Annehmlichkeiten auf,* schrieb Albert Hinderer 1942. Es gab auch unkonventionelle Regelungen, z. B. als eine Teuerungszulage von Fr. 20.– für alle verheirateten Pfleger Unfrieden stiftete. Ein Pfleger, der eine Pa-

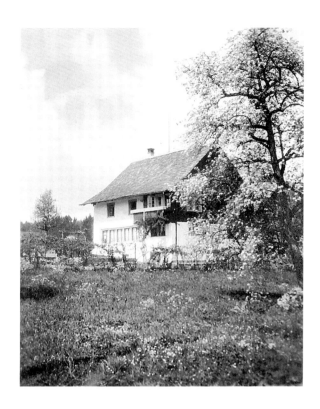

Das «Hexenhaus», eines der
ersten Personalhäuser.

tientengruppe in der Gärtnerei und der Landwirtschaft anleite-
te, erhielt nämlich von der Anstalt Überkleider, seine Kollegen
aber mussten für ihre Berufskleider selber aufkommen. Schliesslich verzichtete der Pfleger mit den freien Überkleidern auf die
Teuerungszulage, als die Betriebskommission beschloss, fortan
das einmalige Sohlen seiner beiden Paar Arbeitsschuhe pro Jahr zu
bezahlen.

An der Generalversammlung von 1937 wurde erstmals über
eine Pensionskasse und eine Versicherung bei Krankheit und Unfall diskutiert. Aus dem Kreise der Angestellten kam der Wunsch
nach einer gesicherten Altersvorsorge. Verwalter Schneider prä-
sentierte Vorschläge der «Vita Versicherungsgesellschaft». Die
Vereinsmitglieder waren skeptisch: *Es herrscht allgemein die Ansicht vor, dass es dem Geist unseres Werkes nicht entsprechen würde,
langjährige Angestellte, die arbeitsunfähig werden, auf die Strasse
zu stellen. Es wäre für uns eine selbstverständliche Pflicht, für diese
in dem Umfange, wie es eine Versicherung vermag, zu sorgen.* Fünf
Jahre später wurde dann doch die erste Pensionskasse errichtet
und dazu ein Vertrag mit der «Vita» geschlossen. Als man 1950
die Leistungen der Pensionskasse erhöhen wollte, fand sich da-

für keine Mehrheit unter den Angestellten. Man habe ja jetzt die AHV und damit sei genügend vorgesorgt. 1957 wurde die Personalfürsorgestiftung mit Alterssparkasse und Todesfallversicherung für verheiratete Mitarbeiter gegründet.

Das erste Dienstreglement

Ein von *Zucht und Ordnung* geprägtes Dienstreglement entstand 1943. In den allgemeinen Bestimmungen hiess es:

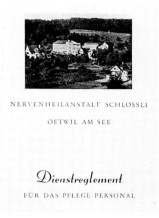

NERVENHEILANSTALT SCHLÖSSLI

OETWIL AM SEE

Dienstreglement

FÜR DAS PFLEGE-PERSONAL

Das Personal ist zu treuer Pflichterfüllung verpflichtet. Es hat die Weisungen der Vorgesetzten zu befolgen und die ganze Zeit und Arbeitskraft der Anstalt zu widmen. Die Angestellten haben sowohl inner- wie ausserhalb der Anstalt einen einwandfreien Lebenswandel zu führen, der dem christlichen Geist der Anstalt würdig ist. Das Personal ist gehalten, soweit es sich vom Dienst freimachen kann, an den täglichen Hausandachten teilzunehmen.

Aus den *Allgemeinen Pflichten des Pflegepersonals* stammen die folgenden Paragraphen:

Das Pflegepersonal hat durch Treue, Aufopferungsfreudigkeit, Nächstenliebe zu allen Kranken und Geduld im christlichen Geist der Anstalt zur Erfüllung ihrer Aufgaben mitzuwirken. Es hat den Kranken die nötige Pflege zu gewähren und sie durch beständige Beaufsichtigung davor zu bewahren, dass sie sich selbst oder anderen Schaden zufügen. Es soll besonders an Sonn- und Feiertagen, sowie während der Freizeit der Patienten zur Unterhaltung und Geselligkeit der Kranken sowie zur geistlichen Erbauung beitragen, so durch Vorlesen aus den von der Anstaltsdirektion zur Verfügung gestellten Erbauungs- und Andachtsbüchern, durch Veranstaltung von Gesängen und nicht aufregenden Spielen.
Das Pflegepersonal hat sich im Verkehr mit den Patienten, auch wenn diese grob und roh sind, stets der Freundlichkeit, Höflichkeit und des Anstandes zu bedienen. Patienten sollen prinzipiell nicht geduzt werden. Unter keinen Umständen darf das Pflegepersonal körperlich züchtigen oder misshandeln, auch wenn es persönlich angegriffen werden sollte. Der Pfleger hat

sich auf Abwehr, im Notfall unter Zuhilfenahme anderer Pfleger, zu beschränken. Zwangsmittel dürfen nur vom Arzt verordnet werden.

Ausreden, Entstellungen, Lügen, unhöfliche, das sittliche und religiöse Empfinden verletzende Redensarten und dergleichen dürfen beim Pflegepersonal nicht vorkommen.

Über die Arbeit des Pflegepersonals gab es detaillierte Vorschriften. Hier ein paar Beispiele:

Der Pfleger hat seine Schlüssel und nachts die Taschenlampe ständig bei sich zu tragen. Nachts sind dieselben unter die Matratze zu legen. (Unter «Pfleger» verstand man Pfleger und Schwestern.)

Die Schlafsäle darf der Pfleger von abends bis morgens in der Regel nicht verlassen, so lange sich Kranke darin befinden.

Vor dem Frühstück müssen sämtliche Patienten gewaschen, gekämmt und die Nichtbettlägerigen angekleidet, sowie die Betten geordnet sein. Bis zu dieser Zeit sollen auch die Pfleger sich selbst, sowie ihre Betten und Zimmer in Ordnung gebracht haben.

Die gebrauchten Essgeräte müssen nach jedem Essen genau nachgezählt werden. Nach fehlenden Stücken ist sofort Nachsuche zu halten, und wenn diese vergeblich sein sollte, ist dem Arzt Anzeige zu machen.

Die Kranken haben ordentlicherweise alle 8 Tage ihre Leibwäsche zu wechseln. Abweichungen werden durch die Direktion angeordnet.

Alle bettlägerigen Kranken werden nach bestimmten Vorschriften des Arztes gebadet. Für jeden Kranken ist frisches Wasser zu nehmen.

Die schwierige Abgrenzung der Kompetenzen zwischen Direktor Hinderer und Chefarzt Dr. Künzler widerspiegelt die folgende Regelung:

Pfleger und Pflegerinnen, einschliesslich der Oberschwester und der Abteilungspflegerinnen und -pfleger sowie Lehrpersonal, stehen unter der Aufsicht der Direktion und, speziell in Bezug auf die Pflegetätigkeit, des Chefarztes. Der Chefarzt weist jedem Pfleger selbst oder durch die Oberschwester seinen

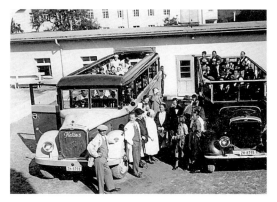 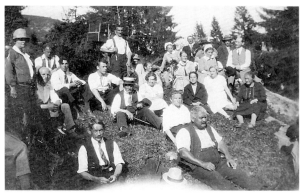

speziellen Dienst zu. Für jede Abteilung wird von der Direktion und dem Chefarzt eine Abteilungsschwester oder ein Abteilungspfleger bestimmt.

Die Oberschwester hatte die Dienstpläne der Schwestern, der Oberpfleger jene der Pfleger zu erstellen und dabei *den Wünschen des Personals soweit möglich Rechnung zu tragen*. Eine einstige Mitarbeiterin, die jene Zeiten miterlebte, erinnert sich, dass die Pläne für die Schwestern genau eingehalten wurden. Der Oberpfleger aber tat sich schwer mit dem neuen Reglement. Wie bisher üblich wollte er den Dienstplan von Tag zu Tag frei gestalten. Und da kam es vor, dass ein Pfleger morgens zur Arbeit erschien und den Bescheid erhielt, er könne sich heute einen freien Tag nehmen und morgen wieder kommen.

Das Pflegepersonal wohnte fast ausnahmslos im Schlössli, in bescheidenen Zimmerchen und manchmal sogar auf den Krankenstationen. In den Fünfzigerjahren wurden die ersten Personalhäuser gebaut, doch noch herrschten strenge Sitten im Schwesternhaus: Wer ausnahmsweise nach 22 Uhr heimkehrte, hatte bei der Oberschwester um einen Hausschlüssel zu bitten. Das Pflegepersonal verbrachte viel mehr Zeit mit den Patienten, zwischen Arbeit und Freizeit war keine scharfe Grenze gezogen. Spaziergänge oder Einkäufe mit Patienten, auch kleine Ausflüge gehörten zum Alltag. Während Jahrzehnten war Oberpfleger Adolf Bolliger, der 1933 ins Schlössli eintrat und 1975 in Pension ging, die treibende Kraft und gute Seele bei vielen Unternehmungen. Weit herum bekannt wurde der «Bolliger-Weiher», ein Biotop, das der Naturschützer, Ornithologe und begeisterte Hobbyfilmer zusammen mit Patienten in jahrelanger Arbeit gestaltete und über seine Pensionierung hinaus hegte und pflegte. Legendär waren die Alpfahrten in den Jahrzehnten von etwa 1930 bis 1970. Fast jeden Sommer wanderte man mit 150 und mehr Patienten auf die eigene Alp Sever ob dem Dorf Luchsingen im Glarnerland, wo bis 1973 die Kühe des Gutsbetriebs weideten. Eine Generalstabsübung: Frühmorgens brachten Autobusse den Tross nach Luchsingen, von dort ging's zwei, drei Stunden bergan zu Picknick, Spiel und Spass, danach wieder hinab ins Tal und zurück ins Schlössli, wo der Tag beim Znacht im Speisesaal ausklang. (In der DVD zum Buch sind Ausflüge und Alpfahrten mit alten Filmsequenzen dokumentiert.)

Die «Interpellation Nägeli» oder «die Freiheit christlicher Liebestätigkeit»

Regierungsrat Jakob Kägi,[48] seit 1939 Vorsteher der Direktion für Gesundheit und Armenwesen und einziges sozialdemokratisches Regierungsmitglied, erachtete es als seine Pflicht, diejenigen privaten Anstalten öfters inspizieren zu lassen, in denen Burghölzlipatienten Aufnahme fanden. Wir haben von den vielen Burghölzlipatienten in privaten Nervenheilanstalten berichtet. *Zurzeit sind es zehn nicht-staatliche Anstalten, in denen Geisteskranke des Kantons Zürich sich befinden, womit grössere Nachteile für die Kranken und ihre Angehörigen verbunden sind*, hiess es 1941 in einem Inspektionsbericht, der von Genosse Albert Wyss verfasst und vom Schweizerischen Verband des Personals öffentlicher Dienste (VPOD) herausgegeben worden war. In diesem Bericht sind auch die im vorigen Kapitel zitierten, haarsträubenden Zustände im Bergheim beschrieben. Für das Schlössli aber gab es grosses Lob:

> *Die mit viel Mühe und Arbeit und vor allem mit grossem Geschick von Herrn Hinderer geleitete Anstalt musste bei der Kommission den allergünstigsten Eindruck hinterlassen. Auch aus dem Verkehr des Direktors mit den Pfleglingen und dem Personal hat die Aufsichtskommission den Eindruck gewonnen, dass hier der rechte Mann am rechten Ort ist. ... Das Schlössli ist in einem so guten Zustand, dass es ohne weiteres vom Kanton Zürich als dritte Irrenheil- und Pflegeanstalt übernommen werden könnte und sollte.*

[48] Jakob Kägi (1886–1950), Vorsteher der Gesundheitsdirektion 1939–1950 (im Amt verstorben), Sozialdemokratische Partei.

Der letzte Satz lässt aufhorchen. Er wurde zehn Jahre vor der grossen Debatte um die *dritte Kantonale* geschrieben, von der wir berichtet haben. Für das Geschehen von 1941/42, von dem wir jetzt berichten wollen, sind die Bemerkungen des Inspektionsberichts zur Stellung und Entlöhnung des Personals entscheidend:

> *Während das Personal der zürcherischen Kranken- und Pflegeanstalten zum grossen Teil im VPOD organisiert ist, … steht es schlecht mit der Personalführung in anderen Anstalten. Nicht nur sind Arbeits- und Präsenzzeit übermässig lang, auch die Entlöhnung ist eine sehr karge. … In den zehn Anstalten, die wir besucht haben, ist das Personal entweder gar nicht oder nur zum kleinsten Teile dem VPOD angeschlossen.*

Das Schlösslipersonal wurde im Frühling 1941 vom VPOD umworben. Nationalrat Dr. Hans Oprecht, Präsident der Sozialdemokratischen Partei und Sekretär des VPOD, lud zu einer Informationsveranstaltung ins Restaurant Wildenmann nach Männedorf und fand ein Echo. Einige Pfleger begrüssten die Avancen des VPOD und wünschten die gewerkschaftliche Organisation des Pflegepersonals im Schlössli. Dr. Oprecht sprach auch bei Albert Hinderer und Dr. Künzler vor. Sie aber lehnten die gewerkschaftliche Organisation des Personals ab.

Etwa zur gleichen Zeit, im Juli 1941, gewährte der Kantonsrat Albert Hinderer den Kredit von Fr. 150 000.– für den Kauf der Anstalt Bergheim in Uetikon am See. Dabei kam es in der Debatte zu kritischen Bemerkungen über die unzureichenden Löhne im Schlössli. Es folgte ein Briefwechsel zwischen Albert Hinderer und dem sozialdemokratischen Kantonsrat Hans Nägeli. Albert Hinderer schrieb:

> *Es ist ganz klar, dass wir in unserer Privatanstalt, die keinerlei Subventionen vom Staate bezieht, nicht so hohe Löhne wie in Staatsbetrieben ausrichten können. … Es hängt letzten Endes nicht allein vom Barlohn ab, den ein Angestellter bezieht, sondern vor allem auch davon, wie das Personal aufgehoben ist und was sonst noch zu seinem sozialen und geistigen Wohl getan wird.*[49]

[49] Brief vom 24.7.1941.

Nägeli antwortete:

> *Sie verweisen darauf, dass Sie in Ihrer Privatanstalt nicht so hohe Löhne ausrichten können wie Staatsbetriebe. Das habe ich nicht verlangt, sondern lediglich etwa die gleichen Lohnverhältnisse. Dabei bin ich der Meinung, dass die in kantonalen Anstalten ausgerichteten Löhne nicht etwa hoch sind, sondern einer weiteren Verbesserung bedürfen. Sie werden deshalb verstehen, dass ich die Lohnverhältnisse in Ihrer Anstalt als ungenügend betrachte, nachdem mir das in kantonalen Anstalten beschäftigte Personal als zu niedrig entlöhnt erscheint.[50]*

Kantonsrat Nägeli liess nicht locker. Schliesslich griff Regierungsrat Kägi ein und zitierte Albert Hinderer zu sich, um die Lohnprobleme und die gewerkschaftliche Organisation des Pflegepersonals zu diskutieren. Es wurde kein Gespräch unter vier Augen. Nationalrat Oprecht und Kantonsrat Nägeli sekundierten Regierungsrat Kägi. Die beiden Gewerkschafter versuchten erneut, Albert Hinderer umzustimmen. Er gab nicht nach. In Regierungsrat Kägi glaubte er, wenn nicht einen Fürsprecher, so doch einen neutralen Vermittler zu finden. Er bat ihn *um Schutz gegenüber dem von Herrn Nationalrat Oprecht auf unsere Anstalt ausgeübten Druck.*[51] Vergeblich, denn eine weitere Sitzung im Büro des Herrn Regierungsrats verlief so:

> *Sehr geehrter Herr Regierungsrat*
> *Als ich gestern Abend telefonisch von Ihrer Kanzlei zu einer dringenden Besprechung auf heute Nachmittag drei Uhr aufgeboten wurde, bin ich diesem Ruf im Vertrauen darauf gefolgt, dass ich bei der heutigen Besprechung im Regierungsgebäude des Kantons Zürich von den Angriffen des Herrn Dr. Oprecht verschont bleibe. Ich bin darum auch allein und ohne Zeugen im Vertrauen auf die wohlwollende Genehmigung meines Gesuches* (d. h. Albert Hinderers Gesuch an Regierungsrat Kägi um Vermittlung) *zu Ihnen gekommen. Bei meiner Ankunft waren jedoch ausser Ihnen noch die Herren Parteisekretäre Dr. Oprecht, Nägeli und Vollenweider anwesend. Unter den schwersten Beschimpfungen hat mich Herr Nationalrat Oprecht erneut unter Druck gesetzt, einer Zusammenarbeit mit dem VPOD zuzustimmen, wobei ihm die anderen beiden Herren Sekretäre behülflich waren. Am*

[50] Brief vom 25.7.1941.
[51] Brief an RR Kägi vom 25.11.1941.

Schluss erklärte Herr Kantonsrat Nägeli, wenn ich bereit sei, einen Vertrag mit dem VPOD zu unterschreiben, werde er seine bereits im Kantonsrat eingereichte Interpellation zurückziehen. Nach meiner Weigerung, dies zu tun, standen die Herren mit der Bemerkung auf, es sei mit mir nichts anzufangen und es werde darum die Interpellation im Kantonsrat erfolgen.[52]

Und so kam es am 22. Dezember 1941 zur «Interpellation Nägeli» mit dem Wortlaut:

Unter Bezugnahme auf die Verhandlungen und den Beschluss des Kantonsrates vom 14. Juli 1941 betreffend Darlehen an Herrn Hinderer, Nervenheilanstalt Schlössli, Oetwil a. See, wird der Regierungsrat ersucht, dem Kantonsrat über folgende Fragen Auskunft zu geben:
1. *Sind dem Regierungsrat die heutigen Arbeits- und Lohnverhältnisse der Anstalt Schlössli bekannt?*
2. *Welche Massnahmen gedenkt der Regierungsrat in Anwendung zu bringen, um zu erreichen, dass die Pfleger und Pflegerinnen der Anstalt zu Arbeits- und Lohnverhältnissen gelangen, die ihrer Arbeitsleistung und den Anforderungen ihres Berufes einigermassen genügen?*
3. *Welche Massnahmen gedenkt der Regierungsrat zu treffen, um das verfassungsmässige Vereinsrecht des Personals der Anstalt Schlössli sicherzustellen?*

Der Streit war nun öffentlich. Die Beantwortung der Interpellation wurde der Finanzdirektion übertragen. Ihr Vorsteher war der spätere freisinnige Bundesrat Dr. Hans Streuli. Sein Sekretär, Dr. Gustav Billeter, sass im Vorstand des Anstaltsvereins Schlössli, denn seit September 1939 verlangte die Vereinbarung einen Kantonsvertreter im Vereinsvorstand. Das hatte nun sein Gutes. Das Schlössli besass einen direkten Draht zu Finanzdirektor Streuli. Dieser bestellte ein Gutachten über die Arbeits- und Lohnverhältnisse im Schlössli, das die Direktoren des Kantonsspitals Zürich und der Arbeitserziehungsanstalt Uitikon verfassten. Drei Monate später, am 30. März 1942, wurde die «Interpellation Nägeli» sehr zur Zufriedenheit des Anstaltsvereins Schlössli beantwortet. Die Abendausgabe der «Neuen Zürcher Zeitung» vom 30. März berichtete:

[52] Brief an RR Kägi vom 12.12.1941.

Die heutigen Arbeits- und Lohnverhältnisse der Anstalt Schlössli geben zu keinen besonderen Bemerkungen Anlass. Die Arbeits- und Freizeitverhältnisse sind normal, die Ferienverhältnisse ebenfalls; beim Pflegepersonal sind sie nach Ausführungen der Gutachter sogar vorbildlich. ... Der Regierungsrat muss es in Anbetracht der beschriebenen Verhältnisse ablehnen, auf die Leitung der Anstalt Schlössli von seiner Stellung als Hypothekargläubiger aus irgendeinen Druck dahingehend auszuüben, dass sie diese ihre Stellungnahme dem VPOD gegenüber in Revision ziehe. (Beifall.)

Ein abgewiesener Übergriff titelte die «Zürichsee-Zeitung» und schrieb:

Der Versuch, das Personal der privaten Kranken- und Pflegeanstalten im Kanton Zürich in den VPOD hineinzuzwingen und für dieses Vorhaben die Mitwirkung des Regierungsrates zu gewinnen, ist vorbeigelungen. ... Regierungspräsident Dr. H. Streuli hat ihm (d.h. Kantonsrat Nägeli) *in der letzten Sitzung des Kantonsrats so gründlich heimgezündet, wie es in der Geschichte des zürcherischen Parlaments nicht alle Tage vorkommt.*[53]

Ganz anders der Kommentar im «Volksrecht»:

Auffällig war, wie Regierungspräsident Dr. Streuli die Nervenheilanstalt Schlössli in Oetwil am See gegenüber der Interpellation des Genossen Nägeli in Schutz nahm, der Anstalt sogar öffentlichen Dank abstattete, obwohl die von Nägeli angeführte niedere Entlöhnung von Angestellten nicht bestritten werden konnte. Aber in der Anstalt herrscht, wie in der Diskussion angeführt wurde, ein christlicher Geist der Nächstenliebe, der nicht um des Mammons, sondern um der Barmherzigkeit willen die Geisteskranken betreut. Und dieser christliche Geist lässt es offenbar auch nicht zu, dass sich das Personal zur Wahrnehmung seiner Interessen organisiert. ... Das ist doch typisch. Aber mit guten Worten und einer Vertröstung auf die Seligkeit kann man die Leute nicht mehr abspeisen.[54]

Die Zeitungskommentare deuten an, dass es nicht nur um den VPOD-Beitritt des Schlösslipersonals ging, sondern ganz allgemein um die gewerkschaftliche Organisation des Personals der

[53] «Zürichsee-Zeitung», 2.4.1942
[54] «Volksrecht», 31.3.1942

privaten Anstalten. Weshalb aber wehrten sich Albert Hinderer und seine Vereinskollegen so vehement? Zum einen war ihre politische Gesinnung bürgerlich und daher klein die Sympathie für gewerkschaftliche Anliegen. Dazu kam eine diffuse Angst vor der Verstaatlichung. In der gewerkschaftlichen Organisation des Personals sah man einen Schritt hin zum Staat. Bürgerliche und kirchliche Kreise wehrten sich für die *Freiheit christlicher Liebestätigkeit*. Die Opposition des Anstaltsvereins gegen den VPOD entsprang also einer politischen wie auch einer christlich-pietistischen Überzeugung.

Die Affäre hatte für Regierungsrat Kägi ein Nachspiel. Kantonsrat Rudolf Meier von der «Bauern-, Gewerbe- und Bürgerpartei» (heute SVP) und 37 Mitunterzeichner reichten als Retourkutsche eine neue Interpellation ein:

Hat der Regierungsrat davon Kenntnis, dass im Herbst 1941 in den Räumen der Gesundheitsdirektion und in Anwesenheit des Herrn Gesundheitsdirektors amtliche Konferenzen stattfanden mit dem Ziel, den dazu amtlich vorgeladenen Herrn Hinderer, den Direktor der privaten Nervenheilanstalt Schlössli in Oetwil am See, zu veranlassen, dass das Personal dieser Anstalt dem VPOD beitrete und dass an diesen Konferenzen Verbands- und Parteisekretäre teilgenommen haben, die Herrn Hinderer zur Erwirkung des Beitritts zu bewegen suchten? Welche Stellungnahme bezieht der Regierungsrat zu diesen Vorgängen?

Die Interpellation wurde mit einer selten scharfen Zurechtweisung von Regierungsrat Jakob Kägi durch den Gesamtregierungsrat beantwortet, schrieb der Kommentator in der «Neuen Zürcher Zeitung» am 12. Mai 1942 und fuhr fort: *Regierungsrat Kägi sah sich offenbar in die Zeit zurück versetzt, da er als allmächtiger Sekretär des Staatspersonals amtete, und deshalb verwischten sich ihm die Grenzen, welche zwischen der neutralen Stellung eines Regierungsrates und der Werbearbeit eines Gewerkschaftssekretärs gezogen sind.* Das «Volksrecht» aber beklagte, Genosse Kägi sei Ziel einer wohl organisierten Attacke der Reaktionäre geworden und man habe den frommen Herrn Hinderer dafür gefeiert, dass er seine Anstalt nicht dem *gewerkschaftlichen Terror* des VPOD ausliefern wolle.[55]

55 «Volksrecht», 9.6.1942

Im Schlössli war man erleichtert: *Der Ausgang dieser Interpellation hat dem Schlössli nicht nur nicht geschadet, sondern ist eher zu einer Reklame geworden,* stand im Jahresbericht. Auch war man nicht zimperlich und entliess einen Pfleger, der mit dem VPOD sympathisierte. Trotzdem hatte die Affäre eine gewisse Wirkung, denn unmittelbar danach entstanden das erste Dienstreglement und die erste Pensionskasse. Die Barlöhne aber blieben noch lange bescheiden und wurden mit Naturalleistungen aufgebessert. Erst in den Sechzigerjahren stiegen die Löhne an und die Naturalleistungen verschwanden fast völlig. Ab etwa 1970 galt die kantonale Besoldungsordnung als Richtmass für die Angestellten in Medizin und Pflege.

Monatslöhne im Jahr 1942
Das ledige Personal hatte freie Verpflegung und Unterkunft und auch das verheiratete erhielt einige Naturalleistungen.

verheiratete Pfleger	350 – 370 Franken
ledige Pfleger	100 – 130 Franken
ledige Pflegerinnen	90 – 120 Franken
Lernpfleger und -pflegerinnen	40 – 90 Franken
Küchenchef (verheiratet)	250 Franken
Küchenpersonal (ledig)	60 – 100 Franken
Hauspersonal (ledig)	50 – 100 Franken
Meisterknecht (verheiratet)	300 Franken
Knechte (ledig)	70 – 120 Franken
Obergärtner (verheiratet)	250 Franken
Hilfsgärtner (ledig)	80 – 110 Franken

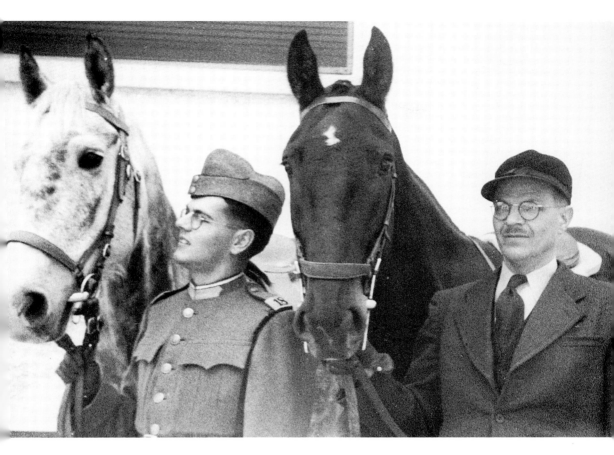

Max und Albert Hinderer
(1939).

Übergänge

Wir haben von dem kleinen Heim für Geisteskranke des Gottlieb und der Friederike Hinderer erzählt und uns mit der wachsenden Nervenheilanstalt Schlössli befasst, die mehr als 20 Jahre lang als gemeinnütziger Anstaltsverein firmierte, im Grunde aber Lebenswerk und Lebensinhalt des Albert und der Elsa Hinderer gewesen ist. Den Wechsel von der ersten zur zweiten Generation kann man dem Jahr 1921 zuordnen, als Friederike das Schlössli ihrem Sohn Albert verkaufte. Die Jahrzahl allein greift zu kurz. Es war kein abrupter Wechsel. Seit 1911 stand Albert Hinderer seiner Mutter zur Seite und wuchs in seine kommende Führungsaufgabe hinein. Der damalige Generationen- und Epochenwechsel war eine Entwicklung, die Zeit brauchte, und sie verlief nicht ohne Auseinandersetzungen in der engen Arbeits- und Familiengemeinschaft.

Nun stehen wir vor einem neuerlichen Generationenwechsel, der eine dritte Epoche der Schlössligeschichte einleitet. Die Zäsur erfolgte 1954, als Albert Hinderer im Alter von 59 Jahren starb und sein Sohn Max Hinderer den Betrieb übernahm. Auch dieser Zäsur ging ein langer Übergang voraus, der etwa Mitte der Vierzigerjahre begann. Im Zentrum stand die Wandlung des Anstaltsvereins, ein von heftigen Erschütterungen begleiteter Prozess. Eine parallele Veränderung geschah auch in der ärztlichen Leitung. Nach zehnjähriger Konstanz unter Dr. Heinrich Künzler folgten nach 1944 drei verschiedene Chefärzte, bis Dr. Max Hinderer 1951 die ärztliche Leitung übernahm. Im Kapitel zum Anstaltsverein haben wir das Geschehen in grossen Zügen bereits geschildert. In diesem Kapitel beschäftigen wir uns mit Hintergründen zu den Ereignissen im Jahrzehnt vor Albert Hinderers Tod. Sie ermöglichten Max Hinderer, nach dem Tode seines Vaters beide Betriebe, Schlössli und Bergheim, in alleiniger Verantwortung zu führen.

Befreiungsschläge

Albert Hinderer, der *bei der Gründung des Vereins nicht im Geringsten die Absicht gehabt*, sich selber *zu einem Angestellten zu machen*, brauchte einen Befreiungsschlag. Im Schlössli konnte er nicht gelingen – noch nicht – und so kaufte er sich das Bergheim auf eigene Rechnung. Die Vorstandsmitglieder hatten ja nicht ganz unrecht, als sie Albert Hinderer davor warnten, sich noch

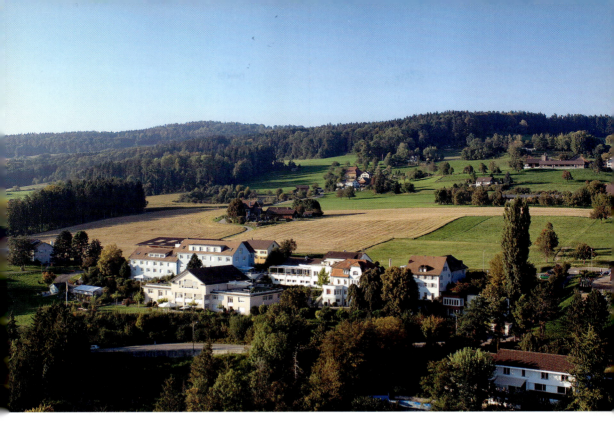

Das Bergheim heute.

mehr Arbeit aufzubürden; auch dass dadurch seine Leitungsfunktionen im Schlössli beeinträchtigt würden, war nicht von der Hand zu weisen. Doch 1941 brachte das Bergheim zurück, was Albert Hinderer so sehr vermisste. Er besass jetzt wieder eine *Laienanstalt*, die das Schlössli nicht mehr sein konnte. *Aus einem völlig unzulänglichen Werk* hat er *etwas strahlend Neues erstellt, das völlig seinen Geist atmet*, bemerkte Pfarrer Hans Pfaff rückblickend.[56] Die Seelsorge stand wieder an erster Stelle. Als Seelsorger wurde der pensionierte Wilhelm Frey aus Glarus gewonnen, Gründungsmitglied des Anstaltsvereins und einer der treuesten Freunde des Hausvaters Hinderer. *Der bibelfeste Frey*, bemerkte Hans Pfaff, *wollte in hohem Alter noch mithelfen, befand sich wohl im Bergheim, bis er nach schwerer Krankheit abberufen wurde.*

Vor Ort leitete Hedwig Senn die Anstalt. Tüchtig, energisch und selbstbewusst war sie während dreier Jahrzehnte die «Regentin» des Bergheims – im Doppelsinn des Wortes. Albert Hinderer hielt grosse Stücke auf sie, und sie auf ihn; ein tüchtiges Gespann für das neue Heim. Die Pflege lag anfänglich in den Händen von Schwestern aus dem Diakonissenhaus Siloah in Gümligen bei Bern. Der Nachwuchs versiegte mit den Jahren,

[56] Ansprache zum 25-Jahr-Jubiläum des Bergheims am 12. Oktober 1966.

freie Schwestern rückten nach. Für die medizinische Betreuung sorgte ein externer Allgemeinpraktiker, während vielen Jahren mit grosser Hingabe und Liebe Dr. Ernst Graf aus Egg, dessen *hochmusikalische Familie … an den Festtagen des Hauses die höchsten musischen Freuden bot.*

Auch einen kleinen Landwirtschaftsbetrieb konnte Albert Hinderer nun wieder alleine leiten, kein Vereinsvorstand redete drein. Es wird berichtet, dass Albert Hinderer am Einweihungstag des Bergheims, als schon die Festgemeinde wartete, *festlich strahlenden Auges, in vornehmer Kleidung mit silberner Krawatte* zuerst im Stall nach Kühen und Pferden schaute und seine Frau Elsa, *die immer weiss, was schicklich ist*, ihn zurückholen musste. – Nach Albert Hinderers Tod wollte sich Hedwig Senn nicht länger mit dem Landwirtschaftsbetrieb herumschlagen; er wurde 1955 verkauft.

Das Bergheim war von Anfang an spezialisiert auf die psychiatrische Langzeitbehandlung älterer Menschen; es ist noch heute eine der wenigen medizinisch geleiteten Institutionen für alternde Menschen mit schweren psychiatrischen und körperlichen Leiden. Im Laufe der Jahre wurde der Betrieb sukzessive erneuert, dabei ist die Zahl der Betten nur wenig angestiegen, aber den rund 125 Patienten steht heute in vier Gebäuden mehr als doppelt soviel Platz zur Verfügung als zu Albert Hinderers Zeiten.

Wie der Kauf des Bergheims, so war auch der Verkauf des Hauses Seeblick gegen den Willen des Vereinsvorstands ein Befreiungsschlag. Es war eine bewusste Verkleinerung des Schlössli. Albert Hinderer wollte den *Dienst an den Kranken enger gestalten.* Das war die verklausulierte Erklärung für sein Bestreben, die Dinge wieder besser in den Griff zu bekommen, denn die Privatstation Seeblick gehörte primär zum Einflussbereich des Chefarztes. Der Verkauf, den Albert Hinderer schon zwei Jahre zuvor erwogen hatte, brachte dann Ende 1946 gleich auch die nötigen Mittel, um die vom scheidenden Verwalter Schneider ins Sanatorium Kilchberg «umgeleiteten» Darlehen zu ersetzen.

Bergheim-Kauf und Seeblick-Verkauf waren erste Schritte. Noch aber war das «Comité» des Anstaltsvereins der Klotz am Fuss des Albert Hinderer. Er wollte den Verein auflösen oder zumindest umgestalten, was Ende 1945 zu jenen turbulenten Auseinandersetzungen führte, die wir beschrieben haben.

Die Auflösung gelang nicht, und so blieb einzig die schritt-weise Veränderung des Vereins zu einer Organisation, die ihm mehr freies Gestalten ermöglichte, wobei ihm ein gutes Bezie-hungsnetz und eine glückliche Wendung zu Hilfe kamen. Die Übertragung der Volksbank-Hypothek auf die Zuger Kanto-nalbank brachte den Austritt von Bankdirektor Kull aus dem Vereinsvorstand. Zu verdanken war die Transaktion der guten Beziehung des Albert Hinderer zum Diakonissenhaus Ländli in Oberägeri. Er sass im Kuratorium des «Ländli», das als tem-porärer Garant für den Kredit zu Gunsten des Schlössli haf-tete. Wie erwähnt, wurde die Hypothek wenig später von der «Hilfs- und Pensionskasse der Migros Genossenschaft» über-nommen. Ein anerkennender Bericht des Rechnungsrevisors Karl Bollschweiler von der Kontrollstelle des Anstaltsvereins, der Ordo-Organisations AG in Zürich, hatte den Weg geöff-net. Bollschweiler schrieb:

Den heutigen Verkehrswert der Grundstücke und Gebäude «Schlössli» taxiere ich bei sorgfältigen Überlegungen auf Fr. 2500000.– ohne totes und lebendes Inventar. Die Grenze der mündelsicheren Belastung liegt bei Fr. 1500000.–. Damit stimme ich völlig unabhängig überein mit einer Schätzung des Direktors eines zürcherischen Versicherungsinstituts. … Es wird oft die Befürchtung ausgesprochen, dass der Anstaltsbetrieb im «Schlössli» mit dem leitenden Direktor, Herrn Albert Hinderer, steht und fällt. Dank meiner genauen Kenntnisse der Sachlage muss ich dies als unzutreffend bezeichnen. Dies umso mehr, als ein Sohn vorhanden ist, der bereits als Assistenzarzt an der kan-tonalen Heilanstalt «Burghölzli» arbeitet und für die Psychia-trie ausserordentlich begabt zu sein scheint. Die Pionierarbeit im «Schlössli» ist abgeschlossen und die Organisation soweit aus-gebaut, dass die Fortführung des Betriebes gesichert ist.[57]

57 Undatierter Bericht der Kontrollstelle ORDO-Organisations AG aus dem Sommer 1946. Der Bericht enthält auch eine Zusammenstellung per 1.5.1946 über sämtliche Verpflichtungen des Schlössli inkl. Landwirtschaftsbetrieb aber exkl. Bergheim. Die grundpfandrechtlich gesicherten Hypotheken betrugen Fr. 1708000.–, davon 1,1 Mio beim Kanton Zürich und Fr. 250000.– bei der Volksbank, der Rest kleinere Verpflichtungen gegenüber z.B. der Zürcher Kantonalbank, der Ersparnisanstalt Toggenburg und einigen Privatgläubigern, darunter auch Walter Schneider-Bollier, Vater von Verwalter Schneider. Die nicht grundpfandrechtlich gesicherten Privatdarlehen (Obligos) betrugen gesamthaft Fr. 444202.30 und waren auf 79 verschiedene Gläubiger verteilt.

Anstelle des Bankenvertreters Eugen Kull holte Albert Hinderer den frommen Heimleiter Arthur Joss aus Wädenswil und zusätzlich den Stäfner Pfarrherrn Hans Pfaff in den Vorstand, zwei wohlgesinnte Freunde. Im Vereinsvorstand gab es nun zwei Parteien: Joss und Pfaff auf der einen Seite, das alte Gründungsmitglied Andreas Link, der Jurist Dr. Paul Müller und der Kantonsvertreter Dr. Hans Roth auf der andern. Auffällig, dass sich Albert Hinderer mit Pfaff und Joss duzte, mit Link, Müller und Roth aber siezte. Es kam zu heftigen Auseinandersetzungen über Ziel und Zweck des Anstaltsvereins, über Kompetenzen und Verantwortungen, über Gewinnstreben und Gemeinnützigkeit. Schliesslich demissionierten Link und Müller; sie sahen den Fortbestand des Schlössli als ein *auf alle Zeiten gemeinnütziges Werk* bedroht. Am 1. Februar 1949 gaben sie ihren Austritt. Andreas Link schrieb:

Ich bin … in meiner Überzeugung bestärkt worden, dass Sie Ihre persönlichen Interessen über diejenigen der Anstalt und der Patienten stellen und dass Sie dabei von Vereinsmitgliedern unterstützt werden, die sich von persönlichen Rücksichten leiten lassen. Ich bedaure, dass Ihr Handeln in vieler Beziehung in bedenklichem Gegensatz zu dem Charakter der Anstalt Schlössli steht.

Und ähnlich Dr. Paul Müller:

All' die Jahre hindurch, in denen ich im Schlössli tätig war, haben Sie immer wieder die Absicht bekundet, die Anstalt Schlössli in Ihren Privatbesitz zu ziehen. … Ihr Streben nach Privatbesitz äusserte sich auch seinerzeit in der Erwerbung des Bergheims, das Sie ohne vorgängige Rücksprache mit dem Vorstand, sondern zu seiner Überraschung erworben und seither auch geleitet haben. … Solche materiellen Sorgen kommen nicht aus dem Glauben, der Berge versetzen kann, nicht aus einem Glauben, der Voraussetzung göttlichen Segens ist. … Ein Mitwirken der christlichen Liebestätigkeit schliesst die persönlichen Ambitionen, die heute im Schlössli wegleitend sind, aus.

Diese Vorwürfe liess Albert Hinderer nicht auf sich sitzen; er antwortete Müller:

Ihre Zeilen zeigen mir neuerdings, dass Sie mich in meinem Innersten und meinem mir von Gott gegebenen Auftrag einfach nicht verstehen. Wenn Sie mich im Bestreben, das Werk wieder selber zu übernehmen, in den <u>wirklich wahren</u> Gründen verstanden hätten, würden Sie heute ganz anders urteilen. … Wenn ich daran denke, wie Gott uns im «Bergheim» wunderbar segnet, mit welcher Liebe und Freude die Kranken dort gepflegt werden, dann kann ich niemals erkennen, dass ich mit der Erwerbung dieses Hauses einen falschen Weg gegangen bin. … Haben Sie ein Recht mir vorzuwerfen, dass mein Dienst, den ich dem Werk und den Kranken leiste, mit der Botschaft der Bibel in grossem Widerspruch stehe? Nein, Sie haben wahrhaftig kein Recht zu einem solchen Urteil, sonst wird Gott Sie richten!

Man bezichtigte sich seitenlang des mangelnden Gottesgehorsams und verlorenen Bibelglaubens. Dass jetzt nur noch die Trennung blieb, wurde als *eine von Gott auferlegte Prüfung* gedeutet. Später nahmen die Spannungen ab. Dr. Müller dankte jeweils in wohlwollenden Worten für die zugesandten Jahresberichte: *Ich hoffe, dass der Aufenthalt im Schlössli den Patienten auch im vergangenen Jahr einen Gewinn für das ewige Leben vermittelt hat.*

Der «Goldenberg» ist Goldes wert

Noch bestand die grosse Schuld beim Staat, und es galt der Vertrag von 1939, der dem Kanton Mitsprache in allen wichtigen Entscheidungen gab. Um diese Fessel loszuwerden, musste ein neuer, dem Unternehmen wohlgesinnter Gläubiger für die 1,1 Millionen Staatshypothek gefunden werden. Der unerwartete Glücksfall trat ein.

Wir müssen etwas ausholen: 1948 wurde dem Schlössli die Aussenstation Pniel in Hombrechtikon gekündigt. Der Besitzer Ernst Kundert, der Anfang 1942 im Streit den Anstaltsverein verlassen hatte, machte Eigenbedarf geltend. Im Schlössli wollte man aber nicht auf ein Haus ausserhalb des *Anstaltskreises*, auf ein *Erholungsheim* und eine *Übergangsstation* verzichten. Man sah sich um. Diakonisse Hajnal Balogh, die Leiterein des «Pniel», wurde auf einem Sonntagsspaziergang im nahen Feldbach fündig: In erhöhter Lage über dem Zürichsee, hart an der zürcherisch-sanktgallischen Kantonsgrenze, stand ein verlottertes

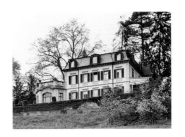

Der «Goldenberg» in Feldbach, von 1949 bis 1985 Aussenstation des Schlössli.

Herrschaftshaus inmitten eines weiten, baumbestandenen Parks. Man erkundigte sich nach Besitzer und Nutzung. Es gehöre einem Albrecht Dürler – eigentlich seiner Frau Helene Dürler geborene Tobler. Das Anwesen sei während des Weltkriegs als Internierungslager für Polen benutzt worden und jetzt Notunterkunft für zwei bedürftige, kinderreiche Familien. Es war ein innen und aussen komplett verwahrlostes Haus. Am Eingang machten Warntafeln auf die Gefahr des Betretens aufmerksam.

Das neubarocke Herrschaftshaus mit Baujahr 1835 hatte glanzvolle Zeiten erlebt.[58] Bauherr und erster Besitzer war Baron Maximilian von Schenkenberg, der das *Gut Goldacker für 25 000 Gulden Zürcher Währung* vom Feldbacher Bierbrauer Johann Heinrich Hürlimann, dem Stammvater der gleichnamigen Brauerei, erworben hatte. Der Herr Baron erwies sich als Schwindler und Betrüger und endete hinter Gittern. Danach wechselten die Besitzer mehrmals. Seine Glanzzeit erlebte der «Goldenberg» nach 1875, als ihn ein Herr Matthias von Wallhofen kaufte und mit seiner berühmten Gattin jeweils die Sommermonate am Zürichsee verbrachte: Pauline Lucca war eine gefeierte Operndiva, umschwärmt und verehrt an allen grossen Opernhäusern Europas und Amerikas.[59] Paul von Hindenburg, Deutscher Generalfeldmarschall im Ersten Weltkrieg und unglücklicher Reichspräsident der Weimarer Republik, besuchte in seinen jungen Jahren die Lucca in Feldbach. Auch Fürst Otto von Bismarck, erster Kanzler des Deutschen Kaiserreichs, das in jenem Januar 1871 in Versailles gegründet worden war, als der württembergische Dragoner Gottlieb Hinderer den Fall von Paris miterlebte, auch der alternde Bismarck hatte bei seinen Besuchen am Zürichsee ein Auge auf die schöne Sängerin geworfen. Dann aber vergällte der Bau der Bahnlinie Zürich–Rapperswil der Operndiva die Sommerpausen. Die Bahngeleise zerschnitten den freien Zugang von der Villa zum See. Man verkaufte, und erneut folgten sich

[58] Einen kurzen Abriss der Geschichte des «Goldenbergs» hat Hans Rathgeb in der «Zürichsee-Zeitung» vom 16.8.1989 verfasst; Daten zu Haus und Besitzern wurden uns auch von Gerhard Brunner, dem letzten Vermieter, zur Verfügung gestellt.
[59] Pauline Lucca wurde am 25.4.1841 als Tochter des österreichischen Kaufmanns Joseph Koppelmann und dessen Ehefrau Barbara Willer geboren. Die jüdische Familie konvertierte zum Katholizismus und nannte sich fortan «Lucca». Der Opernkomponist Giacomo Meyerbeer (1791–1864) protegierte die junge Pauline, die eine glanzvolle Karriere an den grossen Opernhäusern Europas und der USA durchlief. 1889 zog sie sich von der Bühne zurück; sie starb am 28.2.1908 in Wien. (Hugo Riemanns Musik-Lexikon, 10. Aufl., Berlin 1922)

viele verschiedene Besitzer, bis 1928 die Stadt Zürich den «Goldenberg» erwarb und dort ein Erholungsheim für städtische Angestellte einrichtete. Die *Rekonvaleszenz-Station* war oft schlecht besetzt und ging 1940 in einem Tauschhandel in den Besitz von Frau Helene Dürler-Tobler, die der Stadt als Gegenleistung sechs Häuser am Hirschengraben abtrat. Frau Dürler-Tobler war die Tochter von Gustav-Adolf Tobler, Professor für Elektrotechnik an der ETH, dieser der einzige überlebende Sohn des Zürcher Privat-Bankiers und Mäzens Emil Tobler. In Zürich erinnern die Villa Tobler an der Winkelwiese an den wohlhabenden Bankier und der Toblerplatz an den ETH-Professor.

1948 war das leer stehende Anwesen zu mieten. Albert Hinderer und Alfred Dürler-Tobler waren sich schnell einig. Ein Mietvertrag wurde geschlossen und das Haus instand gestellt. Schon am 3. September 1949 wurde eingeweiht. Ein Prospekt nannte den «Goldenberg» einen *Gesundbrunnen für Gemütskranke und Erholungsbedürftige*. Das Haus blieb bis 1985 eine beliebte Aussenstation für etwa zwanzig Patientinnen, später auch ein paar Patienten, *die einen ruhigen Ort suchen, aber keiner strengen ärztlichen Aufsicht bedürfen*, wie Chefarzt Dr. Herbert Binswanger die Klientel an der Einweihungsfeier beschrieb.

Und nun die Verbindung vom «Goldenberg» zur Rückzahlung der grossen Staatshypothek. Die schwerreiche Familie Dürler-Tobler pflegte, Familientradition folgend, Gelder zu günstigen Bedingungen an wohltätige und gemeinnützige Institutionen auszuleihen. Tatsächlich vermietete Alfred Dürler-Tobler nicht nur den «Goldenberg», sondern lieh gleich auch das nötige Geld zur Renovation des verwahrlosten Hauses. Er kannte das Schlössli seit der 50-Jahr-Feier von 1941 und war dem

Salon und Einerzimmer im «Goldenberg» (Fünfzigerjahre).

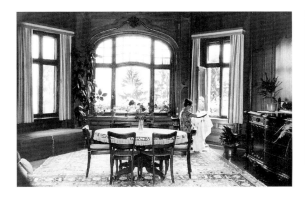

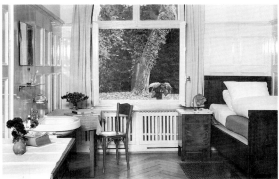

christlichen Werk wohlgesinnt. Und so fand Albert Hinderer offene Ohren für sein Anliegen, die Staatshypothek abzulösen. Sie wurde am 1. März 1951 dem Kanton Zürich mit folgender Begründung zurückbezahlt:

> *Unser angenehmer Verkehr, der sich im Zusammenhang mit dem «Goldenberg» mit Herrn Dürler-Tobler ergab, brachte uns die Möglichkeit, die Hypothek privat zu uns passenden Bedingungen platzieren zu können. Wir haben diese Offerte angenommen, weil wir einerseits hoffen, unsere innere, christliche Linie im Sinne der ursprünglichen Vereinsgründung ohne finanzielle Bindung an den Staat wieder betonter entwickeln zu können. Andererseits sind wir überzeugt, dass sich die Zusammenarbeit mit der tit. Gesundheitsdirektion, den Fürsorgestellen und den weiteren Amtsstellen eher noch erspriesslicher gestalten kann, wenn diese Beziehung von jeglicher finanziellen Bindung befreit sein wird.[60]*

Albert Hinderer forderte vom Regierungsrat umgehend, den staatlichen Vertreter aus dem Vorstand des Anstaltsvereins zurückzuziehen. Der dem Schlössli wohlgesinnte Dr. Hans Roth musste den Vereinsvorstand verlassen. Eben noch hatte er an der Einweihungsfeier des «Goldenbergs» gesagt: *Wir wollen uns freuen, dass es noch Anstalten gibt, die auf eigenen Füssen stehen können und ohne staatliche Subventionen leben und gedeihen.* Und so endete die unmittelbare Einflussnahme des Kantons auf das Betriebsgeschehen abrupt und nicht zur Freude der Kantonsregierung. Regierungsratspräsident Rudolf Meier gab seinem Unmut über den Verlust der obrigkeitlichen Kontrolle in einem Brief an den Vorstand des Vereins ganz unumwunden Ausdruck:

> *Es wäre zu erwägen gewesen, ob nicht im Hinblick auf die Grösse Ihres Betriebs allenfalls doch die Vertretung beizubehalten sei, um dadurch einen direkten Kontakt aufrecht zu erhalten. Das eigenmächtige Vorgehen Ihres Direktors, Herrn Hinderer, … hat leider eine erspriessliche Zusammenarbeit von Anfang an verunmöglicht, obwohl sich die verschiedenen staatlichen Vertreter stets bemühten, ihre Sachkenntnis zum Wohle der Anstalt in den Dienst ihres Unternehmens zu stellen.*

[60] Brief von Albert Hinderer an die Finanzdirektion des Kantons Zürich vom 14.8.1950.

148

Als der Regierungspräsident am 10. Mai 1951 seinen Brief schrieb, war ihm möglicherweise noch nicht bekannt, dass der Verein fast nur noch aus Familienmitgliedern bestand. Im Rückblick verstehen wir den regierungsrätlichen Unmut, denn im Grunde hatte das Kantonsdarlehen die finanzielle Unabhängigkeit des Schlössli gestärkt und es davor bewahrt, zum *staatlichen Zuschussbetrieb* zu werden. Doch Albert Hinderer suchte die noch grössere Unabhängigkeit und hatte sie gewonnen. Wir wissen nicht, ob er danach den Verein immer noch auflösen wollte. Arthur Joss trat im Mai 1951 aus eigenen Stücken aus dem Verein aus, um *der Familie die volle Handlungsfreiheit zurück zu geben*. Die einzigen familienfremden Vereinsmitglieder waren noch Pfarrer Hans Pfaff, Dr. Paul Müller und Andreas Link. Pfarrer Pfaff sass im Vorstand und war ein treuer Freund Albert Hinderers. Andreas Link erschien bis zur Auflösung des Vereins Ende 1955 noch ein einziges Mal an einer Generalversammlung, am 24. Februar 1954, als die Nachfolge des sterbenskranken Albert Hinderer geregelt werden musste. Paul Müller hat an keiner Versammlung mehr teilgenommen.

Max Hinderers schwere Verpflichtung

Wir haben eine Entwicklung in der ärztlichen Leitung des Schlössli erwähnt, die der Wandlung des Anstaltsvereins parallel lief. Max Hinderer hatte 1938 das Medizinstudium an der Universität Zürich begonnen und 1945 nach vielen Unterbrüchen durch den militärischen Aktivdienst abgeschlossen. Die unschöne Entwicklung im Anstaltsverein, die Auseinandersetzungen und Streitigkeiten lasteten schwer auf dem jungen Mediziner und Familienvater – er war seit 1943 mit Marguerite Holder verheiratet, die Töchter Elisabeth und Anna kamen 1945 und 1946 zur Welt, Sohn Gerhard 1950. Max Hinderer war vielseitig begabt. Gerne wäre er Chirurg geworden, doch da war die unerbittliche Verpflichtung gegenüber dem Werk seiner Grosseltern und Eltern. Die Führungskrise im Schlössli wurde gerade zu der Zeit immer offensichtlicher, als das Berufsleben des jungen Arztes sich verheissungsvoll öffnete. Für den willensstarken und pflichtbewussten Mann obsiegte jetzt die innere Verpflichtung: Er wurde Psychiater. Die Ausbildung durchlief er im Burghölzli und an der psychiatrischen

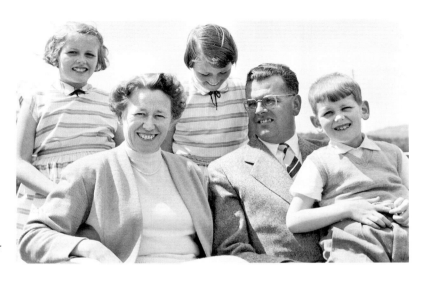

Max und Marguerite Hinderer-Holder
mit ihren drei Kindern (1956).

Poliklinik des Zürcher Kantonsspitals, am Spital Männedorf und im Schlössli selbst. 1950 erwarb er den Facharzttitel für Psychiatrie.

Blenden wir zurück: Als Chefarzt Dr. Heinrich Künzler das Schlössli im Februar 1944 verliess, war der künftige Weg von Max Hinderer noch offen. Aber schon für den nachfolgenden Chefarzt, Dr. Rudolf Brunner, wurde Max Hinderer zum potentiellen Rivalen. Bei den wüsten Auseinandersetzungen an der Vorstandssitzung vom 5. Dezember 1945 war Albert Hinderer unter anderem auch vorgeworfen worden, er habe unter Umgehung des Vereinsvorstands mit Dr. Brunner eine persönliche Vereinbarung treffen wollen, damit dieser seinem Sohn in einigen Jahren *nicht im Wege stehe*. Was auch immer vereinbart wurde, es mag zu Dr. Brunners Entschluss beigetragen haben, das Schlössli schon nach zwei Jahren zu verlassen. Die Wahl des 65-jährigen Dr. Müller-Schürch wurde dann offiziell als Übergangslösung deklariert. Als Müller-Schürch im Februar 1948 überraschend starb, schrieb Albert Hinderer im Nachruf: *Dr. Müller hoffte, noch so lange dieses Amt zu versehen, bis mein Sohn dasselbe übernehmen kann.*

Auf Dr. Müller-Schürch folgte Privatdozent Dr. med. Herbert Binswanger. Der etablierte Psychiater, der sich auch als Forscher einen Namen gemacht hatte, war ein Teilzeit-Chefarzt. Neben seiner privatärztlichen Tätigkeit in Küsnacht arbeitete er lediglich an drei halben Tagen im Schlössli, traf die wichtigsten Entscheidungen, die dem Chefarzt oblagen, besprach sich mit dem Ärzteteam und überliess im Übrigen die täglichen Leitungs-aufgaben Max Hinderer, der am 15. März 1948 als Oberarzt ins Schlössli eingetreten war. Die beiden waren ein tüchtiges Ge-spann. Erstmals arbeiteten nun Anstaltsdirektion und Ärzte gut zusammen. Nachdem Max Hinderer das für den Facharzttitel noch fehlende Jahr Innere Medizin absolviert hatte – er tat es im Spital Männedorf, im Schlössli vertrat ihn ein interimistischer Oberarzt – wurde er im Juli 1951 Chefarzt.

Albert Hinderers Kräfte schwinden

Die langen Jahre der Auseinandersetzung um die Anstaltsfüh-rung hinterliessen ihre Spuren. Albert Hinderers gewaltige Auf-gaben im Schlössli und im Bergheim nebst all den zusätzlichen Verpflichtungen – als erster Ehrenbürger von Oetwil 12 Jahre Gemeinderat, 32 Jahre Kirchenpfleger, Mitglied der kantona-len Kirchensynode, Präsident der örtlichen Viehzuchtgenos-senschaft – wurden zuviel. Seit langem war er magenleidend. Schon in den Dreissigerjahren machte sich das Übel bemerkbar; er fuhr deswegen mehrmals zur Kur ins «Ländli». Stetig zehrten die übervielen Aufgaben und Belastungen an seinen Kräften. Öfter musste er aussetzen. Im Betrieb wusste man um seine schlechte Gesundheit, man spürte, dass seine Kräfte nachliess-sen. Besonders belastend war die unzulängliche Verwaltungs-führung, nachdem Walter Schneider das Schlössli im Februar 1947 verlassen hatte. Albert Hinderer wollte keinen neuen Verwalter einstellen. Ein *tüchtiger Buchhalter* genüge, denn die Verwaltung würde ohnehin alles komplizieren. Er wollte ja den Betrieb vereinfachen, den *Dienst an den Kranken enger gestalten*. Die Opposition war heftig. Der Vereinsvorstand befürchtete *zu viele Machtbefugnisse beim Herrn Direktor*. Albert Hinderer wi-dersetzte sich und stellte eigenmächtig einen Buchhalter ein, der seiner Aufgabe nicht gewachsen war und den Posten nach zwei Monaten verliess. Nun stand es arg mit der Buchhaltung und dem Rechnungswesen. Man versuchte es mit temporären Aushilfen, die aber nur das Nötigste zu erledigen vermochten. (Einer, der aushilfsweise etwas Ordnung in die Bücher zu brin-gen versuchte, war Sirio Vernati, Spieler in der Schweizer Fuss-ballnationalmannschaft, die an der Weltmeisterschaft von 1938 in Paris das nationalsozialistische «Grossdeutschland» besiegt hatte.) Schliesslich drängte der Vereinsvorstand auf die Einstellung eines neuen Verwalters. Er wurde in Abwesenheit und gegen den Willen des wieder einmal erkrankten Albert Hinderer im Oktober 1947 eingestellt – und musste wenig später fristlos entlassen werden! Die gute Wende kam erst im März 1948. Der junge Willy Bächtold brachte Vertrauen und Stabilität zurück. Er hatte sich in Basel Erfahrung in der Spitalbuchhaltung erworben. Der heute bald Neunzigjährige schildert die desolaten Zustände bei seinem Stellenantritt: Im März 1948 hätten die letzten Buchungen fünf Monate zurück gelegen. Viele Patientenguthaben seien ausstehend gewesen und keine Mahnungen an die säumigen Zahler verschickt worden. Es habe Monate gebraucht, Ordnung zu schaffen.

Willy Bächtold und andere einstige Mitarbeiter erinnern sich, dass von all den Streitereien im Vereinsvorstand sehr wenig nach aussen drang. Bewusst schirmte Albert Hinderer seine Mitarbeiter von den Auseinandersetzungen im Anstaltsverein ab. Im Betrieb traten die *Herren vom Comité* nur selten in Erscheinung, etwa an Geburtstags- und Weihnachtsfeiern. Die spärliche Information über die Arbeit des Vereinsvorstands, die man im Jahresbericht zu lesen bekam, blieb in den schwierigen Jahren 1945 und 1946 sogar aus. Erst im Frühling 1948 erschien ein *Zweijahresbericht*, darin Albert Hinderer schrieb:

> *Es kann nicht der Zweck dieses Berichtes sein, auf alle Einzelheiten unangenehmer und angenehmer Art einzugehen. Wir wollen nicht auf die vielerlei Schwierigkeiten, die sich durch notwendig gewordene Veränderungen im Personal der Verwaltung, durch Personalmangel, durch die schwere Finanzlage, durch unsachliche Berichte, durch den Verkauf des «Seeblick» ergaben, zurückkommen. Gerade weil sich inzwischen so vieles zum Guten gewendet hat, seien sie lediglich erwähnt.*

Nach 1950 fiel Albert Hinderer die Arbeit zusehends schwerer. Noch durfte er erleben, dass sein Sohn ins Unternehmen eintrat und sich sein Lebenswerk, *der selbst verursachten Vereinsfesseln entledigt*, neu zu entfalten begann. Im Januar 1953 verschlechterte sich sein Gesundheitszustand nach einer Kropfoperation. Im November wurde er bettlägerig. Der Verdacht auf eine Krebserkrankung erhärtete sich. Noch hielt er die Festtage durch und feierte Weihnachten mit seiner Familie, den Mitarbeitern und Patienten. Auch zur Beerdigung seiner 85-jährig verstorbenen Mutter Friederike Hinderer-Kaufmann am Silvestertag raffte er sich auf. Bei einer Magenoperation im Januar 1954 offenbarte sich dann die Hoffnungslosigkeit seines Leidens. Er wurde zuhause gepflegt und umsorgt. An einem strahlenden Vorfrühlingstag nahm er, im Auto sitzend, Abschied vom Schlössli, vom Bergheim, von seinen Tieren, Wiesen und Feldern. Er starb am 9. April 1954.

Das Wort «Lebenswerk» gilt für Albert Hinderer und sein Schlössli in einem wahrhaftigen Sinn. Sein Leben und Werk lassen sich nicht teilen. Bestaunenswert war seine schier grenzenlose Tatkraft, beeindruckend seine Gabe, andere Menschen für eine Sache zu gewinnen, mitreissend sein Geschick, Menschen zu motivieren und zu führen. Es durchdrang ihn eine Leidenschaft für den Menschen, für das Leben. Bewundernswert, doch auch befremdlich war seine grenzenlose Frömmigkeit, die alle seine Taten durchdrang – und ihn zur unseligen Vereinsgründung getrieben hatte. Albert Hinderer besass auch eine träumerische, manchmal fast kindliche Seite, und doch war er eine Respektsperson, als die er für viele, die ihn kannten, in Erinnerung geblieben ist. In dem von Walter Bräm in der «Zürichsee-Zeitung» verfassten Nachruf sind Wesen und Fähigkeiten dieses ausserordentlichen Menschen treffend zusammengefasst:

Auf den Verstorbenen trifft so recht die Ehrenbezeichnung «Vater der Kranken» zu. Zeit seines Lebens galt seine Liebe und unablässige Fürsorge den Geisteskranken. Was seine Eltern klein begonnen, hat er mit der ihm eigenen Fähigkeit, Neues und Schönes zu schaffen, ständig weiter entwickelt. In der Kunst, die Kranken sinnvoll zu beschäftigen und ihr Dasein fruchtbar zu gestalten, war er ein Meister. … Innere Not, persönliche Schwachheit und zahlreiche Kämpfe blieben ihm nicht erspart. Er ist nie die breite Strasse gegangen, oft war sein Weg hart und schmal. Zwei Seelen wohnten in seiner Brust. Man konnte ihm oft nicht beipflichten, doch seine menschlichen Schwächen (wer hätte sie nicht?) schufen ihm nie bleibenden Unmut. Er hatte die Gabe jener heiter-naiven Unbefangenheit, die Licht ins Dunkel bringt und Nebel spaltet.

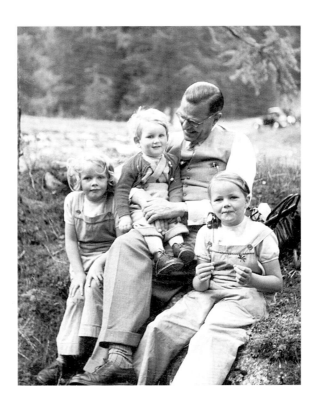

Albert Hinderer mit seinen Enkelkindern um 1951.

Elsa Hinderer-Bollier überlebt ihren Gatten um 26 Jahre

Wir wollen uns an dieser Stelle auch an Elsa Hinderer-Bollier erinnern. In vielem war sie sehr verschieden von ihrem Mann: realistisch, energisch, von tatkräftigem, raschem Wesen. In der damaligen männerdominierten Zeit stand sie weniger im Rampenlicht als ihr Gatte. Ihre Kraft und Willensstärke zeigten sich im Innern des Betriebs. Sie war ein vorteilhafter Gegenpol zu Alberts frommem Idealismus und seiner gelegentlichen Realitätsferne. Oft, nicht immer, vermochte sie ihn auf den Boden der Realität zurückzubringen, manchmal auch um den Preis heftiger Auseinandersetzungen. Elsa Hinderer war eine gläubige Frau. Ihr Glaube und ihr Gottvertrauen waren ihrer Persönlichkeit ein tragendes Fundament. Der sonntägliche Kirchgang wurde ihr auch deshalb zur Pflicht, weil sie, wie schon ihr Vater, Dorfschullehrer Julius Bollier, der Gemeinde ein halbes Jahrhundert als Organistin diente.

Streng war Elsa Hinderers Alltag. An der Silbernen Hochzeit des Paares am 16. Mai 1941 schilderte ihr Neffe Walter Schneider das Tagewerk der Hausmutter so:

Ich denke an die Zeit, da sie an Waschtagen selber von mor-
gens 5 Uhr bis abends spät in der Waschküche stand, wie sie in
der Küche aushalf, zum Heuen mit auf die Felder ging, glättete
und Wäsche flickte, an Samstagen die Zimmerböden im alten
Schlössli putzte und dabei auf ein eigenes Familienleben und
jegliche Behaglichkeit und Häuslichkeit verzichten musste. Für
sie galt stets nur ganzer, persönlicher Einsatz tagtäglich und un-
unterbrochen.

Eine ihrer bemerkenswertesten Eigenschaften war die Treue.
Einem grossen Verwandten- und Freundeskreis blieb sie bis ins
hohe Alter in warmer Anhänglichkeit verbunden. Niemanden
wollte sie vergessen. Ihr Taschenkalender enthielt die Daten unzähliger Geburtstage, und stets versandte sie Grüsse und «Päck-
li» in alle Himmelsrichtungen, und zu Weihnachten beschenkte
sie alle und jede mit persönlich ausgewählten Geschenken. Die
Einkaufsfahrten zu «Jelmoli» waren lange Jahre ein Ritual, ebenso die Einladungen zum Mittagskaffee in ihre Wohnung. Wie
Albert Hinderer war auch Elsa Hinderer eine Autoritätsperson.
Man hatte Respekt vor ihr. Geduld war nicht ihre Stärke. Gelegentlich fühlte man sich von ihrer raschen Art, von ihrem Tem-
perament überfordert. Aber ihr grosszügiges, tolerantes Wesen
vermochte auch Wogen zu glätten. Am Ergehen anderer Menschen teilzunehmen, mitzufühlen, war ihr selbstverständlich. Sie

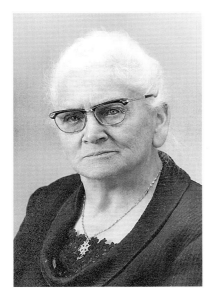

Elsa Hinderer-Bollier
(1891–1980).

fand für alle Zeit, aber Zeit vergeudete sie nicht. Schnell ein kurzes Wort, ein kurzer Telefonanruf, ein paar aufmunternde Worte, und flugs war sie anderswo.

Ihr Alter war zuletzt beschwerlich. Die letzte Lebenszeit verbrachte sie im Schlössli, umsorgt und gepflegt in der wohlbekannten Umgebung, die doch so anders geworden war. Nach längerer Leidenszeit starb Elsa Hinderer-Bollier am 31. Mai 1980, kurz vor ihrem 89. Geburtstag.

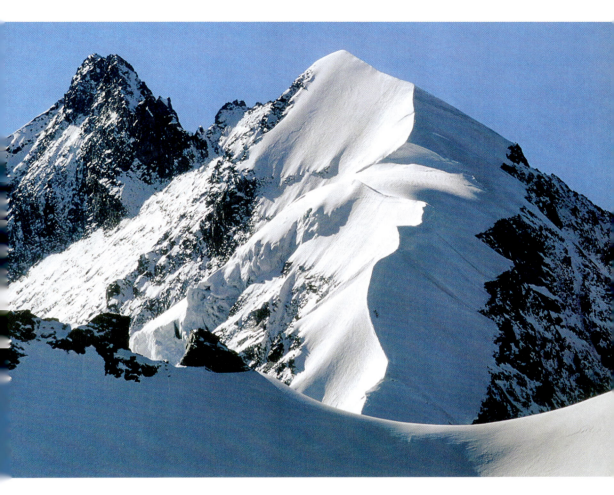

Biancograt und Piz Bernina
(Fotografie Herbert Maeder).

Herkulische Aufgaben

Max Hinderer übernimmt die alleinige Verantwortung

Albert Hinderer hatte den Tod vor Augen, als er die Generalversammlung beauftragte, seinen Sohn Max zum Nachfolger zu bestimmen. Selbst war er zu krank, um an der Versammlung vom 24. Februar 1954 teilzunehmen. Diese beschloss, dass *im Falle des Ablebens von Herrn Direktor Albert Hinderer sein Sohn sofort in seine Rechte und Pflichten tritt und die Direktion mit allen Vollmachten an Herrn Dr. Max Hinderer übergeht.* Der alte Andreas Link, 1949 in Zwietracht aus dem Vereinsvorstand geschieden, hatte die Grösse, sich eigens für die Nachfolgeregelung einzusetzen. Er und Pfarrer Hans Pfaff wiesen auch darauf hin, dass das *Frauengut* der Elsa Hinderer restlos im Anstaltsbetrieb investiert und nie ausgeschieden worden sei, weshalb man für sie ausreichend zu sorgen habe. Man beschloss, ihr auf immer *freie Station*, eine monatliche *Barentschädigung* und alle Rechte wie bisher zu gewähren. Auch habe im Krankheitsfalle die Anstalt Schlössli für alle Kosten aufzukommen. Am 8. Mai, einen Monat nach Albert Hinderers Ableben, wurde Max Hinderer zum Direktor der Anstalt Schlössli und zum Vereinspräsidenten ernannt. Weitreichend war der *einstimmige Beschluss der anwesenden Vereinsmitglieder* – es waren Elsa Hinderer, Max Hinderer und Pfarrer Hans Pfaff – den Verein Nervenheilanstalt Schlössli aufzulösen. *Herr Link und ich können ja ohne weiteres überstimmt werden*, liessen die abwesenden Vereinsmitglieder Dr. Paul Müller und Andreas Link die Generalversammlung wissen und stimmten schriftlich zu.

Max Hinderer war sich der Bedeutung des Beschlusses sehr wohl bewusst, er ahnte die enorme Belastung, die auf ihn zukommen würde, wenn das Unternehmen in seinen Privatbesitz überginge. Aber er konnte und wollte sich der Verpflichtung nicht entziehen. Seine Äusserungen wurden wie folgt protokolliert:

Herr Dr. Hinderer führt aus, dass die jetzige Struktur des Anstaltsvereins seit Jahren nach aussen Anlass zu Kritik, Missverständnissen und Misstrauen gegeben hat. Die schon bald nach der Vereinsgründung einsetzenden inneren Zerwürfnisse, die Aufnahme von Mitgliedern in den Verein, die mit den Verhältnissen der Anstalt Schlössli zu wenig vertraut waren und den Intentionen des kürzlich verstorbenen Direktors Albert Hinderer die Gefolgschaft versagten, schliesslich auch die Einmischung

*von staatlichen Vertretern, zwangen dazu, den Verein schritt-
weise zu reduzieren. Von den ausserhalb der Familie Hinderer stehenden Vereinsmitgliedern kümmerte sich in den letzten
Jahren nur noch Herr Pfarrer Pfaff um die Angelegenheiten der
Anstalt... Der Notwendigkeit, nach aussen hin eine völlig klare
Situation zu schaffen, können wir uns heute nicht entziehen.
Es stehen dafür nur zwei Möglichkeiten offen: 1. Den Verein
auf eine breitere Grundlage zu stellen (ähnlich derjenigen der
«Schweizerischen Anstalt für Epileptische»). 2. Die Anstalt wieder gänzlich in Privatbesitz zu übernehmen und den Verein
aufzulösen. Gegen eine Weiterführung in Vereinsform sprechen
eindeutig die Erfahrungen der letzten 20 Jahre. Wie schon früher, ist Frau Direktor Hinderer auch heute noch grundsätzlich
gegen einen Verein eingestellt. Ein Verein könnte zudem nur mit
neuen, gänzlich unvoreingenommenen Mitgliedern weiterge-
führt werden.*

Nach Recht und Gesetz musste der Verein das Schlössli an
Max Hinderer verkaufen und sich danach auflösen. Dazu
gab es manches zu klären, z. B. ob der Staat Zürich, der mit
dem Anstaltsverein eben einen neuen Vertrag mit zehnjähriger Dauer geschlossen hatte, den Eintritt von Max Hinderer in
die Rechte und Pflichten des Vereins anerkennen würde. Auch

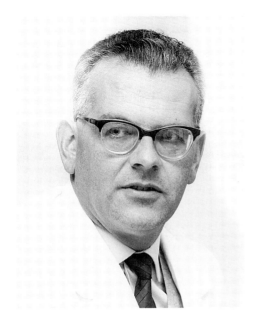

Dr. med. Max Hinderer,
Chefarzt seit 1951, löste
1955 den bedeutungslos
gewordenen Anstaltsverein
auf und führte danach das
Unternehmen alleine.

die Banken, der Hauptgläubiger Alfred Dürler-Tobler und alle die vielen privaten Gläubiger mussten die neue Rechtsform anerkennen, damit ihre Gelder weiterhin dem hoch verschuldeten Unternehmen erhalten blieben. Die finanziellen Aspekte des Verkaufs vom Verein an Max Hinderer durchleuchtete die Schweizerische Revisionsgesellschaft, seit 1948 Kontrollstelle des Anstaltsvereins. In der Übernahmebilanz wurden die Aktiven grosszügig bewertet, um die hohen Passiven aufzuwiegen.[61] Die Gebäulichkeiten wurden nahe den Assekuranzwerten eingesetzt, bei den Mobilien und Warenvorräten wurde kräftig aktiviert. Und die stolze Bewertung des Viehbestands hätte seinerzeit der Vereinsvorstand dem Albert Hinderer niemals zugestanden! Schliesslich war es so weit. Die Nervenheilanstalt Schlössli wurde *Wert 1. Januar 1955 auf Grund der Geschäftsbilanz per 31. Dezember 1954* an Dr. Max Hinderer übertragen. Der Verein wurde im Handelsregister gelöscht und die neue Einzelfirma *Dr. med. Max Hinderer, Nervenheilanstalt Schlössli, Oetwil am See* eingetragen. Im Jahresbericht von 1955 blickte Max Hinderer nochmals auf die Beweggründe zur Auflösung des Vereins zurück:

Eine fruchtbare Entwicklung der Anstalt ist nur möglich, wenn der verantwortliche Leiter weitgehende Handlungsfreiheit geniesst und nicht zahlreiche, sich widerstrebende Einflüsse zur Geltung kommen können. Die Existenz unserer Anstalt als christliches Werk lässt sich schwerlich durch eine juristische Person garantieren, sondern lebt aus der Überzeugung des einzelnen Menschen und basiert auf der Haltung der leitenden Mitarbeiter. Ohne Zweifel habe ich durch diesen Entschluss eine wesentlich grössere persönliche Verantwortung übernommen, in der Meinung, dass auf diese Weise die beste Gewähr dafür geboten sei, dass die Anstalt Schlössli ein Werk bleibt, wo ärztliche Tätigkeit und Verkündigung des Evangeliums gemeinsam im gleichen Dienste stehen.

---

[61] Aktiven und Passiven betrugen je Fr. 4 518 533.14. Die Passivseite setzte sich zusammen aus: Bankschulden inkl. Baukonto Fr. 1 966 724.– (das Haus D war eben fertiggestellt worden), grundpfandrechtlich gesicherte Hypotheken Fr. 2 148 000.– (Alfred Dürler-Tobler, Zürcher Kantonalbank, Pensionskasse der Migros und ein Privatgläubiger), Darlehen Fr. 282 506.– (über 50 nicht grundpfandrechtlich gesicherte «Obligos» von Privatschuldnern), Kreditoren Fr. 97 599.– und transitorische Passiven Fr. 23 702.–.

In der Tat ging Max Hinderer 1955 ein sehr grosses Risiko ein. Lapidar stellte die Schweizerische Revisionsgesellschaft fest: *Wird die Anstalt in eine Einzelfirma umgewandelt, so haften Sie mit Ihrem gesamten persönlichen Vermögen für die Schulden.* Der Preis des freien Unternehmertums war es ihm wert. Sein äusserst mutiger Entscheid, sein Alles-auf-eine-Karte-setzen legten den Grundstein zur erfolgreichen Entwicklung der heutigen Schlössli-Gruppe.

Es liegt in der Natur der neuen Rechtsform, dass die Betriebsgeschehnisse in den folgenden Jahren nicht mehr so detailreich schriftlich festgehalten sind wie zur Zeit des Anstaltsvereins. Wir können aber auf mündlich Überliefertes und auch auf eigene Erinnerungen an die Jahre abstellen, als das Schlössli von Max Hinderer mit gewaltigem Einsatz und sicherer Hand geführt wurde. Zwei Entwicklungen fielen in diese Zeit: der Einzug der Psychopharmaka und die Professionalisierung der Ausbildung von Psychiatrieschwestern und -pflegern. Getrieben von Forschung und Entwicklung in der Pharmaindustrie und begünstigt von glücklichen Zufallsentdeckungen war die neue *Seelenpharmakologie* ein weltweites Phänomen. Die Verbesserung der Ausbildung des Psychiatriepflegepersonals war eine schweizerische Pionierleistung und Max Hinderer deren treibende Kraft. Mehrere private Nervenheilanstalten schlossen sich zur Gründung einer *Nervenheilschule* zusammen, der landesweit ersten.

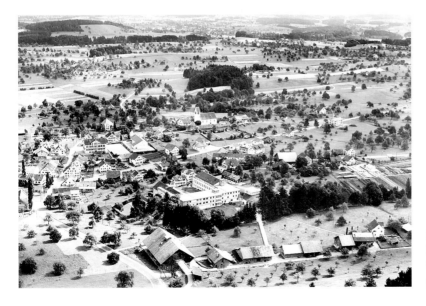

Schlössliareal und Dorf Oetwil im Sommer 1955. Im Vordergrund die Gebäude des Landwirtschaftsbetriebs.

Zahlen zum Schlössli von 1954, als Dr. Max Hinderer den Betrieb übernahm

- 240 Betten in 7 Gebäuden
- 18 Gebäude für Nebenbetriebe, Personalunterkünfte und Landwirtschaft
- 6 Ärzte, 37 Schwestern, 14 Pfleger, 37 Hausangestellte, 5 Verwaltungsangestellte
- 5 Handwerker, 13 Landwirte, 8 Gärtner
- Gutsbetrieb mit 30 ha eigenem und 15 ha Pachtland, 20 ha eigene Alpweiden

Wachsäle werden zu ruhigen Krankenstationen

Manisch-depressive u. ä. heilen vom Anfall, Organische gehen zugrunde, Schizophrene leben ungeheilt weiter. So resigniert urteilte Eugen Bleuler im frühen 20. Jahrhundert.[62] Erste Erfolge brachten die «körperlichen Kuren». Wir haben die Fieber- und Schlafkuren, die Schockbehandlungen mit Insulin und Cardiazol und den Elektroschock erwähnt. Für Chefarzt Dr. Künzler und seine Zeitgenossen waren es Lichtblicke in der Behandlung Geisteskranker. In den Fünfziger- und Sechzigerjahren wurden die «körperlichen Kuren» seltener. Bei gewissen Formen der Schizophrenie griff man noch gelegentlich auf die «grosse Insulinkur» zurück. *Man sollte nicht aus Mangel an geschultem Pflegepersonal darauf verzichten müssen*, liest man im 1972 erschienenen Lehrbuch der Praktischen Psychiatrie von Helmut Barz.[63] Die Elektroschockbehandlung aber war in jener Zeit noch immer verbreitet.

Eine Psychiatrieschwester erinnert sich, dass sogar in der ambulanten psychiatrischen Sprechstunde Elektrokrampftherapien durchgeführt worden sind. Später ist die Methode noch gelegentlich zur Behandlung von tiefen endogenen Depressionen und schweren Formen der Schizophrenie am narkotisierten und mit Hilfe eines Muskelrelaxans entspannten Patienten angewandt worden. Die verschiedenen Schocktherapien landeten später *auf dem Müll der Geschichte*, wozu

---

[62] Christian Scharfetter, «Eugen Bleuler», vdf, Zürich 2006, S. 193.
[63] Helmut Barz (Hrsgb.) «Praktische Psychiatrie», Hans Huber Verlag, Bern 1972, S. 156. Barz war Ende der Sechzigerjahre Assistenzarzt im Schlössli und später Lehrer an der psychiatrischen Krankenpflegeschule Südhalde.

der Siegeszug der Psychopharmaka[64] entscheidend beigetragen hat. Ab den frühen Fünfzigerjahren geschah eine eigentliche Umwälzung in der Behandlung der psychischen Krankheiten. Ärzte und Pflegepersonal erinnern sich, wie aus den *Unruhigen-Stationen* ruhige Krankenabteilungen wurden, wie nun nicht mehr alle Türen geschlossen waren, wie erstmals auch die geschlossenen Stationen freundlich gestaltet werden konnten. Gewiss gab es schon früher Medikamente, die meisten aber waren einfache Schlafmittel, die das Bewusstsein der Patienten mehr oder weniger ausschalteten und sie damit eine Zeitlang ruhig stellten, etwa die Barbiturate oder das schon Mitte des 19. Jahrhunderts verwendete Chloralhydrat. Im Gegensatz dazu wirkten die neu entdeckten Neuroleptika *dämpfend, ohne dass der Patient in Tiefschlaf fällt wie bei der Schlafkur.*[65]

Beeindruckt von den Berichten des ersten internationalen Kongresses der Psychopharmakologie im Herbst 1958 in Rom hegte Max Hinderer die Hoffnung, *dass in der medikamentösen Behandlung unserer Geisteskranken in den kommenden Jahren grosse Fortschritte erzielt werden.* Über die Bedeutung der Psychopharmaka sagte er 1963:

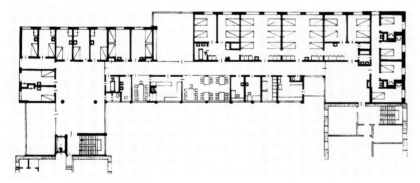

Im Haus D, damals «Wachhaus II» genannt, gab es dank der neuen Medikamente erstmals «ruhige Krankenstationen», die in einen privaten (im Plan links) und einen allgemeinen Bereich aufgeteilt waren.

[64] Die Ära der Psychopharmaka begann um 1950. («Psychopharmakon» war im 16. Jahrhundert ein Buchtitel für Sammlungen von Sterbe- und Trostgebeten.) Seit 1949 wurde Lithium in der Behandlung von Manisch-Depressiven eingesetzt. Es folgten die Neuroleptika, die Antidepressiva und die Tranquilizer. Das erste Neuroleptikum war Chlorpromazin (aus der Klasse der Phenothiazine), es wurde 1952 erstmals zur Behandlung der Schizophrenie eingesetzt. Eine zweite Gruppe der Neuroleptika waren die Butyrophenone, z. B. Haloperidol. 1958 wurden zwei Substanzgruppen mit antidepressiver Wirkung entdeckt: die trizyklischen Antidepressiva, z. B. Imipramin, Tofranil, und die Monoaminoxidase-(MAO)-Hemmer, z. B. Iproniazid, ursprünglich ein Tuberkulostatikum. Mit den Benzodiazepinen, z. B. Valium, Adumbran, folgte um 1960 die grosse Gruppe der Tranquilizer (so hiess im 19. Jahrhundert der Zwangsstuhl, an den Irre gefesselt wurden).
[65] Barz S. 152.

Kannte man bis vor 10 Jahren nur die «chemische Zwangsjacke» (gemeint waren z. B. Barbiturate und Chloralhydrat), so sind es heute die Neuroleptika Largaktil, Serpasil u. v. a., welche die unruhigen Krankenabteilungen in ruhige, geordnete Stationen verwandelt haben. Das Milieu, die Atmosphäre der psychiatrischen Abteilung haben sich grundlegend gewandelt. Die modernen Medikamente bedeuten für die Kranken selbst eine entscheidende Erleichterung, weil sie das subjektive Leiden, das oft unermesslich gross ist und sich kaum mit den grössten körperlichen Schmerzen vergleichen lässt, ganz gewaltig lindern.

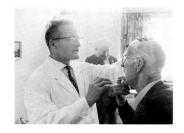

Wenn wir auch über den genauen Wirkungsmechanismus dieser Medikamente nicht genau Bescheid wissen, so stehen wir doch bewundernd vor der Tatsache, dass sie in irgendeiner Weise auf das krankhafte Geschehen einwirken. Es geschieht etwas, was über den Rahmen der blossen Beruhigung hinaus geht, die Wirkungsweise erschöpft sich auch nicht in der blossen Dämpfung der Krankheitssymptome.

Er warnte aber auch zu besonner Vorsicht und sah die Medikamente mit ihren oft gravierenden Nebenwirkungen als Hilfsmittel:

Es wäre ohne Zweifel verfehlt zu glauben, dass sich die Behandlung psychischer Krankheiten schliesslich als ein pharmakologisches Problem allein herausstellen würde. Die Medikamente

164

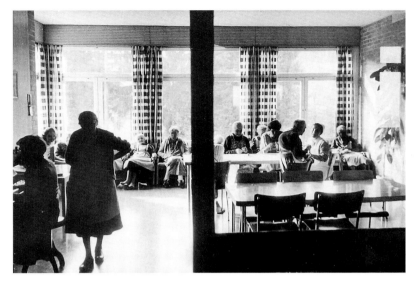

Aufenthaltsraum im neuen
«Wachhaus II» (Haus D).

werden wohl immer nur Hilfsmittel bleiben. Entscheidend für die Behandlung psychisch Kranker wird auch in Zukunft die psychotherapeutische Führung im weitesten Sinne des Wortes sein. Was wir uns auch immer von neuen Medikamenten versprechen mögen, auf keinen Fall dürfen wir uns dazu verleiten lassen, in unseren Anstrengungen um die Gestaltung des Milieus der Anstalt, um die Förderung der Beschäftigungstherapie und um individuelle ärztliche, seelsorgerliche und pflegerische Betreuung der Kranken nachzulassen.

Diese Kernaussage hielt eine alte Schlössli-Tradition hoch. Die Idee des therapeutisch wirksamen Umfeldes, des Milieus, war im Schlössli seit eh und je vorrangig. Das war so in der «Wohn- und Arbeitsgemeinschaft» des Gottlieb und der Friederike Hinderer, in der *frohen Glaubens- und Arbeitsgemeinschaft der Schlössli-familie* von Albert und Elsa Hinderer, und nun auch im Privaten psychiatrischen Krankenhaus Schlössli, wie der offizielle Name seit 1964 lautete.

Die Ausbildung in psychiatrischer Krankenpflege und die Schule Südhalde

Gravierend war der Personalmangel in den psychiatrischen Spitälern gegen Ende der Fünfzigerjahre. Es herrschte Nachkriegs-Hochkonjunktur. Die Wirtschaft boomte, man ergriff Massnah-

165

men zur Konjunkturdämpfung. Nur wenige junge Menschen fanden den Weg in die psychiatrische Krankenpflege, die als ein minderwertiger Beruf im Schatten der allgemeinen Krankenpflege stand. Tatsächlich vermochte die Ausbildung der Psychiatrieschwestern und -pfleger in den Fünfzigerjahren mit der Entwicklung der Psychiatrie nicht Schritt zu halten. Aber ohne gut ausgebildetes Pflegepersonal waren alle Fortschritte in der Behandlung psychisch Kranker, die neuen Medikamente und die modernen Spitalbauten umsonst. Max Hinderer sagte es so:

Die zukünftige Entwicklung des psychiatrischen Anstaltswesens, das sich gegenwärtig medizinisch in einer gewaltigen Entwicklung befindet, hängt entscheidend vom Nachwuchs an psychiatrischem Pflegepersonal ab, und zwar sowohl hinsichtlich der Zahl als auch der Qualität und dem Niveau seiner Ausbildung. … Die moderne Behandlung ist nach ganz andern Grundsätzen aufgebaut als früher und als man es sich häufig auch noch vorstellt. Nicht mehr Verwahrung und Sicherung, sondern Behandlung, Besserung, ja Heilung und Wiedereingliederung ins normale Leben sind heute die Ziele, nach denen eine Klinik geführt wird. Dabei spielt das Pflegepersonal eine ganz überragende Rolle. Schwestern und Pfleger sind den ganzen Tag auf der Abteilung und leben praktisch mit den Patienten zusammen, sie prägen das ganze Milieu und die therapeutische Atmosphäre. Sie können die Kranken und ihr Verhalten den ganzen Tag beobachten, sie erstatten dem Arzt über ihre Beobachtungen genauen Bericht, und in regelmässigen Besprechungen werden dann aufgrund dieser Beobachtungen die weitern Behandlungsmassnahmen festgelegt.[66]

Blicken wir zurück.[67] Im 19. Jahrhundert stand es mit der Irrenpflege nicht zum Besten. Die Arbeitsbedingungen waren schlecht. *Veraltete Tagelöhner, verdorbene Handwerksgesellen und zweideutig*

[66] «Zürichsee-Zeitung» 7.4.1959 und Interview in Werbefilm für Psychiatriepflegepersonal (1966).
[67] Über die frühe Entwicklung der Ausbildung von psychiatrischem Pflegepersonal in der Schweiz gibt es unseres Wissens nur spärliche Quellen. Wir stützen uns u. a. auf Referate verschiedener Autoren, die aus Anlass der Eröffnung der ersten privaten Schule für psychiatrische Krankenpflege (1959) und der Einweihung des Schulgebäudes «Südhalde» (1964) gehalten worden sind, wie auch auf einen undatierten Artikel von Rolf Mösli, der in der Hauszeitschrift des Burghölzli erschien.

abgelebte Mädchen standen als Irrenwärter und Irrenpflegerinnen ebenso am Rande der Gesellschaft wie ihre Schutzbefohlenen. Die Anforderungen an das Wartpersonal waren bescheiden. *Das Reglement für das Wartpersonal der Pflegeanstalt Wülflingen* von 1890 verlangte von den Wärtern eine gesunde und kräftige Konstitution; lesen, schreiben und rechnen bräuchten sie nur soweit zu können, als es ihre Arbeit erfordere. Drastisch drückte es Auguste Forel aus: *Zu einem guten Wärter gehören Geduld, Gutmütigkeit, sogar etwas Beschränktheit. Ein guter Wärter muss sich lachend vom Kranken prügeln lassen und die ärgsten Unreinlichkeiten unermüdlich putzen.*

Ein aufschlussreiches Zeitdokument über die Zustände am Ende des 19. Jahrhunderts hinterliess die Schwester des Dichters Conrad Ferdinand Meyer, Betsy Meyer, die dem Bruder den Haushalt führte und als Sekretärin diente.[68] C. F. Meyer litt an wiederkehrenden Depressionen. 1892 wurde er *mit seinem vollen Einverständnis* in die aargauische Anstalt Königsfelden eingewiesen. *Die Krankheit des Dichters präsentiert sich als eine schwere Melancholie mit Sinnestäuschungen, kompliziert mit Erscheinungen, welche auf eine starke geistige Ermüdung zurückzuführen sind*, schrieb der Direktor der Anstalt über seinen Patienten. In Kummer und Bitternis wandte sich Schwester Betsy an ihre Bekannten, man möge doch etwas unternehmen gegen die Übelstände in den Irrenanstalten. Den Wärtern und Wärterinnen müsse doch endlich Wissen und Erziehung vermittelt werden anstelle von Kraftprotzerei und rohem Benehmen. Zu Betsy Meyers Bekannten gehörten Johanna Spyri, Schöpferin des Kinderbuchs «Heidi», und Hedwig Bleuler-Waser, Ehefrau des Burghölzlidirektors Eugen Bleuler.

In der allgemeinen Krankenpflege begann die fachliche Ausbildung in der Schweiz um die Mitte des 19. Jahrhunderts in katholischen Klöstern (z. B. «Ingenbohl») und protestantischen Diakonissenhäusern. In der psychiatrischen Krankenpflege dauerte es noch rund 50 Jahre bis zur ersten gezielten Schulung des Pflegepersonals. Um 1905 wurden in der Anstalt Rheinau Vorträge für das Wartpersonal gehalten. 1908 führte der junge Assistenzarzt Dr. Walter Morgenthaler auf eigene Initiative den ersten Ausbildungskurs für Pflegepersonal an der Berner Irrenanstalt Waldau durch. Morgenthaler (1882–1965) setzte sich

[68] «Conrad Ferdinand Meyer. In der Erinnerung seiner Schwester Betsy Meyer» in: Deutsche Rundschau 115 (1903) S. 378–406 und 116 (1903) S. 69–98 und S. 189–226.

lebenslang für die Verbesserung der Pflegeausbildung in der Psychiatrie ein. Sein Lehrbuch über «Die Pflege der Gemüts- und Nervenkranken» hat Generationen von Lernenden begleitet. 1916 wurde in der Anstalt Hohenegg in Meilen die hausinterne Ausbildung des Pflegepersonals erstmals mit einer Prüfung abgeschlossen. Langsam verbreitete sich nun die Einsicht, auch das psychiatrische Pflegepersonal sei beruflich auszubilden. 1922 erliess die Schweizerische Gesellschaft für Psychiatrie die ersten Ausbildungsrichtlinien. Im gleichen Jahr erschien auch die erste Berufszeitschrift «Kranken- und Irrenpflege» (heute «Praktische Psychiatrie»), darin sich mehrere Autoren für eine Ausbildung des Personals an den Irrenanstalten einsetzten. Doch das Hin und Her, die zähen Verhandlungen, die politischen Auseinandersetzungen um die psychiatrische Pflegeausbildung dauerten an. Die Gegnerschaft sah in der formalisierten Berufsausbildung eine kaschierte Forderung nach mehr Lohn; ein Teil der Ärzteschaft befürchtete, die Ausbildung würde das Personal zu Überheblichkeit und Ungehorsam verleiten. Auguste Forel meinte schon vor Jahren, mit gelehrten Wärtern riskiere man psychiatrische Pfuscher zu erziehen, die später laienhafte Kritik an der Psychiatrie üben und Unheil stiften würden. Endlich einigte man sich 1926 auf einen ersten Lehrplan und erste Prüfungsvorschriften. Die Auszubildenden sollten *einige Erscheinungen des Irrsinns erlernen und deren Behandlung,* Kenntnisse über *Anatomie und Nervensystem* erlangen und die *gebräuchlichsten Fremdwörter verstehen.* Stichworte zu den praktischen Kenntnissen waren: *Übungen am Krankenbett, Erste Hilfe, Verbände, Lagerungen, Baden, Nachtwache, Beschäftigung, Kuren, Arbeit im Freien, Verhalten bei Erregungszuständen* usw. Die ersten von der Schweizerischen Gesellschaft für Psychiatrie durchgeführten Examen fanden im Mai 1927 in der «Hohenegg» und in der Heil- und Pflegeanstalt Herisau statt.

Danach ging alles recht schnell. Innert Jahresfrist führten weitere zehn Anstalten Prüfungen durch, darunter auch das Schlössli. 1933 wurde die Zentralstelle für praktische Psychiatrie gegründet, die auch Stellen vermittelte; 1937 gab es die ersten Fortbildungskurse für diplomiertes Psychiatriepflegepersonal; 1939 wurde das Ausbildungswesen für psychiatrisches Pflegepersonal einer speziellen Schulkommission der Schweizerischen Gesellschaft für Psychiatrie unterstellt, die Richtlinien setzte und die Qualität der Ausbildung kontrollierte. Erfolglos blieb aber der Versuch, mit dem Schweizerischen Roten Kreuz, dem die Ausbildung in allgemeiner Krankenpflege oblag, zusammenzuarbeiten. Auch der Schweizerische Krankenpflegebund verweigerte dem Berufszweig der psychiatrischen Krankenpflege für viele Jahre die Mitgliedschaft. Erst 1962 wurde innerhalb des Schweizerischen Roten Kreuzes eine Subkommission für psychiatrische Krankenpflege gebildet und sogar erst 1969 wurden fünf Psychiatriekrankenpflegeschulen vom Roten Kreuz anerkannt, darunter auch die «Südhalde», von der gleich die Rede sein wird.

Soweit der kurze Rückblick. Wenden wir uns nun der Situation im Schlössli zu. Wir haben erwähnt, dass 1922, als die Schweizerische Gesellschaft für Psychiatrie die ersten Ausbildungsrichtlinien verabschiedete, das Schlössli sogleich als Ausbildungsstätte anerkannt worden war. Wie in den andern psychiatrischen Anstalten geschah die Ausbildung ausschliesslich intern, d. h. eigene Ärzte und leitendes Pflegepersonal unterrichteten die Lernschwestern und -pfleger. Dazu Max Hinderer: *Ich erinnere mich noch gut an die Zeiten, als die gesamte theoretische Ausbildungsarbeit in der Freizeit, vorwiegend in den Abendstunden, geleistet wurde. Das erforderte damals bei einer Arbeitszeit von 60 und mehr Wochenstunden ein erhebliches Mass an Idealismus und setzte zugleich auch der Anzahl der theoretischen Unterrichtsstun-*

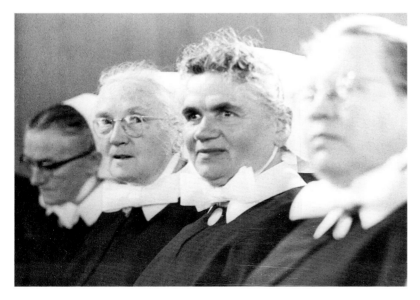

Diakonissen sind jahrzehntelang das krisenfeste Fundament der Pflege. (Zweite von rechts: Diakonisse Hajnal Balogh, langjährige Leiterin der Aussenstation Goldenberg.)

den bald eine Grenze. Tatsächlich waren die Arbeitszeiten noch in den Fünfzigerjahren enorm. Ein einziger freier Tag pro Woche war die Regel. Dieselbe Schwester, derselbe Pfleger arbeitete an sechs Tagen von morgens früh bis abends spät, höchstens von einer nachmittäglichen Freistunde unterbrochen; es gab auch Dienstzeiten von zehn und mehr Tagen ohne Unterbruch. Gross war die aufopfernde Genügsamkeit der Pflegenden, allen voran der Diakonissen, lange Zeit das krisenfeste Fundament des Pflegedienstes.

Im Vergleich zu heute hatte das Pflegepersonal viel mehr zu putzen und ganz allgemein für *Ordnung und Reinlichkeit* auf der Abteilung zu sorgen. Auch die Beschäftigung mit den Patienten war vorwiegend Aufgabe des Pflegepersonals. Wesentlich war auch die Mithilfe von Schwestern und Pflegern bei den Kuren: Insulinkuren, Dämmerkuren, Elektroschock usw. Dazu waren die Schwestern und Pfleger auszubilden, und sie hatten über ausreichende allgemeinmedizinische Kenntnisse zu verfügen. 1959 formulierte es Max Hinderer so:

> *Meiner Erfahrung nach wird das Niveau einer psychiatrischen Anstalt weit mehr durch die Qualität des Pflegepersonals bestimmt als z. B. durch die Assistenzärzte. Wenn also das Niveau der Therapie und der Pflege in den Anstalten nicht einfach auf dem heutigen Stand verbleiben, sondern mit der Entwicklung der Psychiatrie Schritt halten soll, muss die Ausbildung des Pflegepersonals, welches die tragende Säule jeder Anstalt ist, den neuen und zukünftigen Anforderungen angepasst werden.*

Das alte System mit den paar abendlichen Theoriestunden genügte nicht mehr. Nur ein eigentlicher Schulbetrieb konnte den neuen Anforderungen gerecht werden.

Um 1958 begannen erstmals zwei staatliche Anstalten, Cery in Lausanne und Friedmatt in Basel, ihr Pflegepersonal schulmässig, also wie in der allgemeinen Krankenpflege schon lange üblich, auszubilden. Auch Max Hinderer befasste sich mit dem Gedanken einer schulischen Ausbildung für Psychiatrieschwestern und -pfleger. Doch der personelle Aufwand und die Kosten einer eigenen Schule wären für das Schlössli, das etwa ein halbes Dutzend Schüler pro Jahr ausbildete, unverhältnismässig hoch gewesen. Es gelang, mehrere private Anstalten für das Projekt einer gemeinsamen Schule für psychiatrische Krankenpflege zu gewinnen. Im Februar 1958 organisierten sich die Anstalten Hohenegg, Kilchberg, Littenheid, Meiringen, Schlössli und die Schweizerische Anstalt für Epileptische zu einem Verein *mit dem Zwecke, das berufliche Bildungswesen in den dem Verein angeschlossenen Anstalten nach den Richtlinien der Schweizerischen Gesellschaft für Psychiatrie zu fördern, Ausbildungskurse für das Lernpflegepersonal zentral und schulmässig durchzuführen und eine private Nervenpflegeschule zu gründen.* Schweizweit war es der erste Zusammenschluss zur gemeinsamen Führung einer Schule. Im April 1959 begann der erste Ausbildungskurs für 23 Schülerinnen und Schüler im Schlössli. In den nächsten vier Jahren fanden die Ausbildungskurse im Bibelheim in Männedorf statt, also in der ehemaligen Zeller'schen Anstalt, die Gottlieb und Albert Hinderer so stark geprägt hatte. Der inzwischen in *Schule für psychiatrische Krankenpflege* umbenannte Verein plante ein eigenes Schulhaus. Die Finanzierung verlief harzig. Nach viel Überzeugungsarbeit und zähen Verhandlungen willigte der Kanton ein, 90 Prozent der Kosten zu bezahlen. Das Schulgebäude mit Schul- und Wohntrakt – die Schüler sollten während der mehrwöchigen Ausbildungskurse an der Schule wohnen – wurde an der Südstrasse in Zürich gebaut, auf einem Landstück westlich der Schweizerischen Anstalt für Epileptische, und im Herbst 1964 bezogen. Nicht weit entfernt liegt der Rebberg «Burghalde». Und so entstand aus «Südstrasse» und «Burghalde» der Name der Schule: «Südhalde».

Welches Wissen und welche Fertigkeiten wurden den angehenden Psychiatrieschwestern und -pflegern an der neuen Schule vermittelt? Anfänglich erhielten sie im Laufe der dreijährigen Berufslehre in mehrwöchigen Blockkursen etwa 250 Unterrichtsstunden. Mehr als die Hälfte waren den Fächern *Anatomie, Physiologie, Vererbungslehre, Psychologie, allgemeine Psychiatrie, praktische Kranken- und Nervenpflege, Biologie, Physik, Chemie und Ethik* gewidmet, dazu kamen *Geschichte der Psychiatrie, Hygiene, Gymnastik, Verwaltungsfragen und allgemeine Schulfächer.* Der Fächerkanon war naturwissenschaftlich geprägt und stark nach dem Vorbild der allgemeinen Krankenpflege ausgerichtet. Als Lehrkräfte wirkten vorerst fast nur Ärzte und Oberpflegepersonal aus den angeschlossenen Anstalten. Bei der Gestaltung des Lehrplans wurde bewusst pragmatisch vorgegangen. *Curriculum*

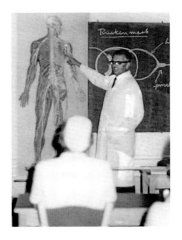

Anatomieunterricht mit Dr. Max Hinderer.

171

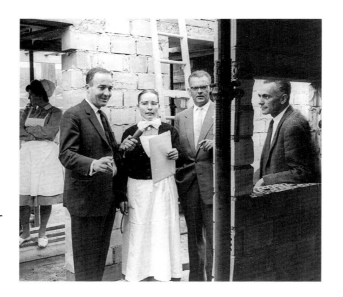

Radioreporter Jean-Pierre Gerwig, Schulleiterin Sr. Hanna Grieder, Dr. Max Hinderer und Dr. Peter Hall (Chefarzt der Klinik Littenheid) auf der Südhalde-Baustelle.

und Stundeneinteilung der Schule wuchsen aus den Bedürfnissen heraus und wurden nicht von einer Kommission geschaffen, erinnert sich Hanna Grieder, die von Max Hinderer 1959 mit der Leitung des ersten Kurses betraut worden war und danach der Schule 25 Jahre lang vorstand. Die Diakonissin Hanna Grieder wurde zur schweizweit angesehenen Expertin für die Ausbildung in psychiatrischer Krankenpflege. Sie arbeitete eng zusammen mit Dr. Hinderer, von dem sie rückblickend sagt, er habe sich um alles gekümmert, sei immer für alle da gewesen und habe stets gewusst, wann was wo zu erledigen sei.

Alle Anstrengungen um die neue Ausbildung waren vergeblich, wenn es nicht gelang, mehr junge Leute für den psychiatrischen Pflegeberuf zu gewinnen. Aufmerksamkeit für den kaum beachteten Beruf war bitter nötig. Nur mit Mühe war es der Schweizerischen Gesellschaft für Psychiatrie gelungen, an der Landesausstellung «Expo64» in Lausanne eine einzige Fotografie über die psychiatrische Krankenpflege im Rahmen der *Darstellung des Lebens unseres Volkes* zu platzieren. Zusammen mit der Public-Relations-Agentur Dr. Farner in Zürich lancierten die Trägerkliniken der «Südhalde» eine umfangreiche Werbekampagne. Dazu gehörte auch eine *Reportage über den wenig bekannten Beruf der Psychiatrieschwester und des Psychiatriepflegers* mit dem seinerzeit populären Radiomann Jean-Pierre Gerwig. Er interviewte Schülerinnen und Schüler der «Südhalde» und diskutierte mit den Chefärzten der Kliniken Schlössli, Hohenegg und Littenheid. Gerwigs Sendung *Täglich das Wunder der Seele erleben* wurde 1964 vom «Landessender Beromünster» in die Deutschschweizer Wohnstuben ausgestrahlt. Auch ein Dokumentarfilm über die Psychiatriepflege wurde gedreht und 1966 im noch jungen Schweizer Fernsehen gezeigt.

Das Interesse für den Beruf stieg. Es meldeten sich mehr und qualifiziertere Bewerber. Die Auswahl wurde strenger, die Ausbildung anspruchsvoller, die Begleitung der Schülerinnen und Schüler auch in der Praxis intensiver. Die anfänglichen 10 Theoriewochen während der dreijährigen Ausbildung wuchsen auf 26 Wochen an. Die «Südhalde» beschäftigte inzwischen auch hauptberuflich tätige Ausbildnerinnen und Ausbildner und dazu viele Lehrbeauftragte.

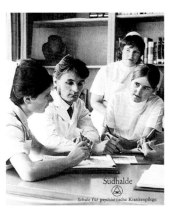

Südhalde
Schule für psychiatrische Krankenpflege

Anfänglich glaubte man in den einzelnen Kliniken, die Last der Ausbildung an die Schule losgeworden zu sein. Dann aber wurde offensichtlich, dass die zentrale Theorieausbildung an der «Südhalde» nicht genügte. Das Gelernte musste zwischen den «Theorieblöcken» vertieft und ergänzt und mit der Praxis verbunden werden. An den Kliniken entstanden deshalb wieder eigene Klinikschulen mit eigenen Schulteams. Schulschwestern und -pfleger wurden ausgebildet, um Unterricht im Schulzimmer und auf den Krankenstationen erteilen zu können und praktische Prüfungen durchzuführen. Gross waren die Anforderungen an die bestallten Schwestern und Pfleger, die selbst nie eine so fundierte Ausbildung durchlaufen hatten, wie sie sie jetzt zu erteilen hatten. Die Schüler, *die sicher viel mehr wissen als wir*, stellten Ansprüche. «Südhalde» und Klinik-Schulteams arbeiteten zusammen, sammelten Erfahrungen, gestalteten um, probierten aus. *In unserer Ungeduld wollten wir ob den Problemen oft fast verzweifeln. Und heute staunen wir, wie viel entstanden ist*, schrieb Schulleiterin Hanna Grieder 20 Jahre nach der Schulgründung. In einer Gemeinschaftsarbeit der Lehrenden entstand sogar das bereits erwähnte Lehrbuch «Praktische Psychiatrie» unter der Leitung des langjährigen Südhalde-Dozenten Dr. Helmut Barz. Der ganze Entwicklungsprozess führte schliesslich dazu, dass in der «Südhalde» die wesentlichen Grundlagen geschaffen wurden, die dann später das Schweizerische Rote Kreuz als Ausbildungsrichtlinien erlassen hat. Hanna Grieder meint rückblickend, der rege Gedankenaustausch, das Erarbeiten der Leitlinien und Kriterien,

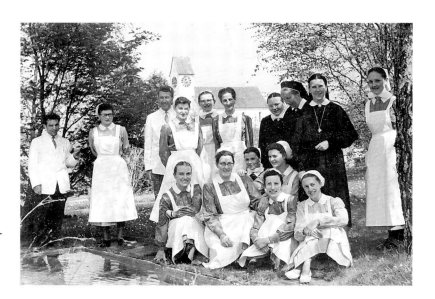

Schülerinnen, Schulteam, Experten und Oberschwester Vroni Roost (ganz rechts) nach einem Examen an der Klinikschule.

die gegenseitige Hilfe habe keine der sonst üblichen Grenzen gekannt, weder zwischen kantonalen und privaten Kliniken noch zwischen Deutsch und Welsch.

Die Schule Südhalde gab der verbesserten Ausbildung der Psychiatrieschwestern und -pfleger entscheidenden Auftrieb. Die Ansprüche, welche sowohl Ärzte als auch Patienten an die Pflegepersonen stellten, wuchsen. Auch waren die nun gut ausgebildeten diplomierten Schwestern und Pfleger gezwungen, mit viel weniger gut ausgebildetem Hilfspersonal zusammenzuarbeiten. Die meisten «Diplomierten» hatten bald Vorgesetztenfunktionen auszuüben und spielten eine wichtige Rolle bei der praktischen Anleitung des pflegerischen Hilfspersonals. Dieser Umstand zwang zur strengeren Selektion der Lernschwestern und -pfleger und schränkte den potentiellen Nachwuchs des diplomierten Pflegepersonals ein. Dazu Max Hinderer:

Um trotz dieser Erschwernisse die Zahl der Pflegenden weiter vermehren zu können, ist es unerlässlich, für einfachere pflegerische Funktionen, wie sie vor allem auf unseren Abteilungen für Chronisch- und Alterskranke anfallen, eine besondere Kategorie von Pflegepersonal heranzubilden, bei welchem die Anforderungen an die Ausbildung nicht so hoch gestellt werden, obgleich das praktische pflegerische Können ebenbürtig sein muss. Die Situation hat mich bewogen, an unserer Schule in Zürich auch die Ausbildung von Pflegerinnen und Pflegern für Chronischkranke und Betagte an die Hand zu nehmen.

174

Ab 1966 wurde ein entsprechender eineinhalbjähriger Ausbildungsgang eingeführt, wozu die «Südhalde» den Theorieunterricht bot. Dieser Pflegezweig wurde vom Schweizerischen Roten Kreuz sogleich anerkannt und die neuen *Pflegerinnen und Pfleger für Chronischkranke und Betagte* erhielten den Fachausweis des Schweizerischen Roten Kreuzes (FASRK). Die verkürzte, praxisorientierte Ausbildung wurde 1974 wieder aufgegeben; es fehlten Ausbildungsplätze an den Akutspitälern und der Aufwand für zwei verschiedene Ausbildungsgänge an der «Südhalde» wurde zu gross. Im Rückblick erwies sich *die damalige Schliessung als echter Verlust*, sagte Hans Schwyn, Direktor der Klinik Littenheid, am 25-Jahr-Jubiläum der «Südhalde».

Die Ausbildung in psychiatrischer Krankenpflege hat sich in der Folge immer wieder gewandelt. Ganz allgemein betrachtet ging es natürlich stets darum, pflegerische, diagnostische und therapeutische Fähigkeiten zu erlangen. Aber was im Einzelnen darunter zu verstehen ist, blieb stetem Wandel unterworfen, nicht zuletzt dem Wandel im psychiatrischen Krankheitsverständnis, das auch gesellschaftlichen Wandel widerspiegelt. In den ersten Jahren der neuen *Nervenschule* wurden die angehenden Schwestern und Pfleger dazu erzogen, zu beobachten und die Beobachtungen dem Arzt zu rapportieren. Eigene Diagnoseversuche waren strengstens verboten. In den Siebzigerjahren, der Blütezeit der Milieutherapie, wurden die Pflegenden zu Therapeuten. Als *Techniker der zwischenmenschlichen Beziehung* (Andres Billeter) wurden sie jetzt auch direkt in den Therapieprozess eingebunden. Der Umgang mit den Patienten wurde zur therapeutischen Funktion, die als etwas Eigenständiges zur ärztlichen Therapie hinzukam. Das Erlernen diagnostischer und therapeutischer Kenntnisse und Massnahmen drängte die einst betont naturwissenschaftliche Ausbildung zu Gunsten «weicher» Fächer und «soft skills» in den Hintergrund.

Und wo steht die Schule heute? Der Kanton Zürich hat vor kurzem die Ausbildung der Krankenschwestern und -pfleger – heute «Fachpersonen für Gesundheitspflege» – in zwei Ausbildungszentren für Pflegeberufe konzentriert. Deshalb wird die eindrückliche Schulgeschichte 2009 enden, genau 50 Jahre nach der Schulgründung. Bis dann werden an die 2000 Frauen und Männer aus Psychiatriekliniken vom Berner Oberland bis zum Bodensee ihre Ausbildung an der «Südhalde», der einst grössten Schule für psychiatrische Krankenpflege der Schweiz, durchlaufen haben.

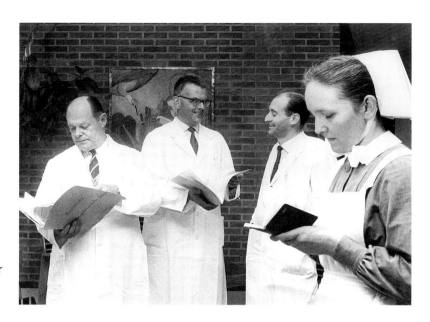

Von links: Oberpfleger Adolf Bolliger, Dr. Max Hinderer, Oberarzt Dr. Walter Holländer und Oberschwester Vroni Roost.

Wandel

Die Umwälzungen in der medikamentösen Behandlung Geisteskranker, die mannigfachen psychotherapeutischen Verfahren, die verschiedenen therapeutischen Beschäftigungsarten, die verfeinerten Diagnosemöglichkeiten und vielfältigeren Krankheitsbilder, die höheren Ansprüche an die Ausbildung des Pflegepersonals und auch der Ärzte, all das hatte sichtbare Folgen im Schlössli. *Die psychiatrische Behandlung ist zu einem ausserordentlich differenzierten, vielgestaltigen Gebilde geworden*, meinte Max Hinderer und fuhr fort: *Es ist gar nicht leicht, die körperlichen Behandlungsmethoden, die psychotherapeutische Beeinflussung, die Seelsorge, die Beschäftigungstherapie, die Freizeitgestaltung und vieles andere mehr zu einem harmonischen Ganzen werden zu lassen.* Nötig war die unablässige Auseinandersetzung mit den neuen Möglichkeiten, ein ständiges Vorausschauen, Aufbauen, Gestalten, aber gelegentlich auch ein Verwerfen und Neubeginnen, denn *der Einsatz all der neuen therapeutischen Möglichkeiten ist schwierig und kunstvoll, weil uns die eigentlichen und letzten Ursachen zahlreicher psychischer Erkrankungen noch unzureichend bekannt sind.* Ein Satz, der auch heute, 50 Jahre später, gültig ist. Die Haltung in der psychiatrischen Arbeit, die Max Hinderer zutiefst am Herzen lag und die er im Betrieb lebendig werden liess, beschreiben seine eigenen Worte am besten:

176

Eine erste und entscheidende Voraussetzung ist die Art und Weise, wie die Kranken durch das Pflegepersonal betreut werden. Wir trachten danach, die Behandlung der Kranken in möglichster Freiheit durchzuführen. Selbstverständlich kommen wir aber bei vielen schwerer Erkrankten ohne geschlossene Abteilungen nicht aus. Der Betrieb auf einer Abteilung bedarf einer straffen Organisation, denn sie ist die Voraussetzung für eine möglichst freiheitliche Behandlung. Das Ziel der psychotherapeutischen Bemühungen ist die Heilung der Kranken, oder wenigstens das Erreichen einer so weitgehenden Besserung, dass, wenn irgend möglich, die Eingliederung in die Gesellschaft ausserhalb der Anstalt wieder möglich wird. Ebenso wichtig ist aber auch die Gestaltung einer möglichst normalen menschlichen Gemeinschaft auf den Abteilungen für chronisch Kranke, die wegen ihrer Krankheitssymptome nur in einem psychiatrischen Krankenhaus selbst ein geordnetes Leben führen können.

Eine zweite wesentliche Voraussetzung für jede wirksame Therapie ist die Atmosphäre, das Milieu, in welcher die Kranken leben. Diese Atmosphäre wird in erster Linie durch das Pflegepersonal und sein Verhalten geprägt. Auch Schwerkranke haben ein erstaunlich feines Empfinden für echte menschliche Wärme, Anteilnahme und Hilfsbereitschaft, für Achtung, die man ihnen entgegenbringt, ebenfalls dafür, ob man sie als Mitmenschen ernst nimmt oder nicht. Die Gemeinschaftsbildung auf einer Abteilung hängt ganz wesentlich davon ab, ob es dem Pflegepersonal gelingt, diese Haltung dem Kranken gegenüber zu verwirklichen. Hier kommt es darauf an, die Haltung des barmherzigen Samariters zu leben und den Geist echter christlicher Nächstenliebe auszustrahlen. Hilfreich können dabei gruppentherapeutische Gespräche und eine subtile individuelle Seelsorge sein.

Nebenbei wird die Atmosphäre natürlich auch durch die bauliche Gestaltung und die Einrichtung beeinflusst. Der gefängnishafte Charakter der älteren Anstalten weicht bei den neueren Bauten einer hellen und freundlichen Bauweise, die keine Gitter an den Fenstern mehr kennt und wo die notwendigen Sicherungen sehr diskret angebracht sind. Innerhalb der Abteilung wird dem Kranken weitmöglichste Freiheit gelassen und alles vermieden, das ihm das Gefühl geben könnte, er werde dauernd am Gängelband geführt und sei für jede kleinste tägliche Verrichtung vollständig vom Pflegpersonal abhängig.[69]

[69] Aus der Schrift zum 75-Jahr-Jubiläum des Schlössli, 1964.

177

Wir wollen auf vier Kernpunkte in diesen Sätzen näher eingehen. Zuerst auf die Bedeutung des Pflegepersonals. Immer und immer wieder stand die Arbeit der Schwestern und Pfleger im Vordergrund. Max Hinderers unermüdlichen Einsatz für die Ausbildung in Zusammenarbeit mit den anderen Kliniken haben wir erwähnt. Seine enormen Bemühungen kamen nicht von ungefähr. Er hatte aus eigener, jahrelanger Erfahrung, beginnend mit der Arbeit als Assistenzarzt im Burghölzli die Überzeugung gewonnen, die pflegerische Tätigkeit sei der ärztlichen im Grunde vorrangig. Daraus folgt das Milieu als zweiter Kernpunkt: Es wird primär von den Pflegenden gestaltet. Wohl tragen zum Milieu auch die äusseren, baulichen Bedingungen bei. Doch auch in einer baulich veralteten Abteilung sind die menschliche Wärme, das bei aller gebotenen Distanz herzliche Eingehen auf den kranken Mitmenschen entscheidend. Das stellt sehr hohe Ansprüche an das Pflegepersonal, wohl höhere als an die Ärzte, deren Patientenkontakte meistens in einem geordneten Setting stattfinden und vergleichsweise kurz sind. Die neue Schule in Zürich und der praktische Unterricht im Schlössli waren gefordert, denn der therapeutische Einfluss der Pflegenden konnte kaum zu hoch angesetzt werden. Allerdings liess sich der therapeutisch wirksame Umgang mit psychisch Kranken nicht nur theoretisch erlernen, es brauchte auch gewisse angeborene Fähigkeiten, gewissermassen ein therapeutisches Naturtalent.

Als dritten Kernpunkt sehen wir die im Zitat nur kurz angedeuteten *psychotherapeutischen Anstrengungen*. Darunter verstand man damals im weitesten Sinne *alle Anstrengungen um die Gestaltung des therapeutischen Umfelds*, wozu beispielsweise auch die Beschäftigungstherapie zählte. Diese betonte das schöpferische Gestalten und wollte nicht mehr, wie noch bei Simons Arbeitstherapie üblich, vorab Nützliches hervorbringen. Die erste Beschäftigungstherapeutin wurde 1955 eingestellt – fünf Jahre vor der festen Anstellung einer Beschäftigungstherapeutin im Burghölzli.[70] Sie erhielt Räume im Untergeschoss des 1954 bezogenen Neubaus, dem heutigen Haus D, wo auch ein Turnsaal *systematische Gymnastik und Rhythmikstunden mit den Kranken durchzuführen ermöglichte*. Zu den *psychotherapeutischen Anstrengungen* gehörte aber auch die individuelle, analytische Psychotherapie, also die Psychotherapie im engern Sinn. Einige Schlössli-Ärzte holten sich im Burghölzli Erfahrung in der psychoanalytischen

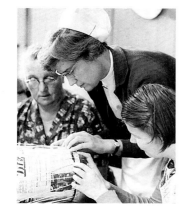

[70] Urs Germann in «Zwang zur Ordnung», Chronos Verlag, Zürich 2007, S. 231.

Behandlung. Seit Anfang 1957 arbeitete ein Psychoanalytiker im Schlössli. Neben seinen eigenen analytischen Therapien supervisionierte Dr. med. Georg Schwöbel auch die psychotherapeutische Arbeit seiner Kollegen.

Und damit zum vierten Kernpunkt: Wo stand damals die Seelsorge und wie verhielt sie sich zur Psychotherapie? 1957 schrieb Dr. Schwöbel in den «Mitteilungen aus der Arbeit»:

Wir nehmen entschieden von denjenigen Richtungen Abstand, die vom Arzt eine seelsorgerische Unterweisung erwarten, fordern oder auch erlauben. … Die Theologie hat es primär mit dem Geschehen zwischen Gott und Mensch zu tun und fasst erst sekundär die innermenschlichen und zwischenmenschlichen Beziehungen ins Auge. Die Psychologie hat es hingegen primär mit innermenschlichen Phänomenen zu tun und erst aus der Erkenntnis dieser Gestalt und ihrer Gehalte wird der Blick frei für das Göttliche. … Beide (Theologie und Psychologie) *können sich gegenseitig befruchten, doch sollten die Grenzen von beiden Seiten her abgesteckt und eine Vermischung ausgeschlossen sein.*

Das war ein klarer Bruch mit der einst engen Verflechtung von Medizin und Seelsorge, wofür die Devise gestanden hatte: die Medizin hilft und Gott heilt. Jetzt standen Medizin und Seelsorge nebeneinander und sollten nicht miteinander vermischt werden. Die Säkularisierung begann in kleinen Schritten kurz nach Albert Hinderers Tod. Es war keine Abkehr von den christlichen Grundwerten, sondern ein Nebeneinander in gegenseitigem Respekt. Man könnte sagen, das Christliche begann sich zu verweltlichen. Auf der Titelseite des neu gestalteten Jahresberichts stand nun ein Wort des Zürcher Reformators Huldrych Zwingli: *Du bist Gottes Werkzeug. Er will deine Arbeit und nicht deine Ruh.* Die einstigen «Mitteilungen aus der Arbeit» hatte das Bibelwort geschmückt: *Ich will mich zu euch wenden und will euch wachsen und euch mehren lassen und will meinen Bund euch halten (3. Mose 26, 9).* Die Hinweise auf Gott und den christlichen Geist verschwanden also nicht, sie betonten jetzt aber eine aktive Haltung. Die früher in einer pietistischen Frömmigkeit wurzelnde Hingabe und die Unterordnung unter den Willen Gottes wichen einer tatkräftigen Eigenverantwortlichkeit, doch die Aufgabe am kranken Menschen wurde weiterhin

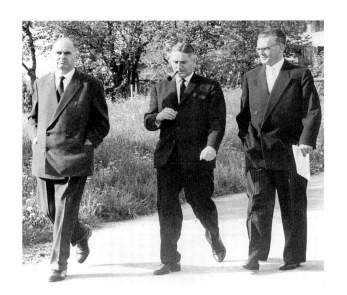

75-Jahr-Jubiläum 1964. Von links: Kantonsrat Huldreich Altorfer, Regierungsrat und späterer Bundesrat Ernst Brugger, Max Hinderer.

als von Gott gestellt anerkannt. Am Jahresfest von 1954 – seit 1951 wurde jeweils am Auffahrtstag ein Jahresfest für Familie, Freunde und Gönner gefeiert – sagte Max Hinderer: *Was mein Vater im Schlössli geschaffen hat, gilt es nun zu erhalten, um den Auftrag, den auch mein Vater immer als von Gott gestellt anerkannt hat, erfüllen zu können.* Der Auftrag kommt von Gott, die Ausführung liegt beim Menschen. Im Rückblick auf die Auflösung des Anstaltsvereins lesen wir auch: *Ohne Zweifel habe ich durch diesen Entschluss eine wesentlich grössere persönliche Verantwortung übernommen, in der Meinung, dass auf diese Weise die beste Gewähr dafür geboten sei, dass die Anstalt Schlössli ein Werk bleibt, wo ärztliche Tätigkeit und Verkündigung des Evangeliums im gleichen Dienste stehen.* Arzt und Seelsorger arbeiten im gleichen Dienst, aber der Arzt ist nicht mehr auch Seelsorger. Die Verkündigung des Evangeliums darf weiterhin ihren Platz behalten, aber sie ist allein dem Seelsorger überlassen.[71] Das Christliche ist geblieben, aber es ist primär zu einer Haltung geworden:

> *Es gibt nur ein wirkliches Kriterium dafür, ob wir uns eine christliche Anstalt nennen dürfen: Dieser Massstab ist die Echtheit unseres Willens zum Dienst am Nächsten, und dies nicht nur im Bezug auf unsere Kranken, sondern gegenüber allen unseren Mitmenschen. … An Stelle der Ausrichtung auf ein Jenseits, ein Leben nach dem Tode, stellt der heutige Mensch zuerst einen konkreten Anspruch auf Mitmenschlichkeit und Solidari-*

[71] Verschiedene Pfarrer arbeiteten bis 1976 teilzeitlich im Schlössli und im Bergheim, danach wurde eine ganze Pfarrstelle fürs Schlössli geschaffen, die anfänglich zur Hälfte und heute ganz durch die evang. Landeskirche finanziert wird. Auch die katholische Seelsorge wird heute von der Kirche finanziert.

*tät. Die intensiven persönlichen Bemühungen im Rahmen einer
individuellen Psychotherapie sind vielleicht ein besonders ein-
drückliches Beispiel für die Erfüllung dieses Anspruchs.*[72]

Eine amüsante Episode zum 75-Jahr-Jubiläum passt an diese
Stelle. Die Feier in der Kirche Oetwil wurde von der Zürcher
Orchestergesellschaft musikalisch umrahmt. Zum Abschluss
sollte der Kaiserwalzer von Johann Strauss erklingen. Die Oetwiler Kirchenpflege, über das Programm und die Musikstücke
rechtzeitig informiert, war empört: *Es geht nicht an, dass dieser
Walzer in unserer Kirche gespielt wird. Wir sind uns wohl bewusst,
dass das Programm ursprünglich für den Saal der Anstalt Schlössli
gedacht war, wo es denn auch ohne weiteres genehm gewesen wäre.*
Und so beliess es Dirigent Marius Meng[73] bei Buxthehude, Bach
und Mozart.

Fügen wir noch zwei Sätze Max Hinderers aus seiner Begrüs-
sungsansprache zum Jubiläum hinzu, so wird vollends deutlich, wie sich das Verständnis von Religion und Psychiatrie im
Schlössli innert weniger Jahre gewandelt hat:

*Wenn wir uns zur Jubiläumsfeier in der Kirche Oetwil versam-
melt haben, so geschah das aus rein organisatorischen Gründen
und nicht etwa, um ein kirchliches Fest zu begehen. Unsere*

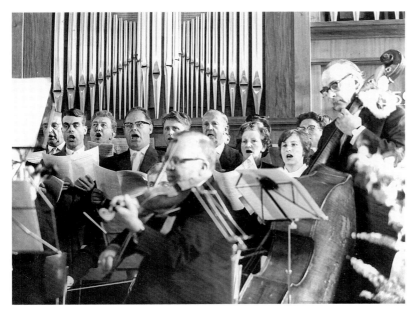

Zürcher Orchestergesell-
schaft und Chor in der Kirche
Oetwil, wo die Kirchenpflege 1964 keinen Walzer von
Johann Strauss duldete.

[72] Aus der Schrift zum 75-Jahr-
Jubiläum, 1964.
[73] Dr. med. Marius Meng, Begründer
der Zürcher Orchestergesellschaft
(1947) und deren langjähriger
Dirigent, war hauptberuflich Gynä-
kologe.

Jubiläumsfeier soll ja gerade deutlich werden lassen, dass auch ein in christlichem Sinn geführtes Krankenhaus eine durchaus weltliche Aufgabe zu erfüllen hat, nämlich die Pflege und Behandlung von Kranken.

Das Wollen muss dem Vollbringen vorauseilen

Unter dieser Devise stand die bauliche Entwicklung in den Jahren, als Max Hinderer Schlössli und Bergheim als Chefarzt, Direktor und Besitzer alleine führte. Die technischen Einrichtungen und die Gebäude auf der Höhe der Zeit zu halten, war für das private, nicht subventionierte Krankenhaus überlebenswichtig. Zwar besass man mit dem Neubau von 1954 (Haus D) eines der damals modernsten psychiatrischen Klinikgebäude im ganzen Land. Doch da waren auch die vielen alten Häuser und in die Jahre gekommenen Einrichtungen, die renoviert und ersetzt werden mussten. Max Hinderer war überzeugt, dass ein privates Spital über kurz oder lang vor dem Aus stehen werde, wenn es seine Bauten und Infrastrukturen nicht ständig erneuere. Ihm hätte auch der Gang in die Staatsabhängigkeit das Aus bedeutet. Es gab in den Sechzigerjahren Beispiele, die aufhorchen liessen. So etwa das Katholische Krankenhaus Theodosianum in Zürich, das über Jahre zu wenig in Bauten und Einrichtungen investieren konnte und schliessen musste: *Dieses Beispiel zeigt mit unübertrefflicher Klarheit, wohin es führt, wenn Bau und Einrichtungen eines Krankenhauses mit der Entwicklung der Medizin nicht mehr Schritt zu halten vermögen.*[74] Oder auch das Diakoniewerk Neumünster im Zollikerberg, das vom Privatspital zum staatlich subventionierten Regionalspital wurde, weil es seine Defizite nicht mehr aus eigener Kraft zu decken vermochte. Für das Überleben der Privatspitäler war der *Fall Neumünster* ein Fingerzeig, sich nicht zu staatlichen Teil-Subventionen verleiten zu lassen. Das «Neumünster» hatte zuerst vom Kanton eine 90-prozentige Defizitgarantie für seine allgemeinen Abteilungen erhalten, verbunden mit der Verpflichtung, die niedrigen, nicht kostendeckenden, kantonalen Taxen zu verrechnen. Doch bald einmal fehlten dem Spital auch die Mittel für die verbleibenden 10 Prozent des Defizits. Die an sich gut gemeinte öffentliche Unterstützung in Form der 90-prozentigen Defizitdeckung führte in die Staatsabhängigkeit, *weil das Prinzip*

[74] JB 1967, S. 11.

falsch ist. Das war Max Hinderers Ansicht. Er plädierte für eine direkte Hilfe an die Patienten anstelle der Subventionen an die privaten Krankenhäuser:

> *Wenn der Kanton die privaten Krankenhäuser, auf die er ja weitgehend angewiesen ist, wirksam unterstützen will, dann kann das nur über eine direkte Hilfe an die Kranken erfolgen. Denkbar wäre zum Beispiel ein Pauschalbetrag pro Krankenpflegetag auf den allgemeinen Abteilungen, um die sehr grosse und stets zunehmende Differenz zwischen der Taxe im öffentlichen und privaten Krankenhaus teilweise auszugleichen. Das wäre auch für die Öffentlichkeit der weitaus billigste Weg, um die privaten Krankenhäuser zu erhalten und denjenigen Kranken, die darauf angewiesen sind, zu einer Verbilligung der Taxe auf der allgemeinen Abteilung der privaten Krankenhäuser zu verhelfen. Wir sind alle dazu aufgerufen, dazu beizutragen, dass diese Erkenntnis sich auch bei den massgebenden Politikern durchsetzt.*[75]

Sorge bereitete in den späten Fünfzigerjahren die Nachfrage nach Pflegeplätzen für Alterspatienten. 1956 wurden 70 psychisch kranke und pflegebedürftige Alterspatienten ins Schlössli aufgenommen, im nächsten Jahr 119 und zwei Jahre später gar 168. Die 110 Betten des Bergheims waren ohnehin fast ausschliesslich von Alterspatienten belegt. Auch andere psychiatrische Krankenhäuser waren überfüllt mit Alterspatienten, deren Betreuung zum Politikum wurde. Die Errichtung spezieller Krankenhäuser für psychisch kranke Alterspatienten wurde vorgeschlagen. Die Fachleute widersprachen, weil *jedes psychiatrische Krankenhaus über einen gemischten Krankenbestand verfügen muss, um ein richtiges Eigenleben führen zu können.* Im Schlössli wollte man den Anteil der jüngeren, akut Kranken nicht verkleinern, konnte sich aber dem Druck nach «Altersbetten» nicht entziehen. Auch waren die Pflegeabteilungen für Alterspatienten im «Alten Schlössli» und im «Wachhaus» in die Jahre gekommen. Nur ein Neubau konnte abhelfen. Man spielte mit dem Gedanken, das «Alte Schlössli» durch einen Neubau zu ersetzen. Zum Glück blieb es beim Gedanken. Im Jahresbericht von 1966 wurden erstmals die Pläne zum späteren Haus B vorgestellt. Es sollte ein *Krankenhaustrakt* mit einer eingeschossigen Verbin-

[75] JB 1967, S. 12.

dung zum *bisherigen Hauptgebäude*, d. h. zum heutigen Haus D werden. Der Entschluss zum Neubau und zur einstöckigen Verbindung mit dem Haus D samt neuem Klinikempfang war gefallen. Die auf 4,6 Millionen Franken veranschlagten Kosten brachten geschätzte Mehrkosten von 6 Franken pro Patient und Tag. Doch *so wie die Situation heute ist, müssen wir es wagen. Das Wagnis ist das Symbol der Freiheit.*[76]

Bruno Giacometti – der Architekt aus der Bergeller Künstlerfamilie, der zwei Jahre zuvor das Schulgebäude Südhalde erstellt hatte – projektierte einen unkonventionellen Grundriss: Ein- bis Sechsbettzimmer gruppiert um einen Kern mit Infrastrukturräumen. Vorbei war die Zeit der grossen Wachsäle an langen Korridoren. In der endgültigen Ausgestaltung erhielt das im September 1968 eingeweihte 75-Betten-Haus zwei Pflegeabteilungen für Alterspatienten und im Dachgeschoss eine *Psychotherapiestation für neurotische und psychosomatische Patienten mit individuell oder in Gruppen durchgeführter psychotherapeutischer Betreuung.* Im Parterregeschoss befanden sich neue Räume für die Beschäftigungstherapie und eine *Physiotherapieabteilung für Heilgymnastik, Unterwasserstrahlmassage, Elektrotherapie, Massage, Kurbäder etc.*

Die Zürcher Kantonalbank hatte Vertrauen in Max Hinderer und sein Unternehmen und finanzierte den Neubau sehr grosszügig, sodass erstmals ein grosses Bauvorhaben ausschliesslich mit Bankkrediten erstellt werden konnte und man nicht mehr Freunde und Gönner um *segenbringende Geldanlagen* bitten

[76] JB 1966, S. 11

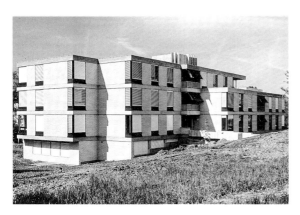 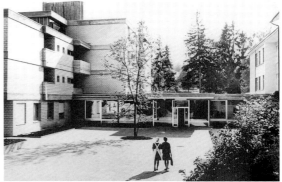

Das 1967/68 vom Architekten Bruno Giacometti erstellte Haus B. Links Ansicht von Süden, rechts von Norden mit dem neuen, eingeschossigen Klinikeingang zwischen Haus B und Haus D.

musste. *Es ist mir ein Bedürfnis, der Zürcher Kantonalbank ganz herzlich für die Mithilfe bei der Finanzierung des grossen Bauvorhabens zu danken. Ohne diese Hilfe wäre der Bau nicht möglich gewesen*, schrieb Max Hinderer im Jahresbericht von 1967.

Wie schon mit dem Neubau von 1954 erreichte das Schlössli 14 Jahre später erneut einen beneidenswert modernen und grosszügigen Ausbaustand. Das Schlössli mit jetzt 450 Betten war nicht nur zu einem der grössten psychiatrischen Spitäler geworden, sondern auch zu einem der führenden im Land. Damals hinkte nämlich der bauliche Zustand sehr vieler psychiatrischer Institutionen der Entwicklung in den somatischen Spitälern bedenklich hintennach. Im Zeitraum von 1941 bis 1968 wurden schätzungsweise 2 Milliarden Franken in den Ausbau von Allgemeinspitälern investiert, in den Ausbau der psychiatrischen Spitäler nur etwa 100 Millionen,[72] wovon allein das Schlössli rund 8 Millionen aufbrachte und sich dabei hoch verschuldete. Gering waren damals nicht nur die Investitionen in die psychiatrischen Spitäler, auch die Versicherungsleistungen für psychisch Kranke waren äusserst bescheiden oder gar nicht vorhanden. Vor dem Kranken- und Unfallversicherungsgesetz (KUVG) von 1965 waren die Krankenkassen nicht verpflichtet, den Aufenthalt in einem psychiatrischen Spital zu finanzieren; allfällige Kostenbeiträge waren freiwillig und von Kasse zu Kasse unterschiedlich. Eine Deckung wie in Allgemeinspitälern gab es bei keiner Krankenkasse, obschon sich 1965 rund ein Viertel aller in der Schweiz hospitalisierten Patienten in *Irrenanstalten* befanden – noch immer der offizielle Begriff im KUVG von 1965! Auch

[77] «Neue Zürcher Zeitung», 25.9.1968.

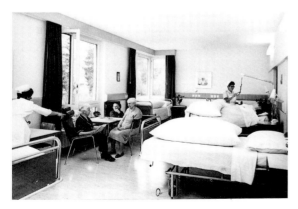 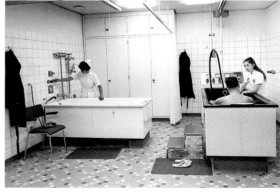

Alterspflegestation und Physiotherapie im Haus B.

von der Eidgenössischen Invalidenversicherung (IV), welcher die Schweizer Männer 1960 zustimmten, sollten psychisch Behinderte anfänglich ausgeschlossen sein. Nur *dank energischen Bemühungen des psychiatrischen Vertreters in der beratenden Kommission gelang es, die psychisch Invaliden den körperlich Invaliden gleichzustellen.*[78]

Vierzehn Jahre waren nun verstrichen seit dem Tod von Albert Hinderer. Der Betrieb war gewachsen. Vergleicht man das Jahr 1953, das letzte unter der Gesamtleitung von Albert Hinderer, mit dem Jahr 1967, so nahmen die Bettenzahl und die Pflegetage um fast 50 Prozent zu, die Zahl der Personalstellen verdoppelte sich (Daten im Anhang). Noch immer aber waren Schlössli und Bergheim eine Einzelfirma im Besitz einer einzigen Person, die für alle finanziellen Verpflichtungen alleine haftete. Eine riskante Betriebsform angesichts der Bilanzsumme von 12,9 Millionen Franken und einem Eigenkapital von nur gerade Fr. 620 000.– (Bilanz vom 31.12.1966). Max Hinderer war wagemutig, aber kein Hasardeur. Er war initiativ und entschlussfähig, doch ebenso besonnen und weitblickend. Eine ehemalige Mitarbeiterin beschrieb ihn als eine Führungspersönlichkeit, der diejenigen Probleme unter den Nägeln brennen, die andere noch gar nicht sehen. Und so entschloss sich Max Hinderer, die Einzelfirma in eine Aktiengesellschaft umzuwandeln. Mit der neuen Rechtsform wurde nicht nur die persönliche Haftung auf das Aktienkapital beschränkt, sondern auch eine spätere Nachfolgeregelung einfacher. Vorausblickend sagte er am 75-Jahr-Jubiläum von 1964 (seine drei Kinder waren damals 19, 18 und 14 Jahre alt):

Die vierte Generation ist schon ganz ordentlich herangewachsen und bietet immerhin die Möglichkeit, dass das Schlössli als Familienwerk weiter existieren wird. Ganz unabhängig davon ist für mich von grosser Wichtigkeit, alles zu tun, um den Fortbestand des Schlössli unabhängig von meiner Person sicherzustellen.

Am 30. Juni 1967 wurde die Dr. med. Max Hinderer AG gegründet. Gründungsmitglieder der neuen Gesellschaft waren Max Hinderer, seine Frau Marguerite Hinderer-Holder und seine Tochter Elisabeth Hinderer.

[78] Mittl. Arb. Dezember 1958.

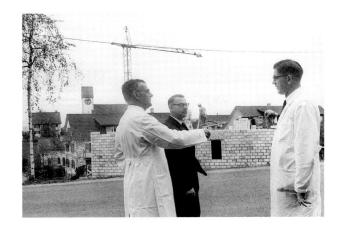

Von links: Max Hinderer, Buchhalter Willy Bächtold und Verwalter Peter Kühni vor dem entstehenden Personalhaus Halde (1965).

Die Aufgaben und Pflichten des nun 48-Jährigen waren belastend geworden. Daran änderte auch die neue Rechtsform der Aktiengesellschaft nichts, denn vorläufig war Max Hinderer einziger Verwaltungsrat, Chefarzt und Direktor, und er hatte immer noch die alleinige und letzte Verantwortung in medizinischen und betriebswirtschaftlichen Belangen. Die Beanspruchung war gross, zu gross? Seine engsten Mitarbeiter, vorab die Ärzte, wünschten sich mehr Zeit mit dem Chef. Er war sich des Problems bewusst: *Ich habe volles Verständnis für Klagen aus Mitarbeiterkreisen über eine ungenügende Pflege des persönlichen Kontakts. Es ist ein Problem, das auch mich schon lange beschäftigt.* Trotz eines vorbildlichen Zeitmanagements konnte er das Problem nie ganz lösen. Denn da waren nicht nur die Verpflichtungen im Betrieb, an der Schule für psychiatrische Krankenpflege in Zürich und in den Privatpraxen in Rapperswil und Glarus, wo Max Hinderer einmal wöchentlich Sprechstunde hielt.[79] Hinzu kamen auch die intensive Pflege von Kontakten und die Vorstandsarbeit in den Vereinigungen der privaten psychiatrischen Krankenhäuser und der privaten Krankenanstalten der Schweiz, die Aufgaben als Gemeinderat von Oetwil am See und als Mitglied der Spitalkommission des Spitals Männedorf, und schliesslich auch die Pflichten als Aushebungsoffizier der Schweizer Armee. Während vieler Jahre war die Rubrik «Sanitarische Untersuchungen» im Dienstbüchlein der Zürcher und Schaffhauser Rekruten mit «Hinderer» signiert.[80]

Gutes Zeitmanagement heisst ja nicht nur, seine Aufgaben zügig und konzentriert auszuführen, sondern auch, sich Zeit zu nehmen für Familie, Freunde und nicht zuletzt auch für

[79] Privatpraxen in Rapperswil von 1951 bis 1956 und in Glarus ab 1956.
[80] Seit 1966 war Max Hinderer Oberstleutnant der Sanitätstruppen mit der Funktion eines Chefarztes der Aushebungszone V.

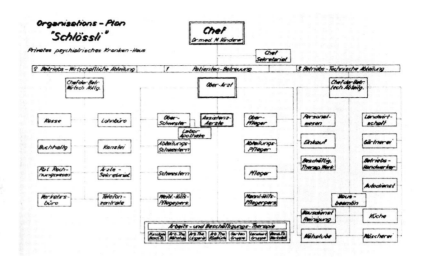

Im Organigramm aus den frühen Sechzigerjahren war der Betrieb aufgeteilt in «Betriebs-Wirtschaftliche Abteilung», «Patienten-Betreuung» und «Betriebs-Technische Abteilung». Über allem stand der «Chef».

sich selbst. In unserer persönlichen Erinnerung nahm sich Max Hinderer Zeit für seine Familie, vor allem auch für uns Kinder. Seine beiden liebsten Freizeitbeschäftigungen waren Bergsteigen und Fischen. Bergsteigen hatte er von Traugott Peter, einem Mitarbeiter, erlernt, mit dem ihn eine lebenslange Freundschaft verband. Im Jahresbericht 1966 erinnerte er an den verstorbenen Freund mit den Worten: *Er hat in meinem Leben eine wichtige Rolle gespielt. … Traugott Peter war eine äusserst schwierige, reizbare und explosive Persönlichkeit. Er kam denn auch zuerst als Patient ins Schlössli und ich erinnere mich noch an meine ersten Begegnungen mit ihm. Mein reges Interesse für handwerkliches Tun ebnete den Kontakt zu diesem vielseitig begabten Mann und ich gewann bald seine Zuneigung, woraus sich eine über dreissig Jahre dauernde Freundschaft entwickelte.* Mit Traugott Peter, dem *unerhörten Draufgänger und hervorragenden Berggänger in Fels und Eis* bestieg Max als Gymnasiast die Glarner Berge, später folgten Kletter- und Hochtouren in den Bündner Alpen. Auch wir erinnern uns an gemeinsame Touren, etwa über den Biancograt zum Piz Bernina. Für Max Hinderer war der Weg das Ziel, nicht der Gipfel in der Ferne, eine lange Gipfelrast behagte ihm nicht. Und dann fand er auch immer wieder Entspannung und Zerstreuung beim Forellenfischen in Bächen und Bergseen, hie und da auch bei der Lachsfischerei in Irland, Schottland oder Norwegen. Das geduldige, scheinbar so ereignislose Fischen, das Ruhe, Sorgfalt und Augenmerk erfordert und dann im entscheidenden Moment viel Geschick, ja Kunstfertigkeit, es ent-

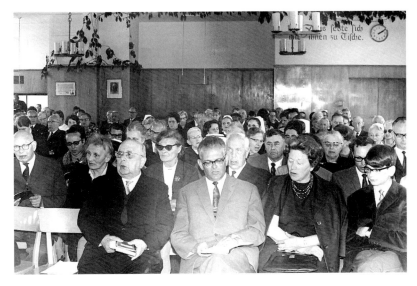

Von 1951 bis 1967 wurde am Auffahrtstag ein Jahresfest mit Freunden und Verwandten gefeiert. Erste Reihe von links: Pfarrer Hans Pfaff, Dr. Max Hinderer, Marguerite Hinderer-Holder und Gerhard Hinderer (Aufnahme 1967).

sprach seiner Wesensart. Geduld, Besonnenheit, Achtsamkeit und sicheres, entschiedenes Handeln zur rechten Zeit führten ihn zum Erfolg.

Der Bruch

Im März 1968 verbrachte Max Hinderer zwei Ferienwochen mit Fischerfreunden an den Flüssen der Grafschaft Kerry im Südwesten Irlands. Auf dem Rückflug ist die Maschine der «Aer Lingus» abgestürzt. Alle 61 Passagiere kamen ums Leben. Die Irische See wurde Max Hinderers letzte Ruhestatt.

Der 24. März 1968 war ein strahlender Sonntag. Am späten Nachmittag fuhren wir zum Flughafen, um den Vater abzuholen. Seit einiger Zeit schon hatten die letzten Passagiere des Swissair-Flugs aus London die Zollschranke passiert. Die neun Schweizer Fischer waren nicht dabei. Der Flug vom irischen Cork nach London sei «überfällig», wurde den wartenden Angehörigen von goldbetressten Swissair-Beamten mitgeteilt, was hiess, die Maschine sei bis zur Stunde nicht in London angekommen. Wir sollten nach Hause gehen, weitere Informationen würden folgen. Die bangend hoffende Ungewissheit dauerte kurz, die unbegreifliche Gewissheit ein Leben lang. Über das Warum eines solchen Geschehens lassen sich keine Worte verlieren, *auch wenn wir Tage und Nächte darüber nachsinnen würden, da sind wir an der Grenze aller menschlichen Überlegungen angelangt.*[81]

[81] Pfarrer Conradin Gujan, Jugendfreund Max Hinderers, an der Trauerfeier vom 4.4.1968.

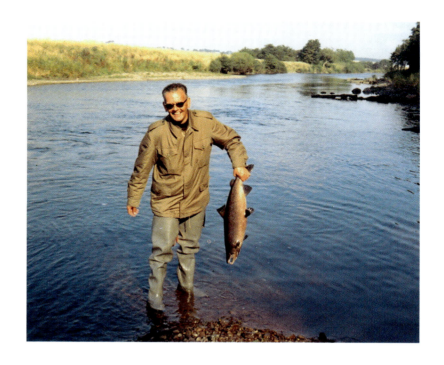

Am 27. März erhielt Marguerite Hinderer-Holder die Nachricht: *It is with deepest regret that Aer Lingus must now conclude that there are no survivors of the crash.* Zwölf Leichen wurden geborgen, Max Hinderer war nicht unter ihnen. Die Ursache des Absturzes blieb ungeklärt. Sechs Jahre später schrieb der Zürcher «Tages-Anzeiger» in einer kurzen Agenturmeldung aus London, eine Versuchsrakete der Royal Air Force sei wahrscheinlich für den Absturz verantwortlich gewesen. Der Verdacht habe sich erhärtet, weil an der Absturzstelle Teile einer Versuchsrakete der britischen Luftwaffe gefunden worden seien.

Am 4. April verabschiedeten sich Familie, Freunde, Mitarbeiter, Behörden und Offiziere von Max Hinderer in der Kirche Oetwil. *Noch kaum je sind wir von einer Todesbotschaft so betroffen worden … Wohl in keinem grösseren Werk, das wir kennen, wird durch den Tod des einen Trägers eine so grosse, klaffende Wunde gerissen.*[82] – Es ging weiter, musste weiter gehen. Ärzte, Schwestern, Pfleger, Hausangestellte und Büropersonal taten ihren Dienst, auch wenn das Schlössli gleichsam Kopf, Herz und Hand verloren hatte. Der grosse Neubau wuchs weiter, *die Betonmaschinen liefen und die Kräne hoben ihre Last in die Höhe, wenn es auch schien, als ob alles etwas stiller und gedämpfter vor sich gehe.* Das B-Haus wurde bis zum Herbst fertiggestellt und bezogen.

[82] Dieses und das nächste Zitat: Pfarrer Walter Grimmer, Direktor der damaligen Schweiz. Anstalt für Epileptische in Zürich, Trauerfeier 4.4.1968

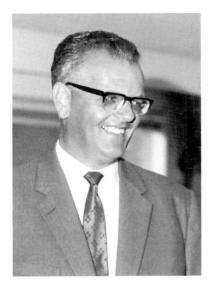
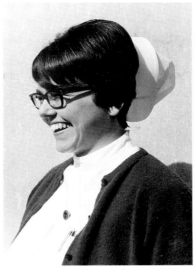

Max Hinderer und Elisabeth Hinderer. Nur ein knappes Jahr lang war es Vater und Tochter vergönnt, im Schlössli zusammenzuarbeiten.

Marguerite Hinderer-Holder und ihre Töchter Elisabeth (23), Anna (22) und Sohn Gerhard (18) wurden zu den Besitzern des Unternehmens. Nach geltendem Erbrecht ging die Hälfte der Aktien an Marguerite Hinderer und ein Sechstel an jedes der drei Kinder. Max Hinderer hatte bei der Gründung der Aktiengesellschaft gesonderte Stimmrechtsaktien geschaffen in der Absicht, den Fortbestand des Betriebs in einem geplanten Testament gezielt steuern zu können. Der Tod kam ihm zuvor. Die Familie stand vor der Entscheidung, den Betrieb zu verkaufen oder als Familienunternehmen weiterzuführen. Ein Verkauf an den Kanton Zürich wurde erwogen, auch ein Kaufangebot von Dritten lag vor. Im Laufe des Herbsts und Winters kam es zu vielen Diskussionen und Aussprachen im Familienkreis, mit Verwandten und Beratern. Im Januar 1969 fiel der Entscheid: Die Familie war bereit, das Schlössli weiterzuführen. Bisher hatte sich Marguerite Hinderer-Holder nie um betriebliche Angelegenheiten gekümmert. Jetzt aber, mit der stützenden, liebevoll gestrengen Hilfe ihrer Tochter Elisabeth, unterzog sie sich der ungewohnten Pflicht. Für Elisabeth Hinderer gab es keine Wahlmöglichkeit. So wie einst Max Hinderer beim Tode seines Vaters das Schlössli aus innerer Überzeugung weiter geführt hatte, so war auch für sie das grosse Werk ihrer Vorfahren eine persönliche, schicksalhafte Verpflichtung. Alles andere wäre ihr Verrat an der Sache ihres Vaters gewesen. Das Erbe war Verpflichtung und Auftrag.

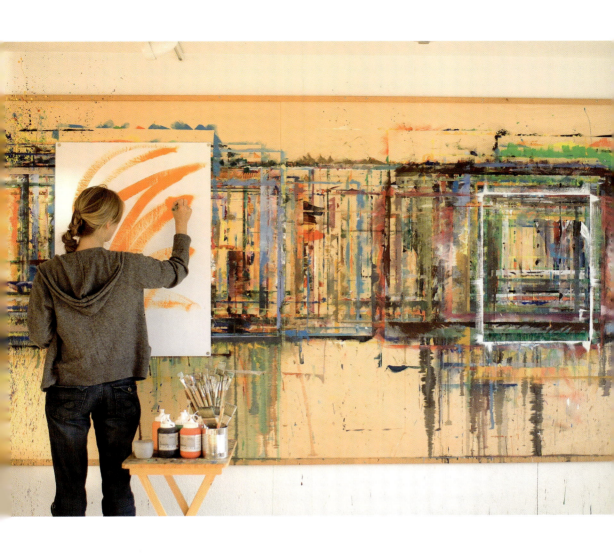

Zeiten des Umbruchs

Das schwere Erbe

Das Jahr 1968 ist zum Wahrzeichen eines tief greifenden Wandels in der westlichen Gesellschaft geworden, zum Symbol des Aufbruchs, zur Brandfackel für den Kampf gegen alles Konforme und hergebracht Spiessige. Von amerikanischen Studenten- und Antikriegsbewegungen inspiriert, schwappten zuerst Studentenproteste nach Europa über und erreichten im Sommer 1968 die Schweiz. Ende Juni prallten «Autonome» und Polizei in den Zürcher «Globuskrawallen» aufeinander. In der subjektiven Rückschau kamen die nachfolgenden Veränderungen überraschend und unerwartet. Noch vor wenigen Jahren hatte man mit Krawatte in der Vorlesung gesessen und die Kommilitonen in den höheren Semestern gesiezt. Autorität von Staat und Wissenschaft nahm man hin, war gewohnt, etablierte Methoden und Ideen zu akzeptieren, achtete die Elterngeneration, die den Weltkrieg durchlebt hatte, und nutzte freudig den technischen Fortschritt. Und jetzt sahen wir jungen Naturwissenschafter und Mediziner ungläubig und auch etwas fasziniert, wie Studienkollegen in den Geisteswissenschaften, auch angehende Psychologen und Psychiater, plötzlich alles besser wussten als die Professoren. Wir waren unvorbereitet auf all die Kritik an der Gesellschaft, dem Wirtschaftssystem, den traditionellen Autoritäten Kirche, Schule, Elternhaus. Fast über Nacht öffneten sich die Lebensstile, vermischten sich die Geschlechterrollen, verflachten die Hierarchien.

Im Rückblick nach 40 Jahren mag die Welt von den 68er Unruhen nicht verändert worden sein, wohl *aber das Denken einer Welt*, wie Peter Bichsel jüngst bemerkte. Vieles hatte sich schon früher angebahnt, 1968 aber wurde aus kritischem Hinterfragen und aufmüpfigem Kritisieren Ernst. Alte Wertvorstellungen und gesellschaftliche Zwänge begannen zu wanken. Erinnern wir uns: In der Politik und in den Chefetagen der Wirtschaft herrschten bis in die frühen Siebzigerjahre ausschliesslich Männer. Nicht selten hatten sie das Führen als Offiziere in der Schweizer Armee erlernt. Männer definierten die Rolle der Frau, die, einmal verheiratet, beinahe aller Rechte beraubt war. Ohne die Unterschrift des Ehemanns durfte sie weder eine Arbeitsstelle antreten noch ein Bankkonto eröffnen, geschweige denn über ihr eigenes Vermögen verfügen. Nun aber erlebten junge Frauen und Männer den Widerstand gegen alles, was bisher keinen Widerspruch duldete, als Befreiung. Auch ein lustbetontes Lebensgefühl griff um sich. Die «Pille» schützte Frauen erstmals verlässlich vor ungewollter Schwangerschaft und half mit, die Sexualität zu entkrampfen. Es keimte aber auch Übertriebenes und Extremes in Politik und Gesellschaft auf, wovon die Psychiatrie einiges abbekam. Doch blicken wir vorerst nochmals zurück ins Schicksalsjahr 1968.

Hart traf das Schlössli der Verlust seines unbeirrten Leiters, der *vertrauend auf sich selber, auf sein eigenes Urteil und seinen starken Willen, was er für richtig erkannt hatte, manchmal mit Härte durchsetzte.*[83] Unter Max Hinderer war das Schlössli ein straff geführter, hierarchisch gut organisierter Betrieb. Der «Chef» vermittelte Sicherheit und Vertrauen, und er lebte den einfühlenden, liebevollen Umgang mit den Patienten und den gegenseitigen Respekt vor. Hoch entwickelt war die Arbeit des Pflegepersonals, und es bestand eine gute Kultur des miteinander Redens und aufeinander Hörens innerhalb der gegebenen Strukturen. Natürlich war der Klinikalltag nicht konfliktfrei. Junge Schwestern, an der «Südhalde» an Mitdenken und In-Frage-Stellen gewohnt und im einfühlenden Umgang mit den Patienten geschult, fanden sich manchmal schwer zurecht mit den straffen Tagesabläufen und den recht autoritären Umgangsformen.

Da erhielt die wohlgeordnete und gefestigte Betriebsstruktur im Herbst 1968 einen jungen Chefarzt, der von modernen sozialpsychiatrischen Ideen erfüllt war, eine hervorragende Ausbildung aus Lehrjahren an der Boston Medical School (USA) mitbrachte und darauf brannte, neue psychiatrische Behandlungsmethoden unter der Losung «Therapeutische Gemeinschaft» im Schlössli zu verwirklichen. Eine turbulente Zeit begann, als Dr. med. Edgar Heim, 38-jähriger Oberarzt an der Psychiatrischen Poliklinik der Universität Bern, im September 1968 ins Schlössli einzog.

Im Frühling 1969 konstituierte sich ein Verwaltungsrat; Max Hinderer war zuvor einziger Verwaltungsrat gewesen. Die rechtliche Lage war kompliziert, weil erst Ende Juli 1968 eine offizielle Todesbescheinigung vorlag, Max Hinderer aber seit dem 24. März als «nicht mehr handlungsfähig» galt. Die Schweizerische Revisionsgesellschaft (heute PricewaterhouseCoopers) wurde als Beistand für die Hinterbliebenen eingesetzt und mit der Verwaltung der Hinterlassenschaft betraut; sie organisierte die Wahl

[83] Dr. Ernst Graf an Trauerfeier vom 4.4.1968.

195

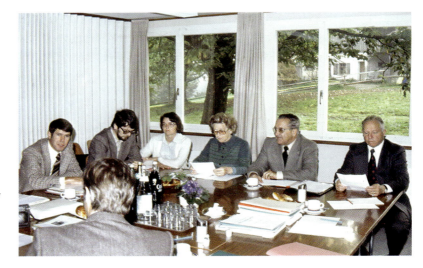

Nach dem Tod von Max Hinderer stand dem Unternehmen ein Verwaltungsrat vor. Von links: Rolf Schumacher, Gerhard Hinderer (damals Protokollführer), Elisabeth Bosshard-Hinderer, Marguerite Hinderer, Emil Straub (Präsident der ZKB) und Ernst Weilenmann (Direktor der ZKB).

eines neuen Verwaltungsrats, dem Marguerite Hinderer-Holder vorstand und als Mitglieder Elisabeth Bosshard-Hinderer, Rolf Schumacher (Ehemann von Anna Schumacher-Hinderer) sowie Emil Straub, Präsident der Zürcher Kantonalbank und der Jurist Dr. Hans Egger[84] angehörten. Bisher waren alle Fäden bei Max Hinderer zusammengelaufen. Nun war eine Betriebsstruktur mit geteilten Verantwortungen und abgegrenzten Bereichen aufzubauen, für Betrieb und Familie, die jetzt erstmals seit der Schlössligründung nicht mehr an der operativen Führung beteiligt war, eine grundlegende Änderung.

Alles muss anders werden

Um die Entwicklung ab 1968 zu verstehen, wagen wir nochmals einen Exkurs in die Psychiatriegeschichte und zeichnen Entwicklungen nach, die sich etwa in den Jahrzehnten 1930 bis 1960 vor allem in England anbahnten. Die zugehörigen Begriffe sind «Sozialpsychiatrie», «Milieutherapie» und «Therapeutische Gemeinschaft». Es sind beschreibende und unscharfe Begriffe, keine stringenten Konzepte, geschweige denn abgrenzende Definitionen. Es mag eine Eigenheit einer Lebenswissenschaft wie der Psychiatrie sein, dass sie sich schwer tut, saubere Begriffe zu entwickeln. Der Zürcher Medizinhistoriker Erwin Ackerknecht meinte dazu maliziös, die Geschichte der Psychiatrie zeige *besonders zahlreiche Anstrengungen, durch Worterfindungen und sogenannte Tiefe tatsächliche Unkenntnis zu maskieren.*[85] Auch wohl-

[84] Hans Egger starb 1972, sein Nachfolger im Verwaltungsrat war Ernst Weilenmann, Direktor der Zürcher Kantonalbank.
[85] Ackerknecht S. VIII.

wollenden Aussenseitern fällt es oftmals schwer, im Gestrüpp der psychiatrischen Begriffe Halt zu finden. Noch eine allgemeine Feststellung gehört hierher. Wie in keinem anderen medizinischen Fachbereich beeinflussen in der Psychiatrie Meinungen, Ideen und Ideologien die therapeutischen Methoden. Je nach Denkweise, geistesgeschichtlichem Hintergrund oder politischer Couleur wird die Ursache psychischer Krankheiten oft irgend einem historischen Schreckgespenst angelastet, im Mittelalter der Hexerei, dem bösen Blick, später der kapitalistischen Gesellschaft, dem Patriarchat, ja der Psychiatrie selbst.

Die neue Richtung der Sozialpsychiatrie (die ursprüngliche Bezeichnung in England war «gemeindenahe Psychiatrie») wollte den psychisch kranken Menschen in seinem sozialen Umfeld verstehen und den Einfluss der Umwelt, der Familie, der Wohn- und Arbeitssituation in die Behandlung einbeziehen. Sie setzte sich für eine differenzierte, dem einzelnen Patienten angepasste, stationäre und ambulante Behandlung ein, für präventive Krisenintervention, berufliche Wiedereingliederung (Rehabilitation) und vor allem auch für die Verkleinerung der Grosskrankenhäuser mit manchmal Tausenden von Betten.

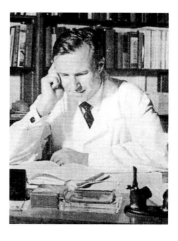

Dr. med. Edgar Heim, Chefarzt von 1968 bis 1978.

Die Zeit der «Antipsychiatrie» begann. Die «Achtundsechziger» misstrauten jeder Art von Autorität. In den Augen der revolutionären Linken wurde die Psychiatrie zum langen Arm der Bourgeoisie und der männliche Psychiater zum patriarchischen Beherrscher. Die Existenz psychischer Krankheiten wurde weitgehend negiert und die Abschaffung der psychiatrischen Krankenhäuser gefordert. Wortführer der «Antipsychiatrie» waren Franco Basaglia in Italien, Thomas S. Szasz in den USA und Ronald D. Laing in England. Basaglias Feldzug gegen die entsetzlichen Zustände in den Irrenanstalten Italiens, die wie Gefängnisse geführt wurden und wo Zwangsjacken, Zwangsbäder, Elektroschocks und Lobotomien grassierten, gipfelte 1978 in der Abschaffung der Irrenanstalten durch Gesetzesbeschluss im italienischen Parlament. Die Ideen der «Antipsychiatrie» einem breiten Publikum bekannt gemacht hat Miloš Formans Film «Einer flog über das Kuckucksnest» (1975). Er brandmarkte die psychiatrischen Kliniken, das Pflegepersonal und die Ärzte als Werkzeuge der sozialen Unterdrückung psychisch kranker Menschen und verbreitete Horrorvisionen über die Elektroschockbehandlung.

Der Medizinhistoriker Edward Shorter meint, die Psychiatrie hätte bis gegen die Mitte des 20. Jahrhunderts im Grunde nur zwei Behandlungsmöglichkeiten gehabt: die Versenkung in einer Anstalt für die Armen und die Psychotherapie für die Reichen. Die überspitzte Aussage hilft zu verstehen, wie dankbar man jede neue Therapiemethode begrüsste, mag sie auch im Nachhinein noch so absonderlich erscheinen. Aus diesem Blickwinkel können wir auch die Begeisterung des einstigen Schlössli-Chefarztes Dr. Künzler und seiner Kollegen für Schlaf-, Insulin- und Elektroschockkuren nachvollziehen. Aber es gab noch einen anderen Ausweg aus dem Dilemma Versenkung gegen Psychotherapie: die Gestaltung des Milieus. Es verbreitete sich in der ersten Hälfte des 20. Jahrhunderts die Überzeugung, psychische Krankheiten könnten am besten mit Therapien angegangen werden, die dem Patienten ein heilendes, soziales Umfeld bieten. Der Überbegriff der Milieutherapie entstand irgendwann vor 1950. Er fasst alles zusammen, was im physischen und sozialen Umfeld des Patienten zu seiner Gesundung beitragen kann. Wir haben im vorigen Kapitel Aussagen von Max Hinderer zur Bedeutung des Milieus zitiert, die das erwachende Bewusstsein für die physische Umgebung und das menschliche Umfeld der Kranken betonen. Allerdings war früher der heilende Einfluss des Milieus in christlichen Pflegeheimen und Kleinanstalten so selbstverständlich, dass es niemandem in den Sinn kam, die Gestaltung des Milieus als Therapieform herauszustreichen. Lange nachdem z. B. Dr. Heinrich von Orelli die Krankenkolonie Stammheim begründete (1870), dort mit psychisch Kranken zusammenlebte, das Laubsägen als Arbeitstherapie und das Fahren auf dem zweirädrigen Veloziped als besonders zweckmässiges und intensiv wirkendes Ablenkungsmittel für seine Kranken propagierte, lange nachdem Gottlieb Hinderer seine Schutzbefohlenen bei Haus- und Gartenarbeiten, bei Beten und Singen in der Familiengemeinschaft Gesundung finden liess, wurde die Milieutherapie gewissermassen wiederentdeckt. Das war auch nötig, denn vorab in den grossen staatlichen Anstalten hat *die stark am Modell der somatischen Medizin orientierte Psychiatrie so wichtige Einflüsse wie das Verhalten der Pflegenden, die Gestaltung des Tagesablaufs, die Art der Unterbringung etc. schlicht ignoriert ... ja nicht einmal ihre negativen Auswirkungen (Hospitalismus) hatten Beachtung gefunden.*[86]

86 PMT S. XII.

Der Begriff der «Therapeutischen Gemeinschaft» oder «Psychiatrie der Gemeinschaft» entstand in England («communitypsychiatry»). Im Mill Hill Emergency Hospital im Norden Londons wurden während des Zweiten Weltkriegs an Kriegsneurosen Erkrankte von berufstätigen Frauen betreut, die so ihren Kriegsdienst leisteten. Die 100-Betten-Station wurde von einem Kardiologen und dem jungen schottischen Psychiater Maxwell Jones (1907–1990) geleitet. Jones fiel auf, welch offenen Umgang die Schwestern mit den Patienten pflegten und wie sie mit ihnen im Gespräch in der Gruppe Probleme zu lösen versuchten. *Bald wurde deutlich, dass die Diskussionsgruppe mehr als nur ein Informationstreffen war, sie wirkte sich auf die ganze Sozialstruktur der Station aus.*[87] Diskutierte man vorerst über soziale Probleme des Zusammenlebens, so folgte bald die Diskussion der psychischen Probleme, an denen die Patienten litten. Diese Art der gemeinsamen Erörterung von Problemen – von Psychiatrieschwestern erprobt! – wurde zum Kristallisationskern der Therapeutischen Gemeinschaft. Bald entstanden therapeutische Gemeinschaften in andern Spitälern, die berühmteste, von Maxwell Jones 1947 eröffnete im «Belmont Hospital» in London. Etwas früher schon war in England die Gruppenpsychotherapie vom österreichischen Psychiater und Psychotherapeuten Joshua Bierer eingeführt worden. Bierer, beim Wiener Psychoanalytiker Alfred Adler ausgebildet, hatte eine schlechte Meinung über die klassische Psychoanalyse, die den einzelnen Patienten zu stark von seinem Analytiker abhängig mache und die Krankheit verlängere. Eine Gruppenpsychotherapie dagegen helfe den Patienten, *unabhängig, aktiv und «selbstbestimmt» zu werden, bringe sie zur Einsicht und rege sie zu einer aktiven Mitarbeit am Heilungsprozess an.*[88] In der Folge wurden die Gruppenpsychotherapie und das Gruppengespräch zu den wichtigsten Merkmalen der Therapeutischen Gemeinschaft.

Wir wollen es bei dieser kursorischen, in den Augen des Kenners vielleicht zu vereinfachenden Beschreibung der Ursprünge von Sozialpsychiatrie, Milieutherapie und Therapeutischer Gemeinschaft belassen. Im Schlössli ging 1968 Dr. Edgar Heim mit Verve daran, eine Therapeutische Gemeinschaft aufzubauen, die erste an einer Schweizer Psychiatrieklinik. Der ehrgeizige junge

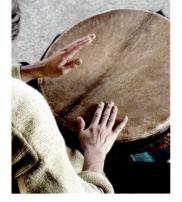

[87] Maxwell Jones, zitiert in Shorter S. 349.
[88] Joshua Bierer, zitiert in Shorter S. 347.

Arzt wusste seine Mitarbeitenden zu motivieren, verbreitete Optimismus und erzeugte Aufbruchstimmung. Der neue Verwaltungsrat liess ihm weitgehend freie Hand.

Die psychiatrische Forschung hatte eben gezeigt, dass soziokulturelle Bedingungen und sozio-ökonomische Verhältnisse die Art und Häufigkeit psychischer Krankheiten mitbestimmen; in den Augen sozialpsychiatrischer Dogmatiker galten sie gar als alleinige Ursache für psychische Störungen. Allgemein wuchs die Erkenntnis,

dass die moderne Psychiatrie nicht länger das insulare Dasein der früheren Jahrhunderte weiterführen darf. Anstatt das psychiatrische Spital gewissermassen als Subkultur zu betrachten, die sich kaum oder nicht um das kümmert, was um sie herum vorgeht, sucht die aufgeschlossene Psychiatrie aktiv den Kontakt zur Umwelt. Sie will eine Psychiatrie der Gemeinschaft sein.[89]

Damit war sowohl eine *Gemeinschaft nach Aussen* als auch eine *Gemeinschaft nach Innen* gemeint. Mit der *Gemeinschaft nach Aussen* wollte man die noch immer tief verwurzelten Vorurteile gegenüber psychisch Kranken abbauen, aber auch die Klinik in Gemeinde und Region besser verankern und integrieren. Die Integration geschah zumindest formal 1978, als das Schlössli Regionalklinik für das Zürcher Oberland und das obere rechte Seeufer wurde. Dr. Heim und seine Kollegen im kantonalen Chefärztegremium hatten sich erfolgreich für die regionalisierte Versorgung eingesetzt, welche das Aufnahmeprozedere vereinfachte, der Klinik Schlössli eine gewisse finanzielle Absicherung brachte, sie nun aber auch verpflichtete, alle Patienten aufzunehmen. Wir haben davon im Kapitel über die Zusammenarbeit mit dem Staat berichtet.

Äussere Gemeinschaft hiess, das soziale, familiäre und berufliche Umfeld der Patienten in die Behandlung einzubeziehen und mit dem Eintritt in die Klinik das Tor zur Aussenwelt nicht zu verschliessen. Seit Mitte 1969 stand dem Arzt eine Sozialarbeiterin zur Seite – die damalige Berufsbezeichnung «Fürsorgerin» ist passender – 1973 waren es schon zwei und bald entstand ein «Sozialdienst». Er wurde zum Bindeglied zwischen Klinik und Aussenwelt und war den Patienten behilflich, nach dem Klinikaufenthalt «draussen» wieder Fuss zu fassen.

[89] Dieses und das nächste Zitat: Edgar Heim, JB 1969, S. 6–10.

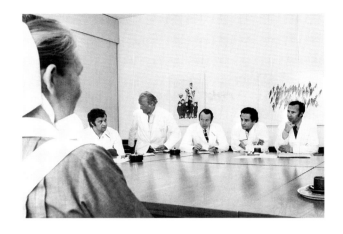

Von ihrem (d. h. der Sozialarbeiterin) *Können und Geschick hängt es oft ab, ob die passende Umgebung für den Rekonvaleszenten gefunden oder sein Milieu zu seinen Gunsten beeinflusst werden kann. Da sie auch nach der Entlassung den Kontakt mit dem Patienten aufrecht zu erhalten sucht, bildet sie zusammen mit dem Arzt eine Art Rückversicherung für jene Situationen, wo der Patient seinen psychischen Kredit überzogen hat und zu versagen droht.*

Neue sozialpsychiatrische Institutionen wurden geschaffen; Ambulatorien, geschützte Werkstätten, Wohnheime und Wohngruppen. Im Schlössli eröffnete 1972 ein Ambulatorium, das Patienten nach der Klinikentlassung begleitete, und wo Patienten mit dem Ziel gestützt wurden, den Klinikeintritt aufzuschieben oder zu verhindern.

Die Finanzierung des Sozialdienstes bereitete Kopfzerbrechen. Zwar half das Bundesamt für Sozialversicherung (BSV) bei der Finanzierung mit, aber nicht im Schlössli, denn dieses war als Aktiengesellschaft keine gemeinnützige Institution – für einige Heisssporne eine nach Gewinn strebende, für die Behandlung psychisch Kranker ungehörige Unternehmensform. Im Einvernehmen mit dem BSV wurde der «Verein für Sozialpsychiatrie Oetwil am See» gegründet, der fortan den Sozialdienst im Schlössli führte. Das Bundesamt übernahm einen Teil der Kosten, das verbleibende Defizit deckte die nicht subventionsberechtigte Hinderer AG. Die Arbeitstherapie, die im Schlössli eine lange Tradition hatte – der Pionier der systematischen Arbeitstherapie, Dr. Simon, hatte die Pläne für das 1931 erbaute «Wachhaus» mitgestaltet – wurde jetzt in «geschützten Werkstätten» vom Verein für Sozialpsychiatrie übernommen und «professionalisiert». In Uster und Stäfa wurden Wohnheime für psychisch Behinderte gegründet und Gruppen für «betreutes Wohnen» geschaffen. Das Schlössli und der aus ihm hervorgegangene Verein spielten in den Siebzigerjahren eine Pionierrolle in der Sozialpsychiatrie. Doch mit der Zeit entwickelten die vielen Aufgaben ausserhalb der Klinik eine betriebsame Eigendynamik und sprengten den Umfang, den die Hinderer AG finanziell mitzutragen bereit war. Der Verein verselbständigte sich Anfang 1988 und mutierte zum heutigen «Verein für Sozialpsychiatrie Zürcher Oberland»; sein Geschäftsführer wurde Markus Brandenberger, der zuvor 16 Jahre lang das Bergheim geleitet hatte. Um die Finanzierung des klinikeigenen Sozialdienstes durch die Invalidenversicherung weiterhin zu gewährleisten, gründete man in Absprache mit dem BSV die «Stiftung für psychisch Behinderte, Oetwil am See». Sie betreibt heute in Oetwil ein Arbeitszentrum und zwei Wohnheime, eines davon im «Alten Schlössli». Anfang 2000 wechselten etwa 40 Langzeitpatienten von der Klinik in die Wohnheime der «Stiftung für psychisch Behinderte», weil nun die Krankenkassen den Klinikaufenthalt von IV-berenteten Patienten nicht mehr mitfinanzierten: Die Krankenkassenpatienten gesundeten zu Behinderten.

1978 entstand das Psychiatriezentrum Wetzikon (PZW) und wurde zur sozialpsychiatrischen Vorzeigeeinrichtung. Ihr Mitinitiant und langjähriger Leiter, Dr. Albert Erlanger, war ein Pionier der gemeindenahen Psychiatrie. Lange Jahre führte das Schlössli das PZW im Auftrag der Gesundheitsdirektion des Kantons Zürich, die das Betriebsdefizit trug. Heute sind das PZW zusammen mit dem Ambulatorium Wetzikon (ABW), dem Psychiatriezentrum Uster (PZU) und dem neuen Psychiatriezentrum Männedorf (PZM) in die Klinik Schlössli integriert.

Zurück in die Siebzigerjahre und zu den Veränderungen, welche die *Gemeinschaft nach Innen*, also die «Therapeutische Gemeinschaft» unter dem rührigen neuen Chefarzt auslösten. Die Wirkungen innerhalb der Klinik waren ebenso auffällig und einschneidend wie die eben geschilderten sozialpsychiatrischen Erneuerungen ausserhalb. Nebenbei: Die Begriffe «Therapeutische Gemeinschaft» und «Milieutherapie» wurden anfänglich

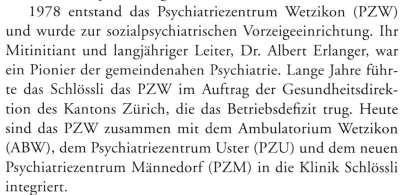

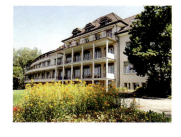

Seit 1978 besteht am Spital Wetzikon ein Psychiatrisches Zentrum mit Ambulatorien und Tageskliniken.

fast synonym verwendet, nach einigen Jahren sprach man nur noch von Milieutherapie. Edgar Heim kontrastierte die Milieutherapie zur verwahrenden Psychiatrie so:

> *Historisch ist Milieutherapie bekanntlich als Antithese zur kustodialen Psychiatrie entstanden, die ihren Auftrag vor allem darin sah, den Kranken vor sich und der Umwelt zu beschützen und zu bewahren. Die negativen Folgen im Sinne des psychischen Hospitalismus[90] ergaben sich erst daraus, dass die bewahrend-passive Haltung von Patienten und Betreuern die Krankheit nicht nur nicht zu verbessern vermochte, sondern ihr sogar eine besondere Ausprägung gab. Es ist deshalb ein Hauptanliegen der Milieutherapie, das Überborden der regressiven Tendenzen des psychisch Kranken zu verhindern und ihn an den therapeutischen Prozessen im Milieu insgesamt zu beteiligen.[91]*

Was war unter therapeutischen Prozessen im Milieu zu verstehen? Nach seinem ersten Jahr im Schlössli schrieb Edgar Heim:

> *Wenn wir davon ausgehen, dass psychische Störungen nicht nur eigenständige, innerpsychische Vorgänge sind, sondern Kristallisationspunkte von Vorgängen im sozialen Milieu, ist eben dieses Milieu auch für die Heilung wichtig. Die konsequente Haltung muss sein, das ganze Spital als therapeutisches Instrument einzusetzen.[92]*

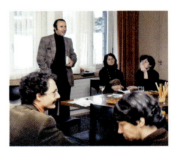

Dr. med. Edgar Heim, Chefarzt von 1968 bis 1978.

Das war eine umwerfende Forderung. Das ganze Spital als therapeutisches Instrument, was sollte das bedeuten? Es gab einiges Köpfeschütteln. Schauen wir die Neuerungen genauer an. Der Einsatz von Psychopharmaka und Psychotherapie blieben, neu hinzu kamen die modernen Gruppentechniken. *Das von mir vertretene Milieumodell,* schrieb Edgar Heim, *ist dadurch gekennzeichnet, dass ein Grossteil der therapeutischen Aktivitäten in der Gemeinschaft stattfindet.[93]* Im Gruppengespräch sollte der Patient seine Gefühle, Gedanken, Verhaltensweisen erkennen und in der relativ gesicherten Umgebung der Gruppe die krankhaften Einstellungen korrigieren und neue Fähigkeiten entwickeln. Es gab sehr verschiedene Gruppenveranstaltungen. An der wöchentlichen Abteilungsbesprechung nahmen alle Patienten, das Pflegepersonal und die Ärzte teil und diskutierten gemeinsam

90 Unter psychischem Hospitalismus versteht man alle negativen körperlichen und seelischen Begleitfolgen von mangelnder oder übertriebener Umsorgung, mangelnder Selbständigkeit, rigider Anstaltsstrukturen u. a. m.
91 PMT S. 51
92 Heim, JB 1969, S. 6–10.
93 PMT S. 46.

Probleme des Zusammenlebens. In der Gruppenpsychotherapie trafen sich Patienten mit dem Arzt, um nach psychotherapeutischen Regeln Probleme anzugehen. Es gab Gruppengespräche unter den Pflegenden, mit dem Oberpflegepersonal, Gruppengespräche unter den Ärzten, mit der Verwaltung. Kurzum, das Gespräch wurde zum Zentrum der vier Grundprinzipien der Milieutherapie: Leben in der Gemeinschaft, Partizipation, offene Kommunikation und soziales Lernen.[94] Diese Prinzipien waren nicht völlig neu. Das Leben in der Gemeinschaft hatte im Schlössli Tradition. Partizipation war auch bisher gelebt worden, wenn auch nicht so strikt, wie es nun den milieutherapeutischen Vorstellungen entsprach. Mit der offenen Kommunikation wurde gefordert, dass *die Informationsträger den Informationsempfängern alle jene Nachrichten in adäquater Form zukommen lassen, die für die Verständigung in einer gegebenen Situation notwendig sind.*[95] Eine auf Anhieb plausible Forderung, die aber, dem ganzen Betrieb übergestülpt, zu zeitaufwendigen, übertriebenen und bisweilen bizarren Auswüchsen führte. Und schliesslich das soziale Lernen, war es nicht einfach ein neuer Begriff für bekannte Prozesse in jeder Gemeinschaft? Eines steht fest und wird von damaligen Mitarbeitern immer wieder bestätigt: Die Ideen der Milieutherapie fielen im Schlössli auf einen gut vorbereiteten Boden, der in vielen anderen Kliniken fehlte, in denen erst Jahre später milieutherapeutische Ansätze realisiert wurden. Das Schlössli wurde zum «Belmont Hospital» der Schweiz!

In ihrer Auswirkung neu waren zwei Elemente: Erstens die grössere Freiheit und eigene Verantwortlichkeit der Patienten und zweitens die Mitverantwortlichkeit des medizinischen Personals und der Pflegenden verbunden mit einem egalitären Führungsstil. Zur Eigenverantwortlichkeit des Patienten schrieb Edgar Heim: *Entscheidend ist daher, dass auch der Patient als gleichwertiger – wenn auch nicht gleichartiger – Partner akzeptiert und seine eigene Verantwortlichkeit nur dort in Frage gestellt wird, wo dies durch die Krankheit bedingt ist.*[96] Es wurde also auch den Patienten *ein therapeutischer Auftrag zuerkannt.* Patienten begannen in der Gruppe über ihre eigenen Probleme zu sprechen und gewannen die erleichternde Erfahrung, nicht als einzige unter ihrer Krankheit zu leiden. Auch Mitverantwortung zu übernehmen für einen anderen, vielleicht kränkeren Mitpatienten, war eine neue Aufgabe. Damit die kranken und gesunden Kräfte des

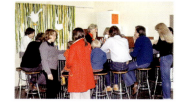

Die Kaffeebar im Parterre des B-Hauses war lange Jahre ein wichtiger Treffpunkt der «Schösslianer».

94 PMT S. 73.
95 PMT S. 30.
96 PMT S. 91.

sozialen Zusammenlebens wirksam werden konnten, wurde den Patienten grössere Freiheit gewährt. Früher hatte man auch im Schlössli die Patienten der meisten Verantwortungen enthoben. Schwestern und Pfleger waren Hüter der Patienten gewesen, schützten sie vor sich selbst und der Umwelt und nahmen ihnen Verantwortungen ab, die zu übernehmen sie dank ihrer gesunden Anteile durchaus fähig gewesen wären. Den Patienten nun möglichst viel Freiheit und Eigenverantwortung zu gewähren, erforderte vom Pflegepersonal ein wirkliches Umdenken. Seit 1969 wurden auch gemischtgeschlechtliche Akutabteilungen geführt. Es war allerdings nicht das erste Mal, dass es im Schlössli gemischte Abteilungen gab. Frauen und Männer lebten schon in den Vierzigerjahren zusammen in der *offenen Privatstation* im neuen Haus Burg und zuvor schon in der Aussenstation Eichbühl. Und schon Schlössligründer Gottlieb Hinderer hatte von der Zürcher Obrigkeit einen Verweis erhalten, weil er es mit der Geschlechtertrennung nicht so genau nahm.

Anspruchsvoll war auch die neue Art der Mitverantwortung des Personals. Verantwortung war den Pflegeberufen schon immer Verpflichtung, doch es war primär die Verantwortung, Anweisungen und Vorschriften genau zu befolgen. Die verantwortungsvolle Eigenständigkeit war neu. *Indem ich Pflegepersonal und Ergotherapeuten als «Milieutherapeuten» bezeichne, möchte ich ihre anspruchsvolle und wichtige therapeutische Aufgabe hervorheben*, schrieb Edgar Heim.[97] Das war für die älteren Pflegenden ungewohnt, für die jüngeren aber eine willkommene Herausforderung. Eine konfliktträchtige Situation. Und konfliktträchtig war auch das egalitäre Führungskonzept, das so ganz dem neuen Zeitgeist entsprach. Wer Verantwortung trug, sollte auch mitsprechen, mitbestimmen oder mitentscheiden können. Wir erinnern uns an stundenlange Erörterungen über Mitsprache, Mitbestimmung und Mitentscheid, auch lange noch nachdem Dr. Heim das Schlössli verlassen hatte. Zu Entscheiden wollte man gemeinsam gelangen: *Im überschaubaren Klinikalltag sollte auf den Konsens hin gearbeitet werden, da eben nicht nur das Ergebnis, sondern vor allem der Entscheidungsprozess therapeutisch wirkt.*[98] Das mochte in der gruppentherapeutischen Situation angehen, brachte aber auch dort bald Probleme, und es wurde erkannt, dass *eine gewisse limitierte hierarchische Struktur mit funktionaler Autorität … für bestimmte Entscheidungsprozesse, für klare Rege-*

[97] PMT, S. 50.
[98] PMT, S. 18.

lung der Verantwortlichkeiten, für die Gestaltung der Therapieprogramme und ihre Qualitätskontrolle notwendig ist.[99] Trotz dieser Einsicht fiel es schwer, in der täglichen Arbeit Verantwortung zu tragen und Entscheide zu fällen. Die Annahme, mit einem egalitären Führungsstil das Autoritätsproblem umgehen zu können, war ein Missverständnis, das Edgar Heim später *gruppendynamisch* erklärte. Das Gruppenkollektiv wollte *den Vater zerstören*, um dann den alten Popanz durch einen neuen, nämlich die Gruppenmacht zu ersetzen.[100] In der Tat entstand aufgrund der flacheren Hierarchien und des Delegierens von Entscheidungen an die Gruppen ein normativer Gruppendruck. Zum Aussenseiter wurde, wer ausgesprochene Eigenständigkeit zeigte und dem Gruppendruck widerstand, aber auch wer sich durch Gefügigkeit als Sündenbock anbot. In gewissem Sinne wiederholte sich, was schon vor Jahren eine bibelfromme und christusgläubige Haltung gefordert hatte, als Albert Hinderer *gleichgesinnte* Helfer und Helferinnen bevorzugte und der Anstaltsverein nur bibelgläubige Mitglieder duldete. Allerdings mit dem Unterschied, dass damals die Forderungen klar ausgesprochen wurden, jetzt aber der Gruppendruck eher versteckt wirkte. Gerne wurde auch das Bild des «primus inter pares» heraufbeschworen, der den alten «Chef» ersetzen sollte. Aber der Vorgesetzte liess sich nicht einfach in einen Ersten unter Gleichen verwandeln.

Die Gleichmacherei sollte auch für alle Patienten gelten. Privatpatienten passten nicht zu einem egalitären Führungsstil, zum sozialpsychiatrischen Denken und zum übersteigerten Demokratieverständnis der Siebzigerjahre. Ab 1976 gab es keine Privatpatienten mehr, für den Betrieb jahrelang eine schwere Hypothek. Eine amüsante Neuerung setzte sich bei der Anrede unverheirateter Frauen durch: Das «Fräulein» wurde zur «Frau». Auch die weissen Berufskleider verschwanden. Als Letzte legten Chefarzt und Verwalter den weissen Mantel ab.

Der Kapitän geht von Bord

1977 erhielt Dr. Heim einen Ruf als Professor an die Universität Bern.[101] Im März 1978 verliess er das Schlössli. Fast zehn Jahre hatte seine Aufbauarbeit gedauert. In der wissenschaftlichen Verarbeitung der Oetwiler Jahre, die er rückblickend als seine schönsten Berufsjahre bezeichnet, schrieb er:

[99] PMT, S. 14.
[100] PMT S. 24.
[101] Edgar Heim hatte sich 1970 an der Universität Bern habilitiert, wurde 1975 von der Universität Zürich zum Titularprofessor ernannt und war 1978–1995 Ordinarius an der Universität Bern.

So war ich dafür dankbar, durch Grundannahmen der Thera-
peutischen Gemeinschaft die Klinik als Gesamtes gewissermassen
zu einem «therapeutischen Instrument» umformen zu können.
Doch mit der Zeit meldeten sich Zweifel an der Gültigkeit der
bekannten Grundannahmen. Das Bedürfnis nahm zu, meine
eigenen Vorstellungen zu präzisieren und mit meinen Mitar-
beitern auszudiskutieren. … Dann kam, nach 10 Jahren, die
schwierige Entscheidung, die bisherige Aufgabe zugunsten einer
anderen, mehr wissenschaftlich ausgerichteten aufzugeben. Ich
kam mir vor wie ein Kapitän, der sich von seinem Schiff ab-
setzt, wenn dieses endlich auf flottem Kurs ist – ein nicht eben
erhebendes Gefühl.[102]

Das Schlössli war inzwischen zum Vorbild einer milieutherapeu-
tisch geführten psychiatrischen Klinik geworden und zur gefrag-
ten Partnerin in der psychiatrischen Ausbildung an Universitäten,
psychotherapeutischen Instituten, Pflegeschulen und paramedi-
zinischen Ausbildungsstätten. Bescheidene Drittmittel erlaubten
auch, etwas Forschung zu betreiben, Symposien zu veranstalten
und die Weiterbildung der eigenen Mitarbeiterinnen und Mitarbeiter systematisch zu fördern. Edgar Heim hatte undogmatisch
und ohne bilderstürmerischen Eifer das neue Konzept den unter-
schiedlichen Bedürfnissen der Patienten und Krankenabteilungen
anzupassen gewusst. Die Widerstände und Konflikte verebbten
unter seinem suggestiven Einfluss. Aber der Betrieb als Ganzes
war nicht gefestigt. Das Schiff befand sich nicht *auf flottem Kurs.*
Edgar Heims eigene Bedenken gegenüber der Therapeutischen
Gemeinschaft, formuliert in den Worten anderer Fachleute, traten nach seinem Weggang deutlich zutage:

The therapeutic community is a concept but seen as an ideology.[103]
Die Therapeutische Gemeinschaft mündete aus in einen
Schlachtschrei, in ein Zauberwort, ein Passwort.[104]

Und so schlingerte das Schiff bedenklich, kaum war der Kapitän
von Bord. Schlimmer noch: Kein neuer Kapitän vermochte den
herzlich-sympathischen alten zu ersetzen und Kurs zu halten.
Das Team wurde zum Inbegriff von *alle sind gleich* und *alles wird*
im Konsens entschieden. Einige Abteilungsteams bestanden fast
nur aus unter 30-Jährigen. Ältere Schwestern und Pfleger wur-

[102] PMT, S. XIII.
[103] Wing & Braun (1970), zitiert in PMT, S. XIV.
[104] Clark (1964), zitiert in PMT, S. 10.

den in diesen Teams nicht akzeptiert, Oberpfleger und Oberschwestern waren auf den Abteilungen[105] unerwünscht. Der kollektive Führungsstil war Dogma – bis ernste Probleme im Kollektiv unlösbar wurden und man sich doch hilfesuchend an die Oberschwester oder den Oberpfleger wandte.

Wir wollen nicht missverstanden sein. Die Grundsätze der Milieutherapie waren eine sehr wertvolle und bedeutsame Erneuerung in der Arbeit mit den Patienten. Alte Rollenmuster wurden überwunden und starre Strukturen beseitigt. Die Zeit war reif dazu. Aber leider wuchs auch eine dogmatische Intoleranz gegenüber allem, was nicht ins eigene Weltbild passte. Und so musste Dr. med. Andres Billeter, der im Juli 1978 Chefarzt wurde, schon 1981 scheitern. Dem geduldigen Psychiater mit Elefantenhaut, den ein hochkarätiges Expertengremium dem Verwaltungsrat zur Wahl vorgeschlagen hatte, gelang es nicht, sich einzubringen bei Pflegenden, Ärzten, Psychologen, Ergotherapeuten, Sozialarbeitern, die alle ihre eigenen Vorstellungen von Führung pflegten. Der Widerstand war nicht einheitlich und kohärent. Im Gegenteil, die vagen Konzepte der Milieutherapie luden geradezu ein zu einem Mangel an Präzision: *There seems to be something about the concept that invites a lack of precision.*[106] Einig aber war man sich in der Abwehr all dessen, was von oben, von einem Chef, von der Verwaltung oder gar vom Verwaltungsrat der Hinderer AG kam. In den Jahren nach dem Weggang Dr. Heims ging das Verständnis für die wirtschaftlichen und finanziellen Aspekte und Probleme des Unternehmens fast völlig verloren. Manche Mitarbeitende aus der Pflege und dem medizinischen Bereich betrachteten den Verwaltungsrat und die Verwaltung als Exponenten der Macht und des Geldes, welche die therapeutische Arbeit an den Patienten nicht verstehen wollen und deshalb zuwenig unterstützen. Die Hinderer AG wurde «Verhinderer AG» tituliert. Man setzte sich nicht mit Fragen der Wirtschaftlichkeit und der Betriebsorganisation auseinander und pflegte stattdessen die alten 68er Feindbilder. Doch gab es auch besonnene Mitarbeiter und Mitarbeiterinnen mit Blick und Verständnis für das Gesamtunternehmen. Sie waren die tragenden Kräfte in schwieriger Zeit.

Verwaltungsdirektor Peter Kühni, der 1961 als Chef der betriebstechnischen Abteilung ins Schlössli eingetreten und noch von Max Hinderer zum Verwalter befördert worden war, hat mit Dr. Heim gut zusammenarbeiten können. Ganz im Sinne Max

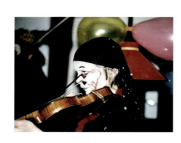

[105] Im Schlössli sprach man früher stets von «Abteilung», heute wird der Begriff «Station» verwendet.
[106] Wing & Braun (1970), zitiert in PMT, S. XIV.

Hinderers hielt er Gebäude und Einrichtungen à jour, renovierte und baute um. Die nach wie vor ausgezeichnete Infrastruktur war sein Verdienst. Später aber belasteten die geschilderten Spannungen und Probleme seine Arbeit zusehends. Auch im Verwaltungsrat, zu sehr von operativen Belangen bedrängt, kam es zu Spannungen. 1981 schieden die beiden Bankenvertreter aus dem Verwaltungsrat aus, der jetzt aus Marguerite Hinderer-Holder, Elisabeth Bosshard-Hinderer, Dr. med. Gerhard Hinderer, Rolf Schumacher und dem 1982 neu als Präsident hinzugekommenen Hans Rudolf Bosshard-Hinderer bestand. Rolf Schumacher wurde Delegierter des Verwaltungsrates und arbeitete nun operativ im Betrieb, ab 1986 als Verwaltungsdirektor und Nachfolger von Peter Kühni.

Seit Januar 1981 war die bisherige Oberärztin Dr. Christine Däppen Chefärztin. Man hatte die Chefarztstelle nach dem Weggang Dr. Billeters nicht ausgeschrieben. Ging man den Weg des geringsten Widerstandes? Wäre das Schlössli ein Industrieunternehmen im harten Konkurrenzkampf der freien Marktwirtschaft gewesen, man hätte einen «Turn-around» vollziehen, das Kader auswechseln und einen völligen Neuanfang wagen müssen. Dem Verwaltungsrat erschien dieser Weg zu jenem Zeitpunkt weder gangbar noch sinnvoll. Er wollte ein weiteres Fiasko vermeiden. Die Klinik mit ihrem kantonalen Versorgungsauftrag musste weiter funktionieren. Die Behandlung und Betreuung der Patienten war trotz aller Führungsturbulenzen gut. Die verschiedenen Spielarten der milieutherapeutischen Beziehungspflege waren zu dauerhaften Werten geworden. Doch es gab auch eine Kehrseite: In unserer subjektiven Wahrnehmung entstand eine Art *Ideal der verschworenen Therapeutischen Gemeinschaft.*[107] Das milieutherapeutische Gruppendenken hatte den Betrieb im Griff. Die Gesprächsgruppen, das therapeutische Geschehen mit den Patienten wertvoll bereichernd, grassierten auch im nicht-therapeutischen Bereich. Es wurde *geredet und geredet und geredet* (Ernst Graf). Das «Schlössliparlament», das als Sprachrohr der Belegschaft dienen wollte, beschäftigte sich fast nur mit sich selber, wie die Analyse seiner Traktanden und Protokolle ergeben hat. Im Team war man gut aufgehoben,

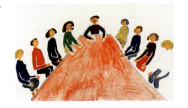

Es wird geredet und geredet und geredet.

[107] Daniel Hell in «In Etappen, Die Psychiatrische Universitätsklinik Zürich, 1990 bis 2007», Eigenverlag, Zürich 2007, S. 8.

Entscheide fielen erst nach aufwendigen und langen Diskussionen. Entscheide anzunehmen und durchzuziehen, fiel schwer. «Wiedererwägungsanträge» füllten die Traktandenlisten der Sitzungen, auch diejenigen des Verwaltungsrates. Die Krankenabteilungen und ihre Teams entwickelten sich zu abgeschlossenen Inseln. Der Patient musste ins Team passen. Jeder Aufnahme ging eine umfangreiche Abklärung voraus. Einmal aufgenommen, verblieb der Patient auf «seiner Abteilung». Früher war der Wechsel von einer geschlossenen auf eine offene Abteilung ein Zeichen voranschreitender Genesung, nun widersprach er dem überspannten Geist der Milieutherapie. Als Resultat nahm die Zahl der Patientenaufnahmen nach dem Weggang von Dr. Heim kontinuierlich ab und erreichte 1989 mit gerade noch 344 im ganzen Jahr aufgenommenen Patienten einen absoluten Tiefpunkt. Es war die niedrigste Zahl seit 1936, dem ersten Jahr, für das uns genaue statistische Zahlen vorliegen; und auch die Zahl der behandelten Patienten war so niedrig wie letztmals in den frühen Fünfzigerjahren (Daten im Anhang).

1985 ging die langjährige Oberschwester Vroni Roost in Pension. Die ehemalige Diakonisse stand seit 1956 den Schwestern vor und hatte drei Jahrzehnte lang den Pflegedienst im Schlössli geprägt und die grossen Veränderungen bis hin zur neuen Pflegedienstleitung nach ihrem Rücktritt mitgetragen. Dr. Max Hinderer hatte ihre fachliche Befähigung und ihre menschlichen Qualitäten erkannt und sie 1955 ins Schlössli geholt. Sie war ihm und danach Dr. Heim eine sehr wertvolle Stütze; sie wusste kompetent zu vermitteln aber auch deutlich Stellung zu beziehen. Bis zu ihrer Pensionierung war die Oberpflege, wie in allen Spitälern üblich, der ärztlichen Leitung unterstellt. Nun beschloss der Verwaltungsrat, den Pflegebereich, dessen Bedeutung im psychiatrischen Spital nicht hoch genug eingeschätzt werden kann, zu verselbständigen und einem Pflegedienstleiter anzuvertrauen, der Mitglied der Klinikleitung werden würde. Und so standen ab Februar 1985 Chefärztin Dr. Christine Däppen, Verwaltungsdirektor Rolf Schumacher und Jakob Baumgartner, der neue Pflegedienstleiter, gemeinsam auf der gleichen Hierarchiestufe und bildeten die «dreibeinige» Klinikleitung. Ganz symmetrisch war das «Dreibein» allerdings nicht, denn Rolf Schumacher gehörte ja gleichzeitig dem Verwaltungsrat an und war dessen Delegierter, eine schwierige Konstellation.

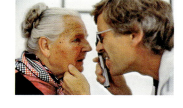

1984 arbeitete erstmals ein Internist im Schlössli.

Die Spannungen zwischen Medizin, Pflege und Verwaltung waren im «Dreibein» nicht minder, sie nahmen sogar zu. Einen Konsens zu finden, wie übergeordnete Ziele zu erreichen sind, wurde zusehends schwieriger. Im medizinischen Bereich sah sich die Chefärztin als Koordinatorin und war für das Ärztekollegium eine «prima inter pares». Der Verwaltungsdirektor versuchte seinen Managementstil durchzusetzen, und der Pflegedienstleiter wurde zwischen den Fronten zerrieben. 1986 warf Christine Däppen das Handtuch. Ihr Nachfolger, Dr. med. Joseph Ausländer, der im Oktober 1986 aus der Klinik St. Pirminsberg in Pfäfers (SG) nach Oetwil gekommen war, scheiterte schon nach einem halben Jahr. Interimistisch stand nun Dr. Christoph Profos, ein besonnener und verlässlicher Oberarzt, dem medizinischen Bereich vor, bis im September 1988 der aus der Psychiatrischen Universitätsklinik geholte neue Chefarzt Dr. Gerhard Schmidt allmählich Konstanz und Ruhe in den medizinischen Bereich zurückbrachte.

Doch die ungünstige Konstellation in der «dreibeinigen» Klinikleitung bestand noch immer. Auch die Finanzen waren wegen der tiefen Aufnahmezahlen und der niedrigen Bettenbelegung nicht mehr im Lot. So sah sich der Verwaltungsrat gezwungen, die Klinikleitung neu gestalten zu müssen. Die Generalversammlung der Hinderer AG trennte sich im Oktober 1989 von ihrem Delegierten Rolf Schumacher. Seine Stärken hatten im Technischen gelegen. Sein Sinn für energiebewusstes Bauen hinterliess bleibende Spuren. Zahlreiche Neu- und Umbauten im Schlössli und im Bergheim erinnern an sein praktisches Geschick und seine Aufgeschlossenheit für Neues.

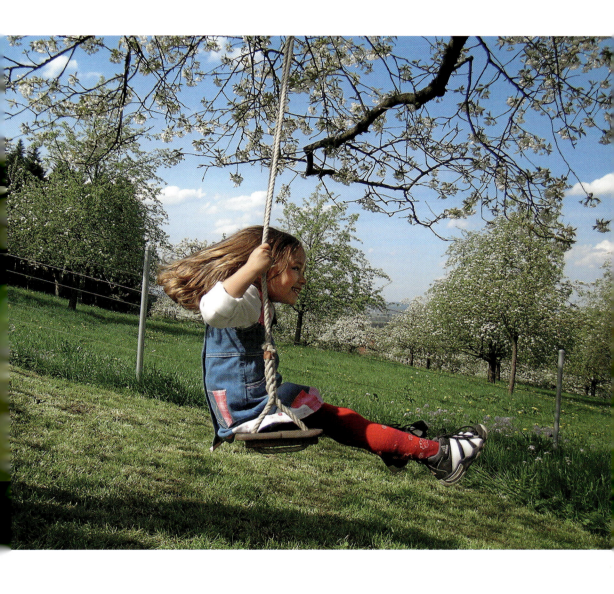

Nach hundert Jahren

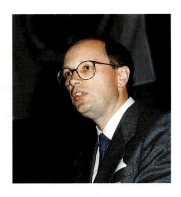

Hans Rudolf Bosshard-Hinderer, Präsident des Verwaltungsrats von 1982 bis 2003.

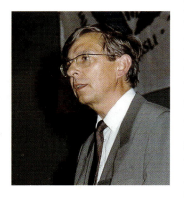

Dr. med. Gerhard Schmidt, Chefarzt von 1988 bis 2003.

Wieder ein Neubeginn

Im schwierigen Jahr 1989 feierte das Schlössli seinen 100. Geburtstag. Man blickte zurück auf Erfolge, viel Schönes, aber auch Probleme, die den hundertjährigen Unternehmensweg säumten. Man gedachte des Mutes, der Gestaltungskraft und des Ideenreichtums der aberhundert Mitarbeiterinnen und Mitarbeiter, die zusammen mit vier Familiengenerationen das Unternehmen geprägt hatten. Auch wünschte man sich Stärke und Gelingen für den Anfang des zweiten Schlössli-Jahrhunderts, denn man stand wieder vor einem Neubeginn. Dr. Gerhard Schmidt war seit einem knappen Jahr Chefarzt, zwar vertraut mit dem Schlössli aus früheren Jahren als Assistenzarzt unter Dr. Max Hinderer, aber jetzt im medizinischen Bereich herausgefordert wie kaum einer seiner Vorgänger. Nach den vielen Wechseln in der ärztlichen Leitung waren die Erwartungen gross, sowohl auf Seiten der Belegschaft wie des Verwaltungsrates. Dieser war geschrumpft auf Elisabeth und Hans Rudolf Bosshard-Hinderer und den neu hinzu gewählten Juristen und Betriebsökonomen Erwin R. Griesshammer. (Dr. med. Gerhard Hinderer war 1989–1995 nicht im Verwaltungsrat.) Das verkleinerte Gremium stand vor gewaltigen Herausforderungen und enormen Risiken. Es vermochte in den kommenden Jahren den «Turn-around» zu schaffen. Doch 1989 waren die Finanzen äusserst angespannt. Die Betriebsrechnung verzeichnete ein grosses Defizit und die Bettenbelegung war katastrophal. Knapp waren die Betriebsfinanzen auch in den folgenden Neunzigerjahren, wofür es viele Gründe gab. Im Kanton wurde ein Sparpaket nach dem andern geschnürt. Man lebte mit «Notbudgets» von der Hand in den Mund. Die Zusammenarbeit in der Klinikleitung war noch immer spannungsgeladen und konfliktreich. Zur Klinikleitung gehörten nun neben Dr. Schmidt der Betriebsökonom Ronald Chao als Verwaltungsdirektor (seit 1990) und Rolf Bitterlin als Pflegedienstleiter (seit 1992). Die Klinikleitung war ein Abbild der Mitarbeitenden in den drei Bereichen. Die Mediziner und Psychologen, das medizinische Hilfspersonal, die Pflegenden und auch die Verwaltungsleute brauchten viel Zeit, dem Denken und Handeln in grösseren, auch wirtschaftlichen Zusammenhängen Platz zu geben und nicht nur das eigene Gärtchen zu pflegen. Langsam löste sich die Erstarrung. Auf der Leitungsebene begannen Verwaltungsrat und Klinikleitung vorausschauend zu planen; man arbeitete seit 1994

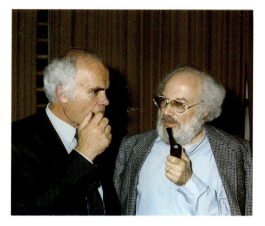 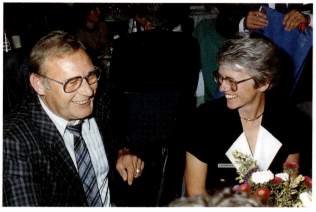

mit operativen Jahreszielen und strategischen 5-Jahres-Plänen, die nicht zu Makulatur verkamen. Die Klinik musste sich stärker auf die Behandlung von Akutpatienten ausrichten, denn noch immer war die Aufnahmekapazität im Akutbereich ungenügend, und es gab zu viele Betten für Langzeitpatienten. Das hiess zwar, vorerst auf gute Einnahmen aus der wenig aufwendigen Betreuung von Langzeitpatienten zu verzichten und die kostenintensive Behandlung akut Kranker auszubauen. Langfristig aber war der Wechsel überlebenswichtig, um mit den allgemeinen Veränderungen in der Psychiatrielandschaft Schritt zu halten, ja ihnen sogar voraus zu sein. Die Bettenzahl nahm jetzt ab, es entstanden neue Angebote im Akutbereich, die Zahl der Aufnahmen und der behandelten Patienten stieg drastisch (Daten im Anhang). Was noch vor wenigen Jahren mit einem gleichmacherischen Psychiatrieverständnis nicht vereinbar gewesen wäre, wurde jetzt akzeptiert: Es gab wieder Privatpatienten und eine Privatstation wurde eröffnet. Das wertvolle Erbe der Milieutherapie aber blieb erhalten, wurde gepflegt und verfeinert. In ihrem Kern blieb die Milieutherapie, was sie von allem Anfang an sein wollte: Haltung und Achtung vor dem kranken Mitmenschen. Diese Kultur gehört zur über hundertjährigen Schlössligeschichte, ihr gilt es Sorge zu tragen. Das sagen auf besondere Weise die Abschiedsworte Dr. Schmidts, der 2003 in Pension ging:

Mein Wunsch richtet sich an meinen zukünftigen Arzt, die Ärztin, die mich oder einen meiner Angehörigen in einer psychiatrischen Klinik zu behandeln hätte. Ich hoffe, er begegnete mir mit Respekt und Interesse, persönlich und offen. Ich hoffe, er interessierte sich für die Inseln der Schwermut, des Wahnsinns, der Demenz, die entdecken zu wollen heisst, mir begegnen zu wollen. … dass er Dinge, die Zeit brauchen, von jenen unterscheiden kann, die keine Verzögerung zulassen, dass er für letztere rasch entscheidungs- und handlungsfähig ist und für erstere aufmerksam bleibt und sich und mir die Zeit lässt.

Die Planung feiert Urständ

1992 hatten drei Kantonsräte mit einem Postulat den Regierungsrat aufgefordert, *ein Konzept zu erarbeiten, das eine breit abgestützte Entwicklung der psychiatrischen Betreuung im Kanton Zürich gewährleistet.*[108] Der Regierungsrat war nicht erfreut, empfahl Ablehnung, wurde aber 1993 zu Berichterstattung und Antragstellung verknurrt. Das war die Geburtsstunde des «Psychiatriekonzepts», das eine vielköpfige Expertengruppe ausarbeitete, in der Vertreter der privaten Kliniken Schlössli Oetwil und Sanatorium Kilchberg fehlten. Es entstand ein Leitbild, eine Bedarfsermittlung, ein Konzept, und es wurde eifrig geplant: In der Psychiatrieregion Winterthur gäbe es 140 Psychiatriebetten zu viel, im Zürcher Oberland gar 210, in der Region der Stadt Zürich würden 70 Betten fehlen, im Zürcher Unterland 80 und am linken Seeufer 10, und in 8 Jahren seien es dann im ganzen Kanton 280 zuviel. Hier solle ein neues Ambulatorium entstehen, dort eines ausgebaut werden, da brauche es ein anderes Angebot, jenes sei zuwenig gemeindenah, dieses solle einen neuen Auftrag erhalten, hier sei auszuweiten, da zu reduzieren, dort zu entflechten …[109] Auch wir beteiligten uns an der Vernehmlassung, brüteten stundenlang über den Papieren, übten Kritik und gewannen keine Freunde mit dem Vorschlag, auch die Kostenseite zu beachten. Die Generalsekretärin der Gesundheitsdirektion wies unsere Gedanken an mögliche Kostenfolgen zurück: *Die optimale Versorgung geniesst oberste Priorität.*[110] Die «Zürichsee-Zeitung» titelte: *Kanton zeigt Schlössli die kalte Schulter.*[111] Nach fünf Jahren und unzähligen Kommissionssitzungen hat der Regierungsrat das «Psychiatriekonzept» am 12. August 1998 teils *festgesetzt*, teils *zur Kenntnis genommen*. Aus dem Konzept entstand Gutes, etwa dass sich die Vernetzung der stationären und ambulanten Angebote verbesserte und dem Beispiel der Region Zürcher Oberland folgte, wo das Schlössli zusammen

[108] Regierungsratsprotokoll Nr. 1830, 12.8.1998
[109] Psychiatriekonzept des Kantons Zürich, Bedarf und prioritäre Massnahmen, Juli 1997.
[110] «Zürcher Oberländer», 22.8.1997
[111] 13.9.1997

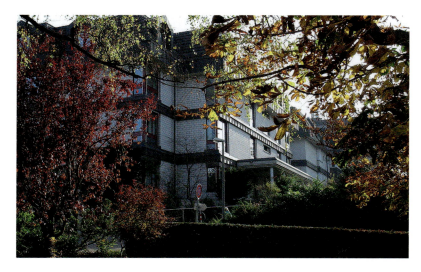

mit dem Psychiatriezentrum Wetzikon das Netz aus ambulan-ten, teilstationären und stationären Angeboten bereits 1978 zu knüpfen begonnen hatte. Auch der Bettenabbau zu Gunsten der ambulanten Einrichtungen war im Schlössli schon vor der Festsetzung des «Psychiatriekonzepts» geschehen. Schlössli und Bergheim wurden in die neu geschaffene «Spitalliste» aufgenom-men. Das bedeutet, dass alle allgemein versicherten Patienten wie eh und je in den Betrieben der Schlössli-Gruppe behandelt werden können. Somit geht die Zusammenarbeit mit dem Kan-ton Zürich nahtlos weiter. Im Grunde hat sie 1889 mit Gottlieb Hinderer begonnen.

Neue Rechtsform und neue Verträge

1998 wurden die Klinik Schlössli und die Altersklinik Bergheim in eigenständige Aktiengesellschaften unter dem Dach einer Holding, die aus der alten Hinderer AG hervorging, umgestal-tet. Die verschiedenen Liegenschaften und den Landwirtschafts-betrieb, seit 1991 verpachtet und als Biobetrieb geführt, fasste man in der Hinderer Liegenschaften AG zusammen. Die neue Struktur erleichtert seither die selbständige Führung der einzel-nen Betriebszweige und vereinfacht die unabhängige Entwick-lung der Betriebe Schlössli und Bergheim. Ein Mitglied der fünf-ten Generation trat aktiv in den Betrieb ein. Seit August 1999 ist David J. Bosshard Verwaltungsdirektor des Schlössli und seit 2006 Geschäftsleiter (CEO) der ganzen Schlössli-Gruppe.

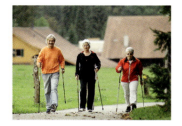

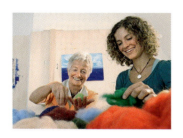

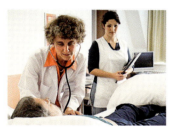

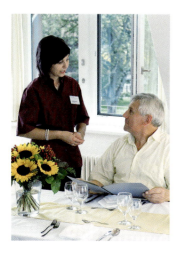

Das gewandelte Gesicht der Psychiatrie.

Die Zusammenarbeit mit der Gesundheitsdirektion und dem für die Vertragskliniken federführenden Burghölzli verlief auch noch in den Neunzigerjahren harzig. Wir haben in einem früheren Kapitel geschildert, welch schwieriger Partner der grösste «Abnehmer» von medizinischen Leistungen des Schlössli gewesen ist. Das Verhältnis spitzte sich Mitte der Neunzigerjahre zu. Seit langem pochte das Schlössli auf neue Verträge. Die für das Gros der allgemein versicherten Patienten erbrachten Leistungen sollten endlich angemessen vergütet werden, nicht mehr pauschal pro Pflegetag, sondern differenziert nach Behandlungsaufwand und getrennt nach Betriebs- und Anlagekosten (Abschreibungen, Zinsen). Doch die Gesundheitsdirektion zeigte in der damals heissen Phase der Spitalschliessungen wenig Interesse an zügigen Vertragsverhandlungen. Regierungsrätin Verena Diener hatte andere Sorgen. Die Zürcher Gesundheitsdirektion war mit dem Ist-Zustand ganz zufrieden, das Schlössli arbeitete gut und günstig und löste die Sach- und Personalprobleme selbst. Schon Regierungsrat Peter Wiederkehr hatte in seiner Festansprache am 100-Jahr-Jubiläum von 1989 mit Befriedigung festgestellt, im Schlössli hätte er keine Personalprobleme zu lösen. Dann aber begann man sich an der Obstgartenstrasse Gedanken über neue Abgeltungsmodelle für die Vertragskliniken zu machen und kündigte vorsorglich alle Verträge auf Ende 1997. Eine gründliche Betriebsanalyse von neutraler Seite schuf solide Grundlagen für einen neuen Vertrag und bildete die Basis für die strategische Planung von 2001 bis 2009. Nochmals versandeten erste Vertragsentwürfe. Erst als der Verwaltungsrat der Hinderer Holding ultimative Forderungen stellte, kam eine fruchtbare Auseinandersetzung in Gang. Die neuen «Rahmenkontrakte» wurden anfangs 2003 unterzeichnet. Sie verpflichten das Schlössli, *obligatorisch grundversicherte Patientinnen und Patienten aus dem Kanton Zürich ... im Rahmen eines vereinbarten Leistungsspektrums zu behandeln*. Die Patientenbehandlung und -betreuung soll sich nach *den im Psychiatriekonzept des Kantons Zürich festgehaltenen allgemeinen Leitsätzen und dem Menschenbild* richten und den *psychischen, physischen und sozialen Bedürfnissen der Patientinnen und Patienten im Sinne einer ganzheitlichen Betrachtungsweise unter angemessenem Ressourceneinsatz Rechnung tragen*. Die Kostenbeteiligung des Kantons basiert auf pauschalen Jahresbudgets, sogenannten Globalbudgets, und die

Anlagekosten werden nun gesondert von den tatsächlichen Betriebskosten vergütet. An den Gewinnen aus der Behandlung von halbprivat und privat versicherten Patienten partizipiert auch der Kanton. In der Amtssprache ausgedrückt: *Die Überdeckungen aus dem Zusatzversicherungsgeschäft gehen bis zu der im Jahreskontrakt vereinbarten Menge an den Staat.* Eine besonders wichtige Regelung gilt für die Investitionen. Über diese entscheidet das Schlössli selbständig und finanziert sie *über Gewinne, Abschreibungen und Zinsen.* Wieder einmal in der langen Schlössligeschichte ist ein Stück Freiheit und Selbständigkeit erkämpft worden. Für diesen Erfolg steht der 2005 bezogene, äusserst grosszügige «Neubau auf der grünen Wiese» (Häuser S und T). Nun endlich sind die beengenden Verhältnisse in den alten Häusern Geschichte.

Die Zusammenarbeit zwischen dem Verwaltungsrat und der Klinikleitung (heute Geschäftsleitung) hat sich gefestigt. Der neue Vertrag mit der kantonalen Gesundheitsdirektion verspricht für die nächsten Jahre etwas mehr Sicherheit. Im Bergheim sind die grossen Um- und Neubauten unter Dach. Im ganzen Betrieb ist die Qualitätskontrolle auf gutem Wege. Der neue ärztliche Direktor, Professor Hans-Joachim Haug, hat seine Arbeit aufgenommen und die Verbindung zur Universität Zürich in Lehre und Forschung gestärkt. Man spürt auf allen Stufen ein Mitdenken und Mithandeln für das ganze Unternehmen. Und so kam im Frühling 2003 für die Autoren dieses Buches der richtige Zeitpunkt, sich nach vielen ereignisreichen Jahren zurückzuziehen und jüngeren Kräften Platz zu machen. Der heutige Verwaltungsrat besteht mehrheitlich aus zugewählten Fachleuten. Es sind als Präsident Erwin R. Griesshammer, Jurist und Betriebsökonom, dann Frau Dr. oec. publ. Regula Pfister, Dr. med. Oskar Denzler und Dr. med. Gerhard Hinderer, der noch einzige Vertreter der Trägerschaft.

Ein flüchtiger Blick in die Zukunft

Wagen wir vorauszuschauen: Neue therapeutische Möglichkeiten und die gesellschaftlichen Ansprüche werden die Kostentreiber des sich stetig wandelnden Gesundheitswesens bleiben. Die Anbieter psychiatrischer Leistungen werden sich stärker konkurrenzieren. Die Finanzierung wird sich verändern,

219

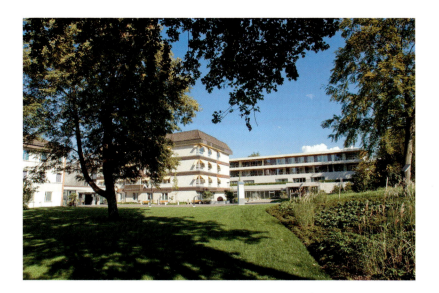

Der neu gestaltete Zugang zur Klinik widerspiegelt die Öffnung der Psychiatrie.

Krankenkassen und private Versicherer werden häufiger mit einzelnen Anbietern Verträge aushandeln und dabei wird es Gewinner und Verlierer geben. Die Kantonsgrenzen werden durchlässiger, die Klinikwahl freier. Die Kliniken werden noch stärker den schweren Erkrankungen vorbehalten sein, wodurch die ambulanten Behandlungen zunehmen. Die Anbieter im privaten «Psychiatriemarkt» werden kostengünstiger arbeiten müssen, um sich gegenüber den Krankenkassen und Versicherern, aber auch gegenüber der «Staatsmacht» zu behaupten. Sie werden an Einfluss und Stärke gewinnen, wenn sie sich zusammenschliessen. Andererseits werden die Unterschiede zwischen privaten und staatlichen Anbietern geringer, wenn der Staat die privaten als Partner anerkennt und diese bereit sind, nicht einfach den Profit zu maximieren, sondern die Verantwortung für eine gute und umfassende psychiatrische Versorgung der Bevölkerung mit dem Staate zu teilen.

Eine höhere Akzeptanz für psychische Krankheiten in der Gesellschaft wird das Stigma «Psychiatrie» schwächen und zu mehr Behandlungen führen. Psychische Erkrankungen werden häufiger wahrgenommen werden, was man mit Leistungsdruck, Urbanisierung, fehlenden Netzwerken und Wertepluralismus, aber auch mit einem gewandelten persönlichen Leidensverständnis erklären mag. Depressions- und Angsterkrankungen gelten derzeit als weltweit besonders häufig. Andere Erkrankungen werden auftreten, weil sich die Art der Wahrnehmung von psychischem

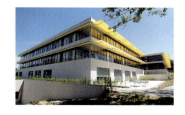

2005 wird der Neubau Akutpsychiatrie mit den Häusern S und T bezogen.

Leiden und die psychiatrischen Behandlungsformen wandeln. Denn so wie sich im 20. Jahrhundert der Schwerpunkt von der dominanten Sozialpsychiatrie und der psychosozialen Medizin der Sechziger- und Siebzigerjahre zur mehr biologischen Sichtweise der Achtziger- und Neunzigerjahre verlagert hat, so werden wieder neue Sichtweisen und Erkenntnisse die Behandlung psychischer Krankheiten beeinflussen und erfolgreicher machen. Diese Wellenbewegungen sind ein typisches und, rückblickend gesehen, auch wertvolles Merkmal des lebensnahen und deshalb so schwierigen Fachs Psychiatrie.

* * * * *

Die Pflegeanstalt des Gottlieb Hinderer hat einen langen Weg zurückgelegt. Sie wurde zum Vorreiter für eine fruchtbare Symbiose zwischen privater Initiative und gesellschaftlichem Auftrag. Das protestantische Glaubensethos hat sich gewandelt, aber immer hielt es die Generationen zu harter Arbeit an, deren Früchte nicht genossen, sondern wieder investiert wurden. Stürme, Auseinandersetzungen, schroffe Brüche, Neuanfänge haben das Schlössli gefestigt und vor Erstarrung bewahrt und ihm das Gewicht und die Erfahrung einer starken und beweglichen Unternehmung gegeben. Zurückzuschauen war unser Privileg. Dinge, die uns und denen, die vor uns waren, Sorgen und Ärger bereiteten, haben die Grössenordnung erhalten, die damals zu erkennen schwer fiel. Geblieben ist die Tradition der Humanität und Menschenliebe. Sie muss weiterleben. Erinnern wir uns mit Paracelsus daran, dass – bei allem Respekt vor den Errungenschaften der modernen Medizin – die beste Arznei die Liebe ist.[112]

[112] Dr. Gerhard Schmidt äusserte diesen Gedanken am 100-Jahr-Jubiläum von 1989.

Anhang

Verwaltungsräte
Dr. med. Max Hinderer AG (Gründung 30.6.1967), Hinderer AG (1986–1998), Hinderer Holding AG seit 1998
Max Hinderer, Dr. med. 1967–24.3.1968 (†), einziges Mitglied des Verwaltungsrats
Marguerite Hinderer-Holder, 1969–1994, Präsidentin bis 1982
Elisabeth Bosshard-Hinderer, 1969–2003 (im Betrieb tätig seit 17. April 1967)
Rolf Schumacher-Hinderer, 1969–1989
Emil Straub, 1969–1981
Hans Egger, Dr. iur., 1969–1972 (†)
Ernst Weilenmann, 1972–1981
Gerhard Hinderer, Dr. med., 1979–1989 und seit 1995
Hans Rudolf Bosshard-Hinderer, Prof. Dr. sc. nat., 1982–2003, Präsident
Erwin R. Griesshammer, lic. oec. et lic. iur., seit 1989, Präsident seit 2003
Regula Pfister, Dr. oec. publ., seit 1997
Oskar Denzler, Dr. med., seit 2003

Chefärzte
Werner Scheidegger, Dr. med., 1931–1934, damals einziger «Anstaltsarzt» im Schlössli
Heinrich Künzler, Dr. med., 1934–1944
Rudolf Brunner, Dr. med., 1944–1946
E. Herrmann Müller-Schürch, Dr. med., 1946–21. Feb. 1948 (†)
Herbert Binswanger, Dr. med., 1948–1951 (Teilzeit)
Max Hinderer, Dr. med., 1951–24. März 1968 (†)
Edgar Heim, Prof. Dr. med., 1968–1978
Andres Billeter, Dr. med., 1978–1981
Christine Däppen, Dr. med., 1981–1986
Joseph Ausländer, Dr. med., 1986–1987
Christoph Profos, Dr. med., 1987–1988 (interimistisch)
Gerhard Schmidt, Dr. med., 1988–2003
Hans Joachim Haug, Prof. Dr. med., ärztlicher Direktor seit 2003

Oberschwestern, Oberpfleger, ab 1985 Pflegedienstleiter
Brigitte Keppler, 1940–1942, Diakonisse
Meta Edelmann, 1942–1946, Diakonisse
Klara Krehl, 1946–1956, Diakonisse
Vroni Roost, 1956–1985, Diakonisse
Adolf Bolliger, 1941–1975
Ernst Widmer, 1968–1973
Hans-Ueli Sieber, 1973–2002
Lothar Benter, 1979–1998
Ruedi Baumann, 1981–1984
Jakob Baumgartner, 1985–1992, Pflegedienstleiter
Rolf Bitterlin, seit 1992, Direktor Pflege

Verwalter, ab 1971 Verwaltungsdirektoren
Walter Schneider, 1936–1947
Walter Jud, 1947–1949
Peter Eidenbenz, 1955–1960
Peter Kühni, 1961–1985, ab 1971 Verwaltungsdirektor
Rolf Schumacher, 1981–1989, Delegierter des Verwaltungsrats
Ronald Chao, 1990–1999
David J. Bosshard seit 1999, ab 2006 CEO der Schlössli Gruppe

Den nachfolgenden Abbildungen liegen die seit 1942 jährlich zuhanden der VESKA publizierten Zahlen zugrunde.

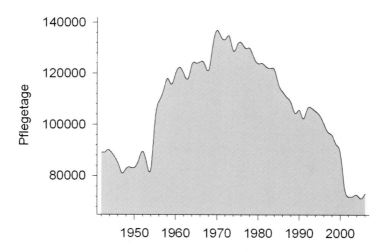

Abbildung 1: Entwicklung der Pflegetage. Nach dem Bezug des Hauses D (1954) und des Hauses B (1968) stiegen die Pflegetage markant, nach dem Bezug des Hauses A (1991) war der Anstieg gering. Die Verschiebung von IV-berenteten Langzeitpatienten in die Wohnheime der «Stiftung für psychisch Behinderte Oetwil am See» ist für die starke Abnahme der Pflegetage im Jahr 2000 verantwortlich.

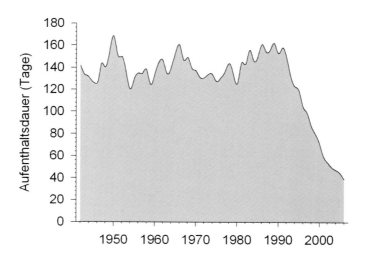

Abbildung 2: Veränderung der durchschnittlichen Aufenthaltsdauer. Über viele Jahre betrug die durchschnittliche Aufenthaltsdauer 4 bis 5 Monate, weil rund 60% aller Patienten zum Langzeit- und Altersbereich gehörten. Mit dem Wandel zur Akutklinik sank die Aufenthaltsdauer und betrug 2006 noch 39 Tage (Median 21 Tage).

224

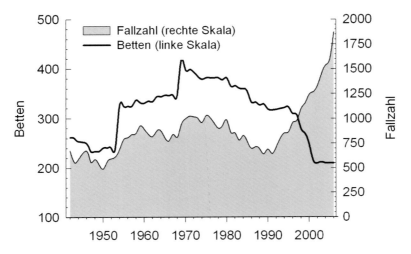

Abbildung 3

Bettenzahl (linke Skala) und Zahl der behandelten Patienten (Fallzahl, rechte Skala). Von 1950 bis 1970 stiegen Fallzahl und Bettenzahl an, danach nahmen beide bis 1990 kontinuierlich ab. Nach 1990 wurde das Schlössli zur Akutklinik, was sich im steilen Anstieg der Fallzahl und im Rückgang der Bettenzahl wider-spiegelt. Heute gehören noch knapp 40 der 210 Betten zum Rehabilitationsbereich, der Langzeitbereich ist verschwunden und nur etwa 2% der behandelten Patienten sind länger als 1 Jahr in der Klinik.

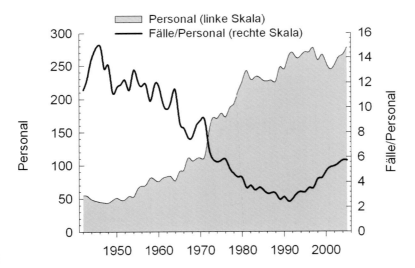

Abbildung 4

Personal (linke Skala) und Anzahl Fälle pro Personal (rechte Skala). Seit 1942 nahm das betreuende Personal stetig zu, besonders stark von 1970 bis 1990. Gleichzeitig nahm das Verhältnis der Anzahl behan-delter Patienten (Fälle) pro betreuende Person (Personal) bis 1990 ab. Seit rund 15 Jahren steigt dieses Verhältnis wieder an. Beispiele: Im Jahr 1946 haben 45 betreuende Personen 676 Patienten behandelt, was einem Durchschnitt von 15 Fälle/Personal entspricht; 1989 behandelten 248 Personen nur noch 644 Patienten, also 2.6 Fälle/Personal. 2005 behandelten 278 Personen 1596 Patienten, also 5,7 Fälle/Personal. Zu den betreuenden Personen wurden gezählt: Ärzte, Psychologen, Pflegepersonal und medizinische Hilfspersonen (Physio- und Bewegungstherapie, Ergo- und Aktivierungstherapie, Labor, Apotheke).

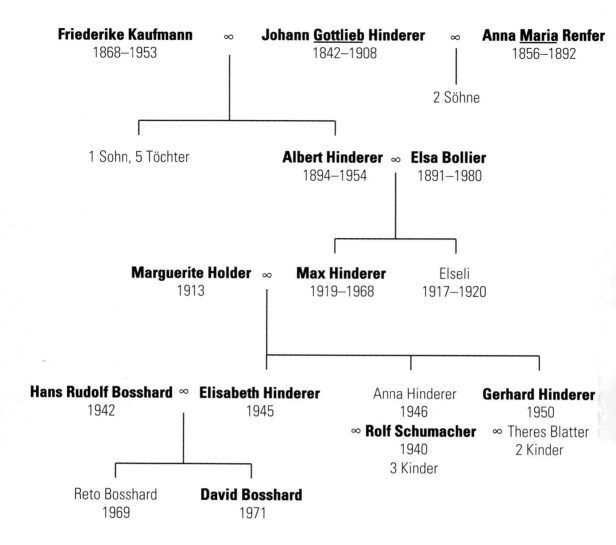

Vereinfachter Stammbaum der Familie Hinderer: Im Betrieb tätige Personen in Fettdruck.

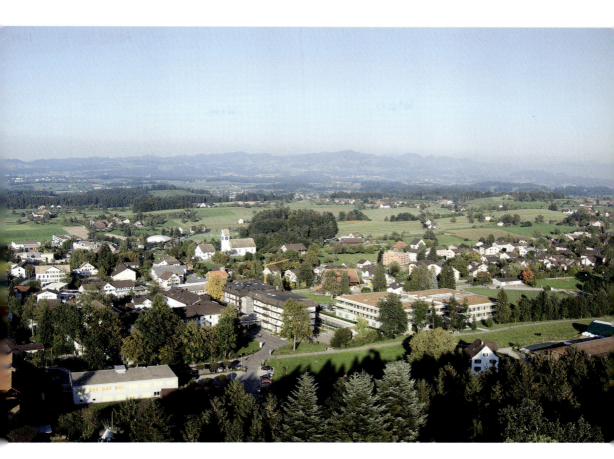

Die Klinik Schlössli im Jahr 2007. Vorne links die grosse Scheune von 1931, daneben das neue Arbeitszentrum der Stiftung für psychisch Behinderte (2002). Darüber, von Bäumen halb verdeckt, die U-förmig
angeordneten Häuser E (1932), D (1954) und C (1940) und dahinter klein und bescheiden das Alte Schlössli.
Unübersehbar die in den letzten 50 Jahren entstandenen Häuser A (1991, erneuert 2007), B (1968, erneuert
2006) und S und T (2005). Am rechten Bildrand der verpachtete Schlösslihof mit dem Wohnhaus Winklen
und dem Stallgebäude von 1991.

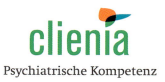

clienia

Psychiatrische Kompetenz

Am 1. Juli 2008 haben sich die Klinik Schössli
und die thurgauische Klinik Littenheid (gegründet 1899)
unter dem Namen Clienia zur ersten privaten psychiatrischen
Klinikgruppe der Schweiz zusammengeschlossen.